CHANGER D'ASSIETTE

Keda Black

CHANGER D'ASSIETTE
POUR MOI, MA FAMILLE... POUR DEMAIN

Photographie de Rebecca Genet
Illustration de Junko Nakamura

MARABOUT

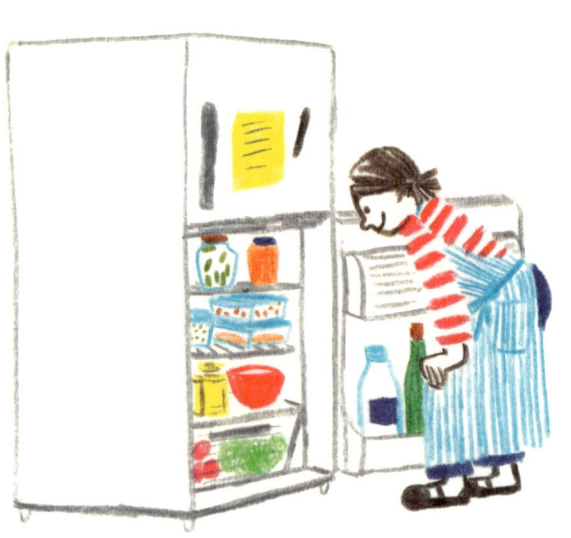

INTRODUCTION

Se nourrir au quotidien (et nourrir sa famille le cas échéant) est un acte qui aujourd'hui, pour beaucoup d'entre nous, selon nos capacités, engage des choix : mesurons cette chance. On peut, avec une certaine marge de manœuvre, choisir ce que l'on achète et choisir de cuisiner ou non. Ces choix ont des conséquences personnelles et familiales – ils agissent sur notre plaisir, sur notre santé, sur l'organisation de notre temps. Ces choix ont aussi un impact plus large, que nous ne maîtrisons pas sur le plan personnel : l'organisation économique et écologique, les modes de production de l'agriculture, de l'industrie agro-alimentaire et la structure des circuits de distribution.

CHANGER LE MONDE ?

De ce point de vue-là, il semble essentiel en tant que consommateur, d'avoir une pensée sur ce que l'on mange : d'où vient cet aliment, comment a-t-il été cultivé, élevé ou fabriqué, par qui, comment a-t-il été cueilli, abattu, traité ? Qu'est-ce que cela engage, comme conséquences politiques, économiques, humaines, écologiques ? Ces informations ne sont pas toujours facilement disponibles et lorsqu'elle le sont, choisir les produits qui semblent correspondre à nos valeurs a peut-être un coût trop élevé (plus cher, plus compliqué, prend plus de temps). Les enjeux sont pourtant graves : l'agriculture industrielle, lancée en force en Europe sous l'influence américaine après la Seconde Guerre mondiale afin de relancer et nourrir des pays meurtris, finit par être destructrice. La nocivité à long terme (sur la santé humaine et les écosystèmes) de certains pesticides et engrais est connue ; les cultures intensives appauvrissent le sol, enclenchant un cercle vicieux de productivité assistée par la chimie ou les semences génétiquement modifiées. Le modèle agricole industriel profite aux dirigeants de grands groupes sans assurer un niveau de vie correct aux agriculteurs. Sans idéaliser la « nature » – les paysages ruraux tels que nous les rêvons (bocage normand parsemés de pommiers haute tige et de vaches, causse lozérien brouté par les brebis) ont été façonnés par l'homme au cours des siècles – nous souhaitons des écosystèmes agricoles qui fonctionnent sans détruire ni les territoires, ni les hommes. L'agriculture sert à nourrir, et ne doit pas être soumise aux géants de l'industrie agro-alimentaire ou de la chimie.

Attention : ces enjeux ne reposent pas, au premier chef, sur nos épaules de consommateurs. Des décisions gouvernementales, globales, fortes (visant notamment à limiter la puissance des lobbys ou des industriels), venues des élus dont c'est la responsabilité et le travail, sont essentielles pour profondément changer la donne, changer la direction actuellement suivie, changer le monde.

Il n'en reste pas moins indispensable que chacun de nous ait une pensée politique sur les choix liés à la nourriture. Pour protéger le monde paysan et la qualité de ce que nous mangeons, il faut privilégier des productions dont nous pouvons connaître le fonctionnement. Choisir des matières premières cultivées ou élevées plutôt localement. Et à petite échelle. Et de préférence de manière raisonnée – il n'existe pas de vrai label, c'est plus une question de connaissance et de confiance. Ou carrément bio – là, il existe un label ; celui-ci n'est pas forcément gage de qualité ou de respectabilité ou de bilan carbone acceptable, mais il pose quand même des limites quant à l'usage de produits nocifs. Bien sûr, tout le monde n'a pas les moyens d'acheter bio, tout le monde n'a pas accès facilement à un circuit local, c'est parfois compliqué à insérer dans un emploi du temps chargé. Hors de question ici de culpabiliser, de faire la morale. La société est organisée de telle façon qu'il est probablement plus facile pour vous de faire toutes vos courses en une fois au supermarché. Mais il y a un lien entre le monde qui nous entoure et ce que vous avez dans votre assiette : ayez une pensée, lorsque vous prévoyez vos menus et faites vos achats, pour tous ces enjeux, pour les paysans, et faites au mieux. Soyez, dans la mesure de vos capacités, des « consomm'acteurs » : intéressez-vous aux provenances, allez au marché local si vous le pouvez, profitez des « circuits courts », au moins pour une partie du panier hebdomadaire. Faites vos courses en essayant d'éviter l'influence de la publicité. Respectez globalement les saisons (et ayez recours à des modes de conservation des ingrédients qui permettent de manger des produits d'été en hiver). Et puis, autant que possible, cuisinez, plutôt que d'acheter tout fait !

MIEUX SE NOURRIR ?

Tout est lié : l'aspiration à une agriculture plus « juste » du point de vue des équilibres écologiques et humains rencontre le souhait de mieux se nourrir, avec des aliments sains, riches en valeurs nutritives, et bons. Pour soi, pour sa famille, et pour éduquer correctement les plus jeunes.

En France, on aime bien manger et, pourvu qu'on en ait les moyens, on se nourrit souvent plutôt bien. Mais on a envie de mieux faire encore ! Surtout lorsque le temps et l'énergie manquent pour cuisiner, que l'on se rabat sur des préparations faciles mais insipides, ou bonnes mais pas très équilibrées, ou qu'on s'enferme dans une routine ennuyeuse. Ce guide est là pour vous aider à mieux vous nourrir. Mais qu'est-ce que cela signifie ? Cela dépend évidemment des goûts. Ce livre n'est pas un livre de nutritionniste, il repose sur une vision personnelle mais ouverte : il n'exclut rien et ne comporte pas de dicktats diététiques. On peut manger de tout, mais on n'y est pas non plus obligé. Il s'agit de respecter des équilibres, des proportions, de prêter attention à ce que l'on achète (plutôt que d'être dans la consommation effrénée) et, surtout, de cuisiner, même simplement, même peu.

MIEUX SE NOURRIR, C'EST MANGER :

- plus de légumes et de fruits, en sachant les préparer pour préserver leurs vitamines et autres qualités (qu'ils soient crus ou cuits) ;

- de la viande et du poisson qui soient correctement élevés et produits, les meilleurs possible – donc plutôt moins, mais bien choisis ;

- plus de céréales complètes, car elles sont plus nutritives, rassasiantes, plus protectrices de l'organisme – pour remplacer en partie les pâtes et le riz blancs (qu'on exclut pas : rien ne vaut un bon risotto fait avec un riz rond bien raffiné), en apprenant à les intégrer à différents plats, en association avec d'autres ingrédients ;

- plus de légumineuses : comment les rendre appétissantes, prendre l'habitude de les connaître, pour en faire des ingrédients de base qui reviennent une ou plusieurs fois par semaine… Si on les aime !

- de bons « adjuvants » : des condiments, des assaisonnements, des noix, des graines, ceux qu'on connaît et ceux qu'on connaît moins, dont les vertus gustatives, nutritionnelles, digestives sont intéressantes – huiles, oléagineux, algues, épices, aromates… À chacun ses secrets et ses potions magiques !

- moins de sucres raffinés (sans jamais exclure le plaisir d'une bonne pâtisserie classique), moins de plats préparés ;

- ce qu'on a cuisiné, assemblé, préparé soi-même à partir de produits bruts.
Tout cela en choisissant des produits de saison, produits localement
de préférence, ou dont la traçabilité est possible, en faisant ses
courses sans se laisser influencer par la publicité.

COMMENT S'Y PRENDRE ?

En douceur. On introduit des ingrédients un par un, on apprend à les cuisiner. Ou bien on ne change rien à ses courses et on se met à cuisiner un peu différemment : à chacun de trouver sa formule. La simplicité reste le maître mot : ce sont la qualité des produits et la façon simple de les traiter qui garantiront un résultat bon et beau. Vous n'aurez pas à laisser tomber ce que vous adorez ou à adopter ce qui vous ennuie à mourir.

Ici, vous trouverez donc : des recettes, bien sûr, que vous aimiez être guidé du début à la fin où que vous préfériez vous en servir comme base pour votre propre improvisation. Mais aussi, en marge de ces recettes : des conseils de méthode pour élaborer vous-mêmes vos assiettes, bols, gratins, mijotés; etc. remplis de bonnes choses, en fonction de vos goûts ou du contenu de votre frigo. Ce livre recèle aussi une multitude d'idées et d'infos pour mieux connaître et accommoder simplement les ingrédients quotidiens, ceux dont vous avez l'habitude, ou ceux que vous souhaitez adopter. Il aborde les gimmicks diététiques de l'époque, afin de voir en quoi ils sont intéressants et en quoi ils peuvent s'intégrer (ou non) harmonieusement dans votre cuisine. Il vous propose de nombreuses pistes, pour que vous puissiez choisir celles qui vous conviennent.

Pour vous aider à manger une nourriture qui vous régale
et vous rend fort (et prêt à faire la révolution).

SOMMAIRE

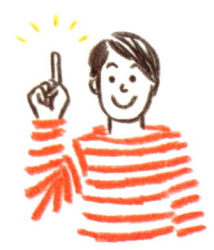

30 PISTES POUR CHANGER EN DOUCEUR

Potions magiques 12
Produits dopants 26
Exhausteurs de goûts 47
Tours de passe-passe 72

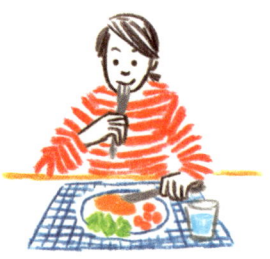

MÉTHODES ET RECETTES POUR COMPOSER DES...

Bouillons 83
Salades complètes 99
Soupes 115
Tartes & pizzas 133
Assiettes de pasta, nouilles, riz 151
Boulettes, beignets & cie 171
Mijotés de légumes 185
Gratins 201
Desserts, goûters & petits déjeuners 217

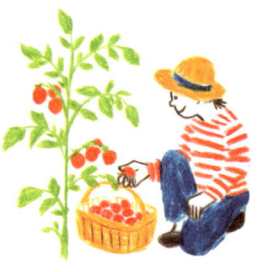

GUIDE DES PRODUITS

Légumes 254
Légumineuses 286
Céréales 298
Viande et poisson 308

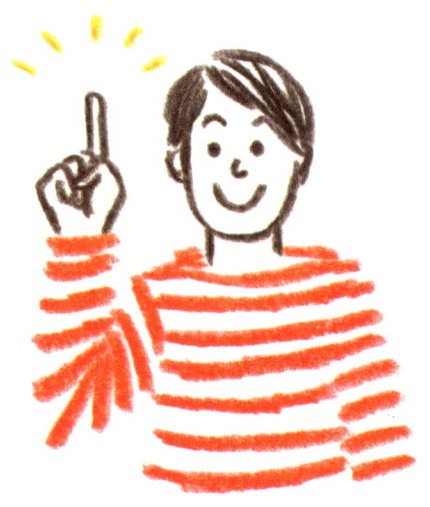

30 pistes pour changer en douceur

Potions magiques.. 12
Produits dopants 26
Exhausteurs de goût 47
Tours de passe-passe..72

1
JE ME METS AU JUS

Pour oublier les jus pauvres en vitamines / trop sucrés du supermarché.

INCONVÉNIENTS

Oui, posséder un appareil dédié (centrifugeuse ou, pire, extracteur) ça fait *geek* de la diététique.

C'est du boulot Si on veut se faire des jus régulièrement, il faut prendre un peu de temps pour découper des fruits et des légumes. Et pour nettoyer la machine (même si, au quotidien, il suffit de la rincer).

C'est un budget Outre le prix de l'appareil, il faut se fournir en fruits et légumes, bio de préférence. Ce serait absurde d'avoir à éplucher alors qu'on est en quête de vitamines et autres bon nutriments.

AVANTAGES

C'est délicieux Un jus frais, c'est meilleur que n'importe quel jus du supermarché, même les marques branchées. On le compose à son goût.

C'est sain C'est bourré de vitamines et d'antioxydants. Bien plus qu'un jus du commerce. À savoir : l'extracteur, fonctionnant avec une grosse vis qui broie lentement les ingrédients, donne des jus qui conservent mieux et plus longtemps les nutriments (de l'ordre de 24 heures au frigo) qu'une centrifugeuse qui, mécaniquement, chauffe légèrement ce qu'elle broie.

C'est sain (bis) C'est un moyen d'introduire quotidiennement de petits ingrédients magiques, qu'on aurait plus de mal à consommer par ailleurs, et de profiter de leurs bénéfices : racine fraîche de gingembre ou de curcuma, radis noir, betterave (attention aux quantités cependant), voire, si on aime, des superaliments sud-américains (genre urucum, açaí, etc.).

Ça rend beau Tous ces bons ingrédients font une jolie peau.

Ça booste Le matin, ça réveille ; dans la journée, ça relève d'un coup de pompe aussi efficacement qu'un café mais sans l'énervement (si on a déjà bu trop de café).

Ça permet d'utiliser certains légumes qu'on a achetés, mais pas toujours eu le temps de cuisiner entièrement (bien sûr il ne faut pas qu'ils soient trop fatigués) : un morceau de chou vert, un pied de brocoli, le reste d'une botte de persil, etc.

CONSEIL D'ORGANISATION

Découper les ingrédients, c'est le plus casse-pieds. Le mieux est de s'y prendre à l'avance : la veille pour le lendemain matin, on coupe oranges, pommes, carottes, gingembre, curcuma, on ajoute quelques grains de grenade ou des framboises congelées. On range le tout dans une boîte en plastique qu'on garde au réfrigérateur. Le matin, il n'y aura plus qu'à ! En plus, de cette manière, le jus est bien frais. Idem pour les jus de légumes verts : on prépare son petit mélange tout découpé dans une boîte en plastique. Ça se garde plusieurs jours. Et si on a envie de ce boost d'énergie dans la journée, rien de plus simple. Faire son jus, ainsi, est un plaisir.

2-3 RÈGLES POUR COMPOSER SES JUS

Attention aux couleurs Betterave + épinards = moche couleur kaki qu'on n'a pas du tout envie de boire. Donc mettre ensemble les choses rouges, orange, jaunes et par ailleurs les choses vertes. Les produits neutres ou de couleur claire peuvent aller partout.

Attention aux goûts Suivre son instinct pour assembler, mais garder à l'esprit que certains ingrédients ne sont agréables qu'en quantités très restreintes : racine de curcuma, radis noir…

Équilibrer sucre et acidité La carotte et la pomme vont bien avec les oranges qui apportent de l'acidité : le mélange orange-pomme-carotte-gingembre est un classique. Dans un jus vert, à base de légumes, il est bon d'ajouter une pomme ou une demi-pomme pour adoucir une saveur un peu trop austère, ainsi qu'un petit peu de jus de citron.

QUELQUES « RECETTES »

Pour un jus du matin Une base carottes bio (pas cher), pommes, oranges (le mieux est de les peler à vif, à l'aide d'un couteau, sur une planche, après avoir coupé la base et le haut), un peu de gingembre (on y va doucement au début, on augmente la dose si on aime que ça pique), de curcuma (très peu, c'est fort) et puis, selon le marché, grains de grenade, betterave crue, framboises (elles donnent un goût doux et délicieux. Il n'en faut pas beaucoup, on peut les prendre surgelées à condition de les décongeler avant).

Ananas + gingembre = délice On peut ajouter un quartier de pomme pour allonger et adoucir, et même un petit peu de céleri branche et de menthe.

Jus vert avec ce qu'on a sous la main Le concombre est une bonne base, qui adoucit. Du brocoli (pied et/ou fleurettes), du chou, du chou kale, un peu de céleri, du persil (hypervitaminé C), un petit peu de radis noir (pas trop, sinon c'est infect), un peu de gingembre, du citron, un quartier de pomme… Deux mélanges à essayer : menthe, céleri, pomme verte / cresson (pas trop), poire, pamplemousse.

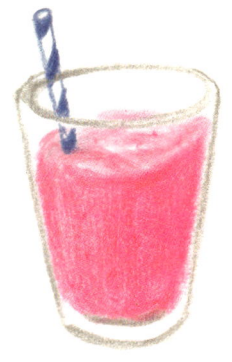 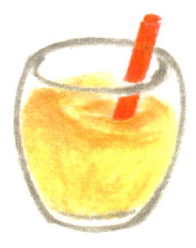 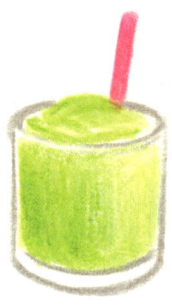

2
JE ME METS AU SMOOTHIE

Pas besoin de les acheter tout faits : à la maison, c'est simplissime et bien plus riche en nutriments !

MATÉRIEL
Il suffit d'avoir un robot mixeur, un mixeur plongeant ou un blender : pas besoin d'outil spécifique. Comme toute la pulpe du fruit est mixée, le smoothie contient aussi des fibres, ce qui n'est pas le cas du jus.

CONSEILS D'ORGANISATION
Se préparer des boîtes ou sachets avec des ingrédients (notamment des fruits sur le point de pourrir), les mettre au congélateur et les sortir un peu en avance avant de mixer (les placer au frigo la veille pour le lendemain). On peut aussi mixer directement les fruits congelés pour un effet milk-shake (mieux en dessert que le matin : un peu trop brutal pour l'estomac).

LES FRUITS QUI MARCHENT BIEN
La mangue (qui peut très bien être décongelée), la banane, les fruits rouges (chers, mais pas besoin d'en mettre beaucoup pour profiter de leur goût très agréable), les kiwis, les poires… Les agrumes peuvent aussi intervenir sous forme de jus qu'on presse au préalable. Souvent, il faudra un peu de jus de citron ou de citron vert pour éviter un côté trop doucereux.

CÔTÉ LÉGUMES

Les tomates, le concombre, les herbes, les légumes à feuilles (épinards, cresson, chou kale…) conviennent très bien.

AUTRES INGRÉDIENTS

Le lait (de vache, de soja, de riz, d'épeautre, de coco, de ce qu'on veut) ou du yaourt, du lait fermenté, du lait ribot, du fromage blanc, etc. pour un résultat plus lacté et onctueux. On peut aussi utiliser des flocons d'avoine (une petite poignée) pour une boisson rassasiante (mais tout le monde n'aime pas leur texture granuleuse, même mixée). Pour les « becs sucrés », ajouter un peu de miel, de sucre ou de sirop d'agave. Sans oublier les superaliments en poudre si on est adepte (urucum, maca…). Pour les épices : la cannelle en poudre, la cardamome… Ou des fruits oléagineux et des purées de fruits oléagineux, pour un côté onctueux et très nutritif. Pour parfumer, penser aux eaux florales (fleur d'oranger, rose).

QUELQUES IDÉES

– Banane, framboise, lait de riz et une pointe de citron.

– Mangue et persil.

– Kiwi, concombre, menthe et un peu de chou kale.

– Framboise, poire, yaourt, flocons d'avoine et une touche de sirop d'érable.

– Eau, banane, noix de cajou et une pincée de cannelle.

– Lait fermenté, quelques framboises, eau de fleur d'oranger (quelques gouttes) et un peu de sucre.

– Les lassis (ce sont des smoothies à l'indienne) : mangue, yaourt ou lait fermenté ; yaourt, sucre et eau de rose…

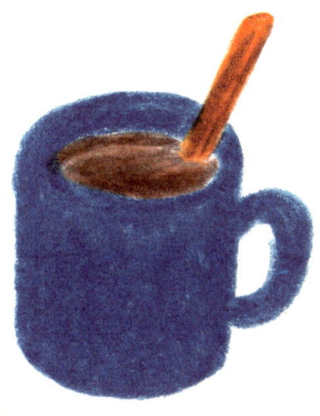

3
5 BOISSONS CHAUDES
POUR TOUTES LES HEURES DE LA JOURNÉE

En dehors du café et du thé classiques, ou encore des boissons à base d'orge ou de chicorée, 5 idées de boissons chaudes qui font du bien, avec ou sans caféine.

INFUSION GINGEMBRE, CURCUMA OU GALANGA
Râper ou trancher finement un morceau (2 cm environ) d'une de ces racines (ou faire un mélange). Compléter avec le jus de ½ citron, un peu de miel ou de sucre, verser de l'eau chaude et laisser infuser comme une tisane.

« HOT TODDY ! »
La même chose, avec une petite rasade de whisky.

JUS DE POMME CHAUD
Le jus de pomme est délicieux chaud et parfumé à la cannelle, aux clous de girofle et au zeste d'orange.

CHAÏ MAISON

Réunir 3 gousses de cardamome, 1 bâton de cannelle, 1 cuillerée à café de grains de poivre, 5 clous de girofle, 1 morceau de gingembre de 1 cm coupé en tranches. Les écraser dans un mortier ou bien avec un bocal sur une planche. Mettre le mélange dans une casserole avec 3 tasses d'eau, porter à frémissement et laisser frémir 10 minutes. Filtrer et faire infuser 4 sachets de thé noir dans cette eau. Compléter avec du lait et du sucre à volonté. Si on préfère éviter la théine, le thé « rouge » rooibos est bon seul, sucré et lacté ou préparé en chaï.

CHOCOLAT CHAUD

Le chocolat chaud (encore meilleur fait avec du lait chaud versé sur des carrés de chocolat noir ou au lait concassés) peut très bien être réalisé avec des laits végétaux : amande, épeautre, noisette, etc. Ne pas oublier aussi de le parfumer avec une gousse de vanille fendue en deux, un bâton de cannelle, voire quelques gouttes de fleur d'oranger.

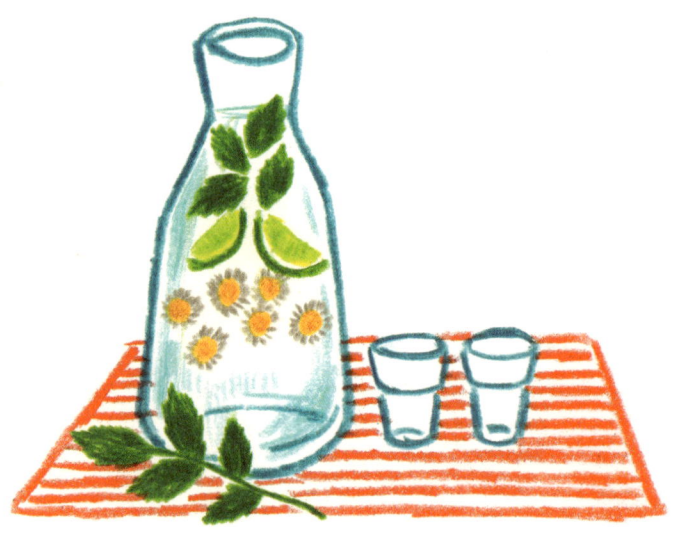

4
5 BOISSONS FRAÎCHES POUR L'ÉTÉ

Des idées pour s'hydrater en continu.

CARAFE ÉLÉGANTE

Boire, boire, boire, ça fait toujours du bien. Mais pas que de l'eau ! On n'y pense pas toujours, mais, dans une carafe d'eau, c'est chic et délicieux de glisser un brin de menthe et/ou quelques tranches de concombre et/ou une tranche d'agrume (on ne les y laisse pas des heures non plus, juste le temps d'un repas ou d'un apéro).

INFUSION À FROID

En été, mettre au frigo une carafe d'eau avec des fleurs d'hibiscus séchées, de la camomille, de la menthe séchée… Bref, n'importe laquelle de ses infusions préférées, seule ou en mélange. On filtre, ça fait une boisson délicieuse tout au long de la journée, même sans sucre. Ça marche particulièrement bien avec les saveurs de fruits et de fleurs. Même méthode pour le thé glacé : on met tout simplement du thé noir ou vert à infuser à froid pendant 1 heure au moins, en parfumant avec des tranches d'agrumes, éventuellement leur jus (et un petit peu de sucre).

LAIT DE SOJA GLACÉ

Le lait de soja est également super bon glacé ou mixé avec des glaçons.

LIMONADE MAISON EXPRESS

Mélanger du jus de citron, du zeste de citron finement râpé, du jus de gingembre éventuellement, du sucre, des glaçons (qu'on peut mixer pour un effet granita très frais). Compléter avec de l'eau fraîche, gazeuse ou non.

EAU DE COCO

Elle coûte un peu cher, mais elle est très désaltérante. Ne pas hésiter à la customiser avec du jus d'agrumes, des zestes…

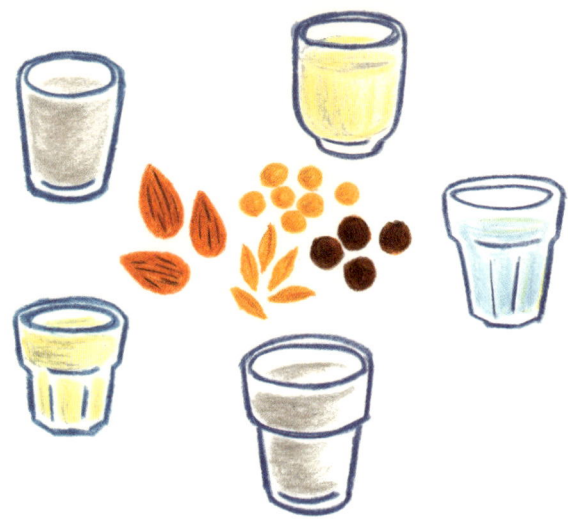

5
LA VACHE ! TOUS CES LAITS !

Le lactose est accusé de bien des maux. Du coup, on trouve de plus en plus de substituts au lait de vache : lait de soja bien sûr, mais aussi de céréales (riz, avoine, orge, épeautre), d'oléagineux (noix de cajou, amande, noisette)…

ALTERNATIVES
Le propos ici n'est pas de conseiller ou de déconseiller les produits laitiers. On peut s'en passer mais une alimentation équilibrée doit pouvoir apporter les nutriments contenus dans le lait. Et si on aime bien le lait de vache, on peut apprécier aussi les laits « végétaux » pour leurs qualités gustatives. Globalement, le mieux est vraiment de choisir bio.

LAIT D'AMANDE
Il est délicieux. On peut le fabriquer soi-même en faisant tremper des amandes une nuit dans de l'eau, avant de rincer et de broyer avec assez

d'eau pour obtenir une texture fluide, puis de filtrer. Il est excellent en dessert : en blanc-manger (pris avec un peu de gélatine) à déguster avec des fruits rouges ou des pêches, en clafoutis, en flan… Il va bien avec le chocolat aussi, en muffins, en chocolat chaud…

LAIT D'AVOINE

Il est doux, son goût n'est pas trop marqué. Il remplace le lait sans grand changement, par exemple pour une pâte à crêpes, en chocolat chaud, avec des céréales… Idem pour le lait de riz, peut-être un peu plus sucré.

LAITS AU GOÛT PLUS FORT

D'autres laits ont un goût carrément plus franc : épeautre-noisette par exemple. À goûter, à adopter ou à laisser de côté pour ses céréales du matin, un petit lait chaud du soir (même pas besoin de miel)…

LAIT DE SOJA

Il en existe de nombreuses variétés. Le choisir plutôt bio. Et consommer avec modération, vu que le soja est suspecté de favoriser des déséquilibres hormonaux.

SMOOTHIES ET BOISSONS CHAUDES

Tous ces laits réussissent particulièrement bien aux smoothies. Et bien sûr, ils peuvent aussi agrémenter le thé ou le café, chauds ou froids.

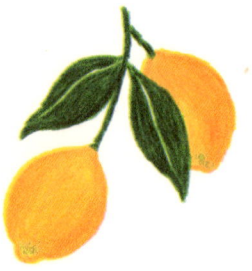

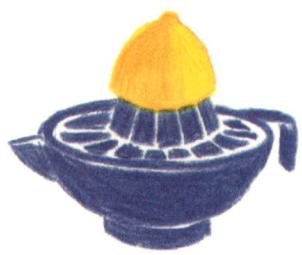

6
ENCORE DU CITRON

Blindé de vitamine C, antiseptique, le citron c'est bon : son jus mais aussi son zeste gorgé de microgouttelettes d'essence parfumée sont à consommer sans modération.

AU SAUT DU LIT
Comme les top models et les actrices de cinéma, bien sûr vous buvez depuis longtemps votre petit jus de citron le matin dans un verre d'eau tiède…
Il vaut mieux se rincer la bouche après pour que l'acidité n'attaque pas trop les dents. Par ailleurs, c'est meilleur avec aussi un peu de zeste infusé.

LÂCHEZ DU ZESTE
Ça vaut le coup de choisir des citrons bio afin de pouvoir consommer la peau sans complexe. Le zeste se prélève différemment selon l'usage que l'on veut en faire : une râpe type Microplane® le râpe très finement pour qu'il s'incorpore à une préparation sans qu'il reste de la « mâche » (gâteau, sauce, pâte, salade de lentilles, farce…). Pour faire infuser le zeste (donc plutôt dans

une préparation liquide), on peut prélever des morceaux de peau avec un économe et les mettre dans une boisson chaude, un plat mijoté, un sirop pour faire cuire des fruits, un plat de fruits mis à rôtir au four, un cocktail… On plie ces morceaux pour casser les mini-poches dans la peau qui contiennent tout le parfum. Les zesteurs traditionnels, qui font des filaments, sont moins utiles, sinon pour faire des zestes qu'on confira dans du sucre, ou pour un effet déco. Dans tous les cas, on ne prélève que la peau colorée, pas la peau blanche amère.

EN ENTIER
Dans un jus (notamment de légumes verts) on peut inclure *tout* le citron coupé, cela donnera un petit twist d'amertume.

JUS SANTÉ
Jus de citron + miel + un trait de vinaigre de cidre + eau chaude = éclaircit la voix.

Jus de citron + miel + zeste + trait de whisky + eau chaude = «hot toddy» = réconfort hivernal.

À LA PLACE DU VINAIGRE
Le citron le remplace très bien dans toutes sortes de sauces, vinaigrettes, mayo… Son acidité est moins puissante, il donne un coup de frais. Quelques gouttes sur un plat (poisson, mais aussi viande et légumes) font l'effet d'un exhausteur de goût, au même titre que le sel.

AVOCAT, POMMES, POIRES
Ne pas oublier que le jus de citron est indispensable pour éviter à l'avocat de noircir… *Idem* pour les poires et les pommes qu'on épluche avant de cuire.

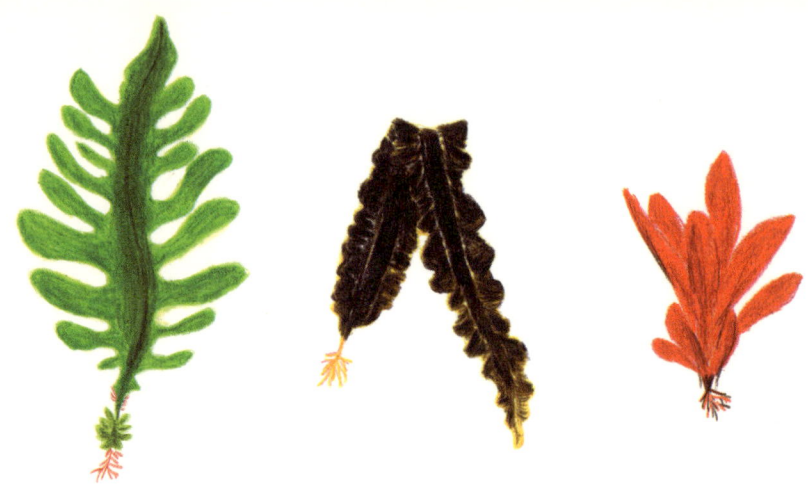

7
JE TENTE LES ALGUES

Les algues sont considérées comme un super-aliment : elles sont particulièrement concentrées en nutriments favorisant les défenses immunitaires. Elles contiennent aussi du calcium, du fer, et bien sûr de l'iode... Un goût marin qui a de quoi séduire.
Comment les apprivoiser ? 10 astuces pour débutants.

C'EST FACILE ET RAPIDE
Les algues déshydratées s'utilisent directement sous cette forme ou se réhydratent facilement, à l'eau froide, en 10 à 15 minutes.

POUR CUIRE DES LÉGUMINEUSES
Un petit bout de wakamé ou de kombu peut être ajouté à l'eau de cuisson des légumineuses, dont ces algues réduisent le temps de cuisson, grâce à leurs propriétés émollientes. Pas vraiment d'influence gustative, mais un ajout d'oligo-éléments.

FINITION
Les algues en paillettes comme la dulse (une algue rouge) s'incorporent

facilement dans toutes sortes de préparations – omelettes, pain maison – ou se saupoudrent sur une salade ou un poisson…

BOUILLON

Avec de l'algue kombu (et d'autres aromates : carotte, poivre, ail, gingembre…), on peut préparer un bouillon pour des nouilles, du riz… Tout mettre à l'eau, faire frémir 1 heure (pas d'ébullition, sinon cela devient amer).

DESSALÉES

Les algues fraîches salées doivent être rincées dans plusieurs bains d'eau froide pour être dessalées, avant utilisation.

BEURRE D'ALGUES

Une idée facile (à faire et à aimer). On utilise des algues en paillettes ou des algues fraîches dessalées et hachées menu qu'on incorpore dans du beurre ramolli. Se tartine sur du pain, à l'apéritif ou en compagnie de fruits de mer.

MAKI ET FUTOMAKI

L'algue nori en feuille permet bien sûr de faire des maki, mais aussi des futomaki : des pièces plus grosses pour lesquelles on enroule dans l'algue du riz brun cuit ainsi que des crudités (concombre, radis, avocat), d'autres ingrédients (poulet, tofu…) et un assaisonnement (sauce tamari, vinaigre).

SPIRULINE

Elle se consomme généralement en poudre, en tant que «super-aliment». Elle est censée aider à combattre la fatigue, par exemple lors des changements de saison. On en glisse dans un yaourt, une vinaigrette, un jus…

AGAR-AGAR

C'est un gélifiant qui peut remplacer la gélatine. Il est extrait d'algues rouges. Il est censé être riche en minéraux et vitamines. On compte en moyenne (tout dépend des produits et de la consistance finale souhaitée) 4 g de poudre d'agar-agar pour gélifier 1 litre de préparation. Il se dissout à chaud, dans la préparation qu'on fait frémir pendant plusieurs minutes, le temps qu'il soit dissous (contrairement à la gélatine classique qu'on ne met pas sur le feu).

SEL AUX ALGUES
Mélanger du sel et des algues en paillettes. Pour saler un poisson, des œufs, des crudités…

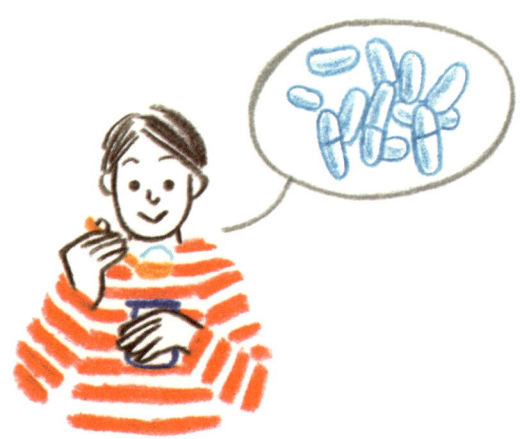

8
PROBIOTIQUES, POUR QUOI FAIRE ?

Streptococcus thermophilus, lactobacillus bulgaricus, bifidobacterium… **Ces noms font un peu peur. Pourtant ils désignent des bactéries amies, qui contribuent à l'équilibre du système digestif, le rendent plus apte à digérer certains aliments, limitent l'intolérance à d'autres… Ils sont présents naturellement dans des produits courants de notre alimentation comme les yaourts (même ceux qui ne sont pas signalés comme en contenant).**

YAOURTS
Ceux qui ont envie de consommer des aliments favorisant cet équilibre digestif peuvent donc manger des yaourts (enrichis en probiotiques ou non) ou utiliser du yaourt dans leur cuisine (voir page 50).

KÉFIR

C'est une boisson issue de la fermentation de probiotiques mis dans du jus de fruits (ça y fait des bulles) ou du lait (ça fait une sorte de yaourt épais, un peu comme le lait fermenté). On peut le faire soi-même en achetant les souches de kéfir au magasin bio ou acheter les boissons toutes faites.

Ou encore, goûter aux légumes lactofermentés (voir page 64).

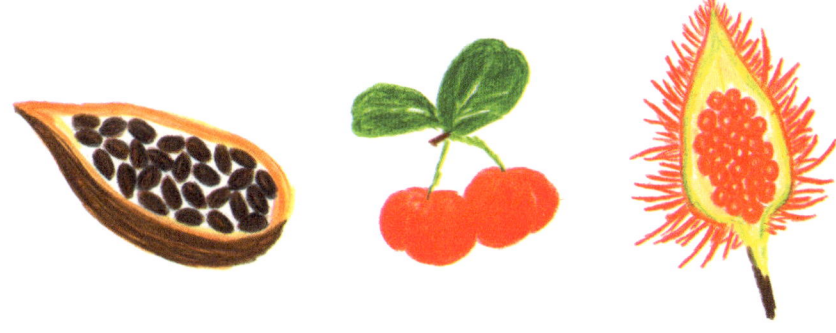

9
SUPER-ALIMENTS, VRAIMENT?

Qu'entend-on par super-aliment? Un aliment particulièrement concentré en éléments nutritifs qui favorisent le tonus, la résistance aux maladies, la longévité…

LES ULTRA-EXOTIQUES

Dans des boutiques spécialisées ou dans un rayon du magasin bio, on trouve toute une gamme de petites boîtes contenant des poudres, graines ou cachets magiques, souvent en provenance d'Amérique du Sud : des réductions de plantes, fèves ou racines utilisées depuis toujours par les Indiens d'Amazonie qui les font résister à tout. **Fèves de cacao cru**, **acérola**, **urucum**, **maca**, **maïs mauve**, **guarana**, **caroube**… Ou encore **tigernut africaine** ou **noni de Tahiti**… Qu'en penser?

Leurs promesses Tonus, protection immunitaire, vertus antioxydantes… Côté goût ? Beaucoup s'incorporent de façon neutre dans des plats, desserts, boissons et n'ont pas forcément un grand intérêt culinaire, à quelques exceptions près : notamment le cacao et ses dérivés peuvent être exploités pour leurs propriétés gustatives, ainsi que la caroube qui sert justement de substitut au chocolat. Les baies de goji aussi ont un petit goût acide/sucré caractéristique et se glissent dans les préparations salées comme sucrées. Les graines de chia sont intéressantes pour leur texture, on peut en faire une sorte de pudding.

C'est une question de désir et de plaisir : si l'on a envie d'explorer ce monde, de se constituer une petite collection, d'adopter un petit pot d'urucum à glisser par-ci par-là et qu'on sent que ça fait du bien, pourquoi pas ? Et après tout, le côté «potion magique» a de quoi séduire, comme l'idée d'avoir son propre ingrédient secret qui aide à combattre la fatigue et rend plus fort.

On reproche à ces produits de venir d'un peu loin (cela dit, on a bien adopté le thé, le café et le chocolat, eux aussi des super-aliments exotiques) et d'être chers : c'est effectivement un problème, ces produits ne sont pas donnés…

LES ORDINAIRES

C'est l'occasion de rappeler que les super-aliments font aussi déjà partie de notre alimentation, sans qu'on en soit vraiment conscient. On les consomme avant tout pour leur goût : l'**ail** par exemple mérite tout à fait cette qualification. Tout comme le **gingembre**, le **curcuma**, la **grenade**, la **gelée royale** (incorporée à du miel, par exemple). Le chou kale (dit «chou plume» en français) se trouve de plus en plus facilement. Les **choux verts frisés** ou encore le **cresson** possèdent des vertus similaires. Donc, pas besoin de vraiment sortir de ses habitudes culinaires pour se mettre à la super-alimentation : il faut plutôt continuer à varier, à acheter des légumes et à utiliser des aromates.

QUELQUES IDÉES POUR LES UTILISER

Graines de chia En saupoudrage sur une salade. En dessert : il suffit de les faire tremper dans quatre fois leur volume de lait (de vache ou végétal). On sucre et on sert avec des fruits. On aime ou on n'aime pas… En tout cas c'est un riche apport de fibres, calcium, phosphore et oméga 3 (bon gras)…

Cacao Euphorisant, anti-âge, plein de magnésium anti-fatigue… Cela dit, dans sa version crue et non sucrée, il n'est pas forcément facile à consommer. Mais quelques éclats de fèves dans des cookies ou brownies pour adultes, c'est pas mal ! Le chocolat cru vendu en magasin bio sous forme de tablettes (ses vertus nutritives sont plus intéressantes que celles du chocolat « normal ») a un goût et une texture qui ont leurs adeptes. On peut aussi en fabriquer soi-même ! C'est facile, amusant et très bon : il faut faire fondre très doucement au bain-marie (l'idée est de ne pas dépasser 40 °C, donc faire frémir l'eau, retirer la casserole du feu et y poser ensuite le bol contenant les ingrédients), 50 g de beurre de cacao cru, 120 g de poudre de cacao cru, 50 g de beurre de noix de coco et 60 g de sucre (de préférence non raffiné, mais passé au mixeur pour être tout fin comme du sucre glace, sinon le résultat final est granuleux). On met dans des moules et on laisse refroidir.

Baies de goji Elles sont bonnes dans un granola, un crumble, un cake, mais aussi un gratin de pâtes au chou et à la ricotta ou saupoudrées sur une salade composée…

Miel de manuka Plus fort, plus foncé, plus antibactérien, plus lointain (Australie, Nouvelle-Zélande), plus cher, il fait tout mieux que nos miels d'ici… Il est censé, à raison d'une ou deux cuillerées à café par jour (dans un smoothie, sur une tartine, des céréales, un yaourt…), nous aider à nous protéger contre toutes les petites maladies de l'hiver. Ce qui ne doit pas faire oublier que les miels « ordinaires », mais de préférence bio, ont des vertus similaires, quoiqu'un peu inférieures, et surtout une panoplie de goûts pour tous les palais et toutes les préparations.

Chips de kale… Parce que c'est bon (à grignoter comme ça ou à parsemer sur une salade) : déchirer les feuilles en morceaux, les mélanger avec suffisamment d'huile d'olive pour bien les enrober, saler (on peut aussi ajouter du piment) et cuire 12 à 15 minutes à four préchauffé à 210 °C.

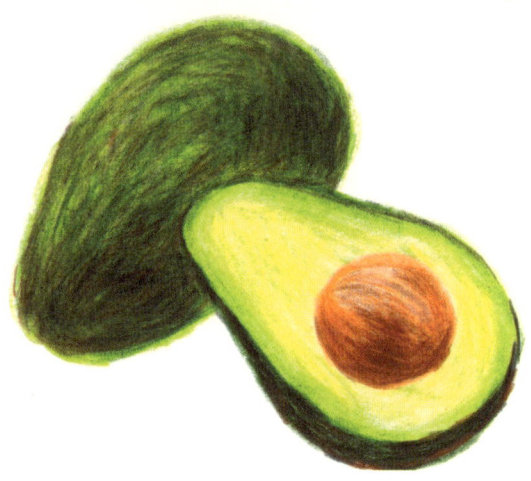

10
L'AVOCAT

En Amérique du Sud, l'avocat est parfois désigné comme le « beurre du pauvre », ce qui donne une indication sur son usage possible : il est très bon en tartines. Chez nous, exotique et assez cher, il fait plutôt figure de grosse pépite : assez calorique (pour un fruit), il est toutefois réputé très sain. En effet, pauvre en glucides, il contient par ailleurs de « bons » lipides : de ceux qui contribuent à l'équilibre des taux de cholestérol dans le sang et protègent les artères. Il est également bon pour la peau.

COMMENT LE CHOISIR ?

En France, on trouve surtout des avocats Hass (pas très gros, peau fripée foncée, presque noire) et des Fuerte (plus gros, forme de poire, peau lisse et vert assez sombre). La particularité de ce fruit est de ne pas mûrir sur l'arbre : il est donc normal de l'acheter encore dur. S'il est déjà arrivé à maturité, cela peut signifier qu'il a subi un bain d'éthylène, le gaz qui le fait mûrir.

Ensuite, à la maison, patience. Ou alors, il suffit de l'entourer de bananes (ou d'emballer une banane et l'avocat dans un sachet en papier) : la banane dégage de l'éthylène, qui accélère le mûrissement. On en trouve toute l'année, car il y a forcément une région du monde où il est en saison. Bien sûr, il n'est pas locavore (à moins d'habiter en Corse, qui en produit un peu).

COMMENT LE PRÉPARER ?

Nature Comme il est déjà riche en lipides, il n'a pas vraiment besoin d'une sauce grasse, mais plutôt d'une pointe d'acidité : un peu de sel et de citron suffisent en réalité à l'assaisonner (l'avocat vinaigrette n'a pas vraiment de sens).

Tartiné Sur des tranches de pain ou sur de la baguette coupée en deux dans la longueur. On ajoute *a minima* quelques gouttes de citron, de la fleur de sel, puis au choix de la ciboulette hachée (ou d'autres herbes), du piment d'Espelette ou un peu de Tabasco®, du fromage de brebis frais, du poulet, des tranches de poivron rouge craquant, des graines germées, des tranches de betterave…

Sandwich C'est délicieux d'en glisser une tranche ou deux dans n'importe quel sandwich, surtout ceux riches en légumes, mais pas seulement. Il peut aussi remplacer avantageusement le beurre.

Guacamole Pas vraiment besoin de recette. On le prépare mixé au robot si on l'aime lisse, ou écrasé à la fourchette si on préfère une texture moins homogène. On ajoute un peu de citron ou de citron vert, de la coriandre hachée, si on aime, des oignons de printemps hachés pour relever un peu le goût (le mieux étant de les parsemer sur le dessus, une fois le mélange fait). On peut ajouter un peu de yaourt ou de fromage blanc pour l'allonger.

Soupe froide L'avocat est une excellente base de soupes froides, car il les épaissit, leur donne de la consistance. Mixer par exemple un avocat, un concombre, du lait ribot, de la menthe ou du basilic et un peu d'oignons rouges. On garde de côté un petit peu de chaque ingrédient, qu'on hache menu. Servir froid avec le petit hachis et des croûtons (ou du pain à côté).

Sauce Il peut aussi former la base d'une sauce mixée, pour un poisson par exemple : avocat, gingembre râpé, citron, un peu d'huile d'olive pour allonger, sel, poivre, aneth.

Salsa Intermédiaire entre une salade et une sauce, c'est un mélange de crudités coupées menu qui servent d'assaisonnement pour un poisson, une viande, une soupe… Exemple avec l'avocat : 1 avocat, ¼ d'ananas, ¼ de concombre, coupés en dés de 5 mm environ + les feuilles de quelques brins de coriandre hachées + 1 ou 2 cuillerées à soupe d'huile d'olive + 1 cuillerée à soupe de jus de citron vert, sel et poivre.

Salade Les possibilités sont multiples, mais attention, l'avocat est fragile, donc il faut toujours le mélanger avec délicatesse. Le mieux est toujours de le couper au dernier moment, le citronner pour ne pas qu'il noircisse et l'ajouter à la fin dans la salade.

RECETTES

Il se marie bien avec la papaye, le pamplemousse et le citron vert.

Pseudo-salade César : avocat, feuilles de romaine, sauce œuf-anchois-parmesan-huile d'olive et croûtons.

Smoothie : ½ avocat, ½ concombre, ¼ de mangue (on peut utiliser de la mangue encore congelée : 2-3 tranches), 2 poignées de pousses d'épinard ou de cresson, un peu de citron, 25 cl d'eau de coco. Mixer tout avec 2-3 glaçons et déguster.

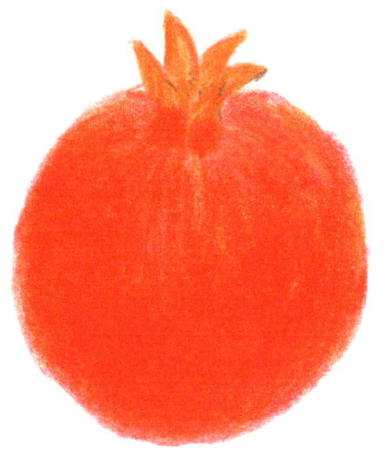
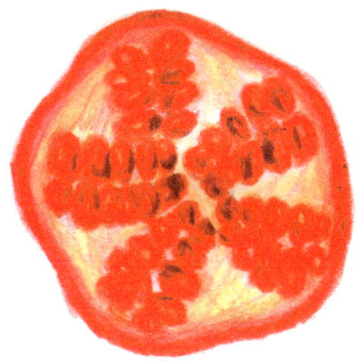

11
LE GOÛT DE LA GRENADE

Sa réputation de bombe nutritionnelle la précède : riche en vitamine C, bourrée d'antioxydants, elle est censée protéger du vieillissement, de certains cancers et des accidents cardiovasculaires. Ces propriétés miraculeuses propres à séduire le consommateur ont été reprises à la hâte comme argument marketing par des fabricants de boissons, avant même d'être complètement prouvées médicalement. Mais quand on voit la forme que tiennent les paysans de Lycie (une ancienne province grecque d'Asie Mineure) qui la cultivent et la consomment abondamment, on peut être sûr qu'elle fait du bien. On la trouve tout au long de l'hiver sur nos étals : les jardins qu'elle évoque sont si beaux, ses grains sont si jolis et son jus si bon qu'elle possède forcément des pouvoirs magiques !

COMMENT LA CHOISIR ET LA PRÉPARER ?
C'est évident : il vaut mieux acheter des grenades fraîches que des boissons en contenant, pour profiter au mieux de ses qualités. Sa peau doit avoir l'air

bien saine, même si elle est de couleur irrégulière et pas forcément très lisse. Se méfier surtout des taches marron, qui peuvent signifier que l'intérieur a commencé à s'abîmer. Si l'on veut utiliser les graines, on l'ouvre en deux, on écarte un peu les bords à la main, on tient la demi-grenade au-dessus d'un bol et on tapote la peau avec une cuillère en bois, alors les grains tombent. Ensuite on retire les petites peaux blanches amères. Si l'on veut utiliser le jus, il suffit de presser les moitiés sur un presse-citron, comme on le ferait avec un agrume.

COMMENT L'UTILISER ?

En grignotage C'est bien car la graine contenue au centre du grain est riche en éléments nutritifs.

En finition Les grains de grenade égayent n'importe quelle salade : des endives préparées avec une petite sauce à l'huile d'olive et à l'orange, un taboulé hivernal, des carottes et betteraves râpées, des poireaux vinaigrette... Elles vont bien avec les feuilles d'hiver un peu amères.

Petit «condiment» minute Mélanger olives vertes, persil plat, céleri, un peu d'oignon rouge, le tout haché très finement, et les grains de grenade. On lie avec un peu d'huile d'olive, un peu de jus de citron et du sel. Parfait avec un blanc de volaille, un poisson blanc.

En décoration Les grains de grenade permettent d'ajouter un peu de peps à des «dips» (houmous, guacamole...). Ils sont parfaits aussi sur des desserts : pour décorer un gâteau (tout simple ou d'inspiration moyen-orientale, par exemple au yaourt, à la pistache et à la fleur d'oranger) ou une salade aux trois agrumes (pamplemousse, orange, mandarines).

En smoothie On peut mixer les grains avec des bananes, quelques flocons d'avoine et peu de lait ou de lait végétal.

LE JUS DE GRENADE (EN BOUTEILLE)

En vinaigrette Le jus de grenade est délicieux en vinaigrette car il n'est pas trop sucré, légèrement acide, avec une pointe d'âpreté qui le rend plus subtil en salé que d'autres jus de fruits. Quelques exemples :

- 1 cuillerée à soupe de jus de grenade + 2 cuillerées à soupe d'huile d'olive + un peu de sel et de poivre.
- 1 cuillerée à soupe de jus de grenade + du yaourt + ½ cuillerée à café de purée de sésame + un petit peu d'ail râpé + du sel + un peu de piment
- 2 cuillerées à soupe de jus de grenade + ½ cuillerée à café de miel + 1 pincée de cumin + un peu de jus de citron + 2 cuillerées à soupe d'huile d'olive

En marinade Mélanger du jus de grenade avec du citron, de l'ail, de la menthe, de l'huile d'olive : pour du poulet, du porc en brochettes. On peut aussi lui ajouter un peu de sucre ou de miel, un peu d'huile d'olive, et le passer au pinceau sur les brochettes durant la cuisson.

En dessert Essayer de mélanger le jus de grenade avec un peu de jus de citron, de jus d'orange et de sucre et verser sur un quatre-quarts percé de petits trous. On peut y ajouter un peu de sucre, chauffer et laisser réduire jusqu'à une consistance sirupeuse : on pourra verser ce sirop dans un fromage blanc, sur des fruits en compote…

Jus composé Il est délicieux avec de l'ananas et un peu de gingembre, des fruits rouges, ou simplement avec des oranges et un peu de fleur d'oranger, ou du pamplemousse. Essayer aussi le mix lait fermenté, jus de grenade et fleur d'oranger.

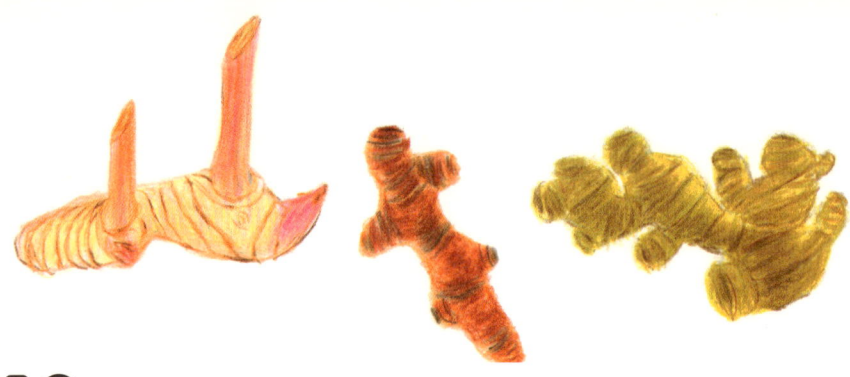

12

PETITES RACINES MAGIQUES

Gingembre, curcuma, galanga… Ces racines sont connues pour leurs propriétés antioxydantes (restez jeunes !), immunitaires (surtout le curcuma : restez en forme !), digestives (restez léger !). On a l'habitude de les acheter en poudre. Les consommer sous forme de racines fraîches, c'est multiplier leurs bénéfices, que ce soit d'un point de vue nutritionnel ou gustatif : le goût est plus riche, avec un bon petit coup de frais. Mais qu'en faire ? Quelques conseils pour les maîtriser.

COMMENT LES PRÉPARER

On trouve de plus en plus le gingembre et le curcuma au supermarché. Si on peut les trouver en bio, c'est bien, car ils coûtent pas tellement plus cher et cela permet de ne pas avoir à les éplucher systématiquement, seulement bien les brosser. Plutôt que de les hacher finement, l'idéal est de les râper avec une râpe très fine type Microplane®. Ainsi, on obtient une pulpe qui se mélange parfaitement bien à toute préparation, sans laisser sous la dent des petits bouts pas forcément agréables et au goût très fort.

POUR LES JUS

Ces racines s'incorporent facilement dans des jus. Pour le gingembre, on en met autant qu'on aime son feu. Pour le curcuma, il faut être plus modéré : il apporte une saveur légèrement terreuse, boisée qui est agréable si elle reste très discrète. Le galanga est le plus doux. Ils vont bien avec les agrumes, les pommes, l'ananas, les carottes, la betterave… Attention, le curcuma (peau marron, intérieur orange vif) tache les mains et le plan de travail : ça part à force de frotter, ça part plus difficilement sur les textiles.

DANS DES PLATS MIJOTÉS

On les incorpore dans différents plats, comme les currys, où il est généralement plus intéressant d'utiliser la racine fraîche plutôt qu'en poudre. On peut aussi mettre un petit dé de gingembre râpé dans un plat traditionnel comme un bœuf à la bière, simplement pour apporter une rondeur boisée (et non un vrai goût de gingembre). Sachant que le gingembre, contrairement au piment, tend à perdre son feu à la cuisson.

DANS DES PETITES SAUCES

Râpés, le gingembre et le galanga s'incorporent facilement dans de petites sauces : vinaigrette, sauces au yaourt, mayonnaise…

EN INFUSION

Les racines, coupées en tranches fines ou râpées, sont très bonnes en infusion, comme une tisane, dans de l'eau chaude. On peut ajouter un jus de citron et un peu de miel ou de sucre. Et une rasade de rhum ou de whisky.

DANS UN CARAMEL

Le gingembre et le galanga sont délicieux dans un caramel. On peut aussi en faire un sirop maison en mélangeant à parts égales eau et sucre, que l'on dissout ensemble en les chauffant et en ajoutant un bon morceau de racine tranché. On laisse réduire et macérer.

EN ASSAISONNEMENT

Le gingembre et le galanga se marient bien avec une huile d'olive fruitée et du citron, en assaisonnement d'un poisson cru.

POUR UNE LIMONADE MAISON

Mélanger du jus de citron (jaune ou vert), son zeste, du gingembre râpé, du sucre, de l'eau gazeuse glacée ou des glaçons mixés.

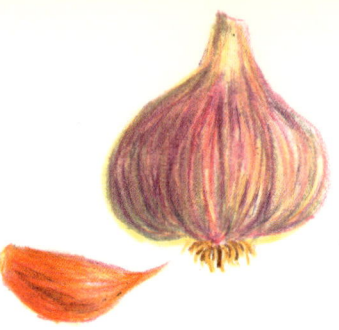

13
L'AIL

L'ail est un super-aliment, pas cher et délicieux. Il nous protège, et pas que des vampires ! Pas vraiment besoin de conseils puisque ceux qui l'aiment savent bien l'utiliser… Quelques notes quand même.

HACHÉ OU RÂPÉ ?
Bien sûr, on peut le hacher menu. C'est bien aussi de le râper avec une râpe fine type Microplane® (comme le gingembre) : ainsi, il est réduit en pulpe et son goût se mélange mieux aux autres ingrédients.

ATTENTION À LA CUISSON
L'ail brûle vite et il devient amer. Le mieux est de le cuire à température très basse : par exemple au démarrage d'une sauce tomate, on le laisse dans l'huile à feu doux et quand ça embaume, on continue la préparation : une fois mélangé aux tomates, il ne risque rien. On peut aussi l'ajouter à la fin de la cuisson pour un goût bien vif : par exemple dans des champignons poêlés, hors du feu, en même temps que du persil haché, ou dans des haricots verts cuits et égouttés, avec de l'huile d'olive.

EN BOUILLON
Il fait une bonne base de soupe : on le fait infuser à feu doux dans un peu d'huile, ensuite on complète avec de l'eau et des aromates pour faire un bouillon qu'on laisse mijoter 20 minutes et qu'on peut épaissir avec du pain avant de mixer (et/ou avec 3 cuillerées de purée d'amandes).

QUELQUES IDÉES

Dans une vinaigrette ou une mayonnaise, on le râpe comme le gingembre.

Dans un plat de légumes que l'on met à rôtir, on jette quelques gousses non épluchées (pas la peine), mais écrasées (avec de l'huile, du poivre et du sel). Le goût de l'ail se diffuse. Attention, il faut le retirer ensuite, surtout s'il est brûlé et durci, mais il aura quand même donné du goût.

Pour faire **une sauce pour des concombres** tranchés finement, on le râpe et on le mélange à du yaourt, de l'huile, du jus de citron et de la ciboulette.

14
LES MYSTÈRES DU TOFU

Le soja, encore un produit au cœur des débats… Le lait de soja a un temps été vanté comme un substitut idéal au lait de vache. Aujourd'hui, on se rend compte qu'il n'est pas si digeste que ça, qu'il est potentiellement allergène et qu'il peut modifier les équilibres hormonaux. Il faut savoir le consommer modérément, plutôt sous forme fermentée – plus digeste (sauce soja, miso, tofu), et plutôt en bio pour s'assurer d'un minimum de contrôle autour de sa culture.

QUEL EST L'INTÉRÊT DU TOFU ?
D'abord, il est riche en protéines. Ensuite, il est fade et constitue donc une bonne base pour y apposer toutes sortes de saveurs. Enfin, il existe en différentes textures qui le rendent assez adaptable.

TOFU SOYEUX
Il est vendu en blocs, contenus dans un peu de liquide, qui deviennent onctueux quand on les remue. On peut utiliser ce tofu comme appareil de quiche, avec un peu de crème de riz ou sans, en assaisonnant bien : même sans œufs, il devient ferme à la cuisson. On s'en sert aussi dans des soupes ou dans un cheesecake (à la place du fromage frais et des œufs).

TOFU FERME
Nature, il varie en texture selon les marques. Certains tofus s'émiettent, d'autres restent fermes. On peut faire dorer le tofu ferme dans un peu d'huile avant de l'ajouter à un bouillon, une salade, dans un riz ou des nouilles sautés (attention de ne pas trop le cuire, sinon il devient vraiment sec…). Sans cuisson et coupé en cubes, il accommode aussi le bouillon dont il absorbe le goût. Avec le tofu qui s'émiette, on peut faire une sorte de brouillade, un peu comme des œufs, sur feu assez doux, dans de l'huile, en remuant et en ajoutant du piment, des épices…

TOFU FERME AROMATISÉ
Aux herbes, aux olives, au pesto rouge… Il s'utilise coupé en cubes, là encore dans une salade composée ou un bouillon.

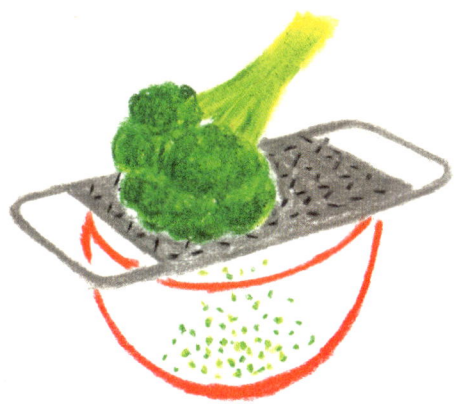

15
TOP 5 DES LÉGUMES DÉGUISÉS !

Voici quelques astuces pour manger des légumes sans en avoir l'air (ou presque).

EN GRAINES
Râper le chou-fleur, le brocoli et le chou romanesco avec une râpe fine pour former une sorte de semoule que l'on prépare comme un taboulé, avec beaucoup d'herbes, du citron, de l'huile d'olive, un peu d'oignon frais, du sel et du poivre. C'est bon avec des olives aussi. Rien n'empêche d'ajouter du vrai boulgour ou du quinoa en plus pour un plat plus rassasiant.

CAROTTES MIX
Passer des carottes crues dans un robot en même temps que des herbes et des amandes, avec du citron (zeste et jus). Assaisonner à l'huile d'olive.

SPAGHETTI DE LÉGUMES
Tailler les carottes, les courgettes et les légumes racine en spaghettis grâce à un petit outil type taille-crayon. Un petit peu gadget, mais divertissant et joli. Les légumes ainsi taillés se mangent crus (s'ils sont jeunes et frais) ou cuits *al dente* (à l'eau ou à la vapeur), assaisonnés comme une salade ou comme un légume chaud. On les mange seuls ou combinés avec des pâtes.

TAGLIATELLES DE LÉGUMES

Faire des tagliatelles de courgettes (y compris la peau bien nettoyée) avec un économe. Elles changeront de tête ! Ensuite, elles se mangent crues, marinées au citron, ou au pamplemousse, avec de l'huile d'olive, des amandes grillées et un peu de chèvre frais ; ou cuites très brièvement, avec du parmesan, des olives hachées, du persil, de l'ail… Même chose pour les carottes, ou encore les panais qu'on peut faire rôtir sous cette forme.

LÉGUMES EN SAUCES

Incorporer une petite quantité de légumes cuits dans une sauce tomate : des courgettes, du brocoli (pas trop pour éviter que la sauce vire au kaki), de la carotte, de la patate douce, du panais. On utilise la sauce en pizza, dans des pâtes, des lasagnes… Pratique pour faire manger des légumes aux plus jeunes en cachette, tout en les habituant à certains goûts.

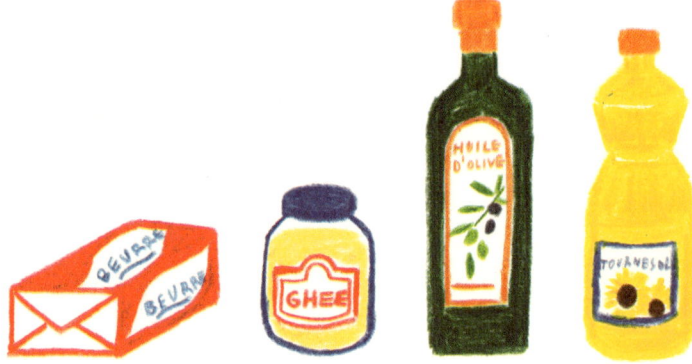

16
LE GUIDE DU GRAS

Les matières grasses sont indispensables à la bonne cuisine comme à la santé. Il s'agit simplement de faire des choix appropriés, qu'il s'agisse des produits ou des modes de cuisson.

MATIÈRES GRASSES DITES « TRANS »

Ce sont celles qui ont été transformées par l'industrie, afin d'acquérir certaines propriétés (comme le fait de rester solides, de pouvoir être chauffées, etc.). Elles sont réputées être mauvaises pour la santé en déclanchant des problèmes artériels. Sachant qu'elles sont surtout présentes dans les produits industriels (gâteaux, plats préparés), le meilleur moyen de les éviter est de limiter sa consommation de ce type de produits et de privilégier les préparations maison (ou de surveiller la liste des ingrédients : huile végétale hydrogénée = mauvais signe).

MATIÈRES GRASSES DITES « SATURÉES »

La plupart du temps d'origine animale, elles sont nécessaires au corps, mais en quantité plus raisonnable que les « insaturées » d'origine végétale (huiles végétales, oléagineux) à l'exception de certains poissons (maquereau, sardine…). Retenir que mieux un animal est nourri, meilleur sera son gras !

BIEN RÉPARTIR LES BESOINS EN GRAS

Faire preuve de bon sens pour répartir les matières grasses : beaucoup de végétaux assaisonnés avec des huiles végétales, peu de viande et de charcuterie, des poissons gras de temps en temps. Des amandes, des noix, etc., disséminées par-ci par-là, des graines… Il s'agit de varier les apports en gras insaturés, qui n'ont pas tous la même structure et se répartissent en différentes catégories (oméga 3, 6 et 9), sachant que le corps ne sait pas synthétiser les 3 et 6, dits « essentiels » (qu'au passage, on ne trouve pas dans l'huile d'olive). Il ne s'agit pas d'avoir 8 bouteilles d'huile dans son placard – mais peut-être une huile neutre pour la friture (si on en fait de temps en temps) une huile d'olive pour la cuisson courante, éventuellement une bonne huile d'olive pour l'assaisonnement (car il n'y a rien de meilleur) et puis une huile différente en petit flacon (sinon ça rancit) : noisette, noix, sésame… Goûter et trouver ses préférées. L'huile de coco connaît un grand moment de gloire : elle est, paraît-il, idéale… mais chère, surtout en bio. Elle est solide à température ambiante puis se léquifie à la cuisson. Elle permet de réaliser des gâteaux crus et aussi des cuissons de plats salés.

CÔTÉ CUISSON

Les qualités des huiles sont préservées au mieux lorsqu'elles sont extraites à froid (à vérifier lors de l'achat) et utilisées à froid aussi. Bien sûr, cela n'exclut pas de se servir du gras pour cuire ! L'huile d'olive a un point de fumée (la température à partir de laquelle un gras brûle et devient mauvais) assez élevé. Pour la friture, à espacer dans le temps, mieux vaut utiliser de l'huile d'arachide ou un mélange raffiné dédié ; ce n'est pas l'idéal d'un point de vue santé, mais la friture sera mieux réussie. Si celle-ci reste occasionnelle, ça ne pose pas vraiment de problème.

ET LE BEURRE ?

Son point de fumée est bas, à moins de le clarifier, c'est-à-dire de le faire fondre doucement et d'ôter les particules solides et blanches qui se forment à sa surface. C'est utile par exemple pour faire sauter des quartiers de pommes avant de les caraméliser au sucre. Le ghee, très utilisé en Inde, est préparé de cette façon. Le beurre clarifié est plus digeste, car il ne contient plus de lactose.

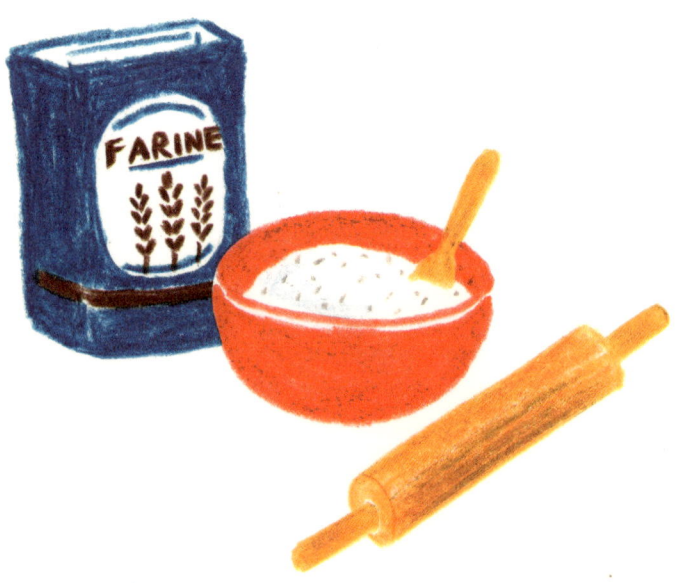

17
QUELLE FARINE POUR QUEL USAGE ?

C'est bien d'acheter bio quand on peut (notamment pour les farines complètes, qui conservent l'enveloppe du grain et donc les pesticides s'ils sont présents !).

CHIFFRES DE « TYPE »

Ils indiquent à quel point la farine est « complète », ou « bise », c'est-à-dire dans quelle mesure on a conservé l'enveloppe du grain. La farine de type 45, très blanche, est aussi appelée gruau. Dans la farine de type 150, toute l'enveloppe du grain est conservée. Les farines 55 et 65 sont des farines blanches. C'est à partir de 80 qu'on parle de farine bise. Consommer des céréales complètes apporte des éléments nutritifs bons pour la santé. Mais les farines complètes ne conviennent pas à tous les usages, donc il ne faut pas s'interdire les farines blanches ! D'autres critères départagent les farines, telles que la façon dont elles sont moulues (artisanalement à la meule de pierre, par exemple). Il faut goûter pour trouver ce qu'on aime. Les intolérants au gluten choisiront aussi leur farine selon leur critère, sachant qu'une farine sans gluten ne lève pas comme la farine de blé…

PÂTE À PIZZA

La préparer avec un mélange de farine type 65 et de farine type 110 (trois quarts – un quart). Cela rend une pizza faite maison plus intéressante : on ne cherche pas à obtenir une pâte « complète » qui serait trop roborative, mais juste à la « colorer », à la corser un peu.

PÂTE À CHOUX

Utiliser de la farine blanche type 45 du supermarché, ou type 55.

PÂTE À CRÊPES

Choisir de la farine type 65 mélangée avec un peu de farine d'épeautre, voire de farine de châtaigne (environ trois quarts – un quart, ajuster selon son goût). Ces farines donnent plus de goût. À noter : la farine d'épeautre (une variété de blé qui a reculé devant le froment, car moins productive, mais plus rustique, délicieuse et nutritive) contient autant de gluten que le blé. En revanche, la farine de châtaigne n'en contient pas.

PÂTE SANS GLUTEN

Pour une pâte à tarte ou à pizza sans gluten : farine de riz, de quinoa, de pois chiches. Ou farine de châtaigne, mais en proportion limitée. Pour la pâte à pizza, utiliser une levure spéciale pour pain sans gluten.

BÉCHAMEL

La préparer avec de la farine type 65 ou 80.

CRUMBLE

Pour une version améliorée, miser sur la farine type 65 et une petite proportion de farine d'épeautre pour le goût (entre un cinquième et un quart). Sans gluten : farine de riz et flocons de céréales sans gluten.

PÂTE À TARTE CLASSIQUE

Utiliser de la farine blanche (type 65) qui reste très agréable.

GÂTEAU À LA CAROTTE, AU CHOCOLAT, MUFFINS

On peut faire un mix de farine blanche et de farine complète, qui corse un peu le gâteau. Pour un gâteau au chocolat : pour un twist plus corsé, on incorpore un peu d'épeautre, voire de sarrasin.

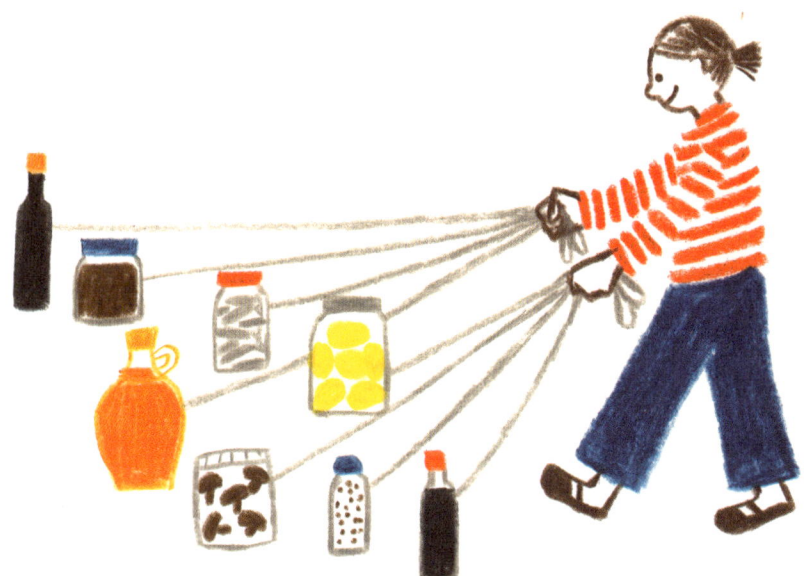

18
J'ADOPTE UN CONDIMENT

Top 10 de petits ingrédients à glisser dans son Caddie lors des courses pour booster sa cuisine. Pas besoin de tout bien sûr… Mais ce sont de petites idées qui relèvent facilement les bonnes choses du quotidien, notamment les légumes, les bouillons, les sauces…

TAMARI OU SAUCE SOJA
Dans les deux cas, il s'agit de soja fermenté, avec adjonction d'eau et de sel. Mais la sauce soja (chinoise, tandis que le tamari est japonais) peut aussi contenir d'autres céréales, comme du blé. Se méfier de l'ajout d'additifs et d'arômes artificiels qui n'ont pas d'utilité. À chacun de choisir une sauce de bonne qualité (plutôt en épicerie spécialisée ou bio) avec un bon goût, qui permet de saler en donnant cette petite touche fermentée, corsée : dans une vinaigrette, dans un bouillon ou dans un riz sauté…

BOUILLONS

Bien sûr, rien ne vaut un bouillon maison, pas forcément long à préparer. Mais les bouillons en cube ou en poudre, choisis bio (pour éviter les additifs bizarres, pour un prix qui reste modique) sont vraiment des sauveurs en cuisine, qu'ils soient aux légumes, au poulet ou au bœuf : ils ajoutent du goût à toutes les soupes préparées vite fait. On peut aussi les délayer dans un peu d'eau chaude pour humecter un gratin un peu sec avant de l'enfourner.

MISO

Cette pâte de soja fermenté existe en plusieurs couleurs (du blond au brun foncé). Son goût est plus ou moins corsé. C'est un vrai booster de goût, légèrement sucré, qui ajoute une vraie profondeur aux saveurs. À utiliser en vinaigrette (avec un peu d'huile neutre, du citron, un peu d'orange et de miel), dans une base de sauce au yaourt (par exemple pour des concombres, avec du citron, de l'huile d'olive, de la ciboulette) ou encore pour enrober des légumes que l'on met à rôtir (en le combinant avec de l'huile, du sel, du poivre et des herbes). Enfin, on peut le délayer dans un peu d'huile ou de crème pour agrémenter une soupe de courge, par exemple. L'avantage aussi est qu'il se garde très longtemps au frigo. Ne pas hésiter à le congeler si on l'achète en grande quantité (acheter un produit de bonne qualité en plus grande quantité permet d'avoir un meilleur prix). Le miso blond sucré convient bien aux desserts, par exemple pour corser légèrement le goût d'un cheesecake, ou mélangé à un peu de beurre fondu sur des pommes au four.

SIROP D'ÉRABLE

Il donne tout de suite une vraie personnalité aux desserts du quotidien : fruits pochés, yaourt, glace… Il s'utilise bien sûr aussi pour le salé : en vinaigrette, combiné au miso sur des légumes à rôtir…

VINAIGRE

Pas besoin d'avoir cinq vinaigres différents dans son placard. Même si, bien sûr, certains sont plus adaptés à tel ou tel usage, on peut se débrouiller avec un. Surtout, cela vaut la peine d'en essayer plusieurs : une fois la bouteille finie, pourquoi ne pas en choisir un nouveau (jusqu'à trouver son chouchou) ? Le vinaigre de riz brun japonais est intéressant, neutre et relativement doux. Le vinaigre de cidre apporte une touche fruitée. Le vinaigre de Rivesaltes a très bon goût…

CITRONS CONFITS

Ils relèvent particulièrement bien les légumes rôtis comme les panais, les aubergines, les courgettes… Ils égayent une vinaigrette ennuyeuse et permettent de fabriquer, en en mixant un bout avec une botte de coriandre et de l'huile d'olive, un petit condiment minute pour accompagner un plat mijoté comme un couscous, un rôti de porc, ou une épaule d'agneau. Les citrons confits conservés dans l'huile sont en général plus doux, plus faciles à utiliser, mais un peu plus onéreux que ceux au vinaigre.

PIMENT

Il faut toujours avoir une petite source de piment dans sa cuisine, sous forme de paillettes ou de poudre (du piment d'Espelette par exemple), de sauce, de piments séchés (à réhydrater) ou de piments frais : les petits piments se congèlent très bien et s'utilisent sans décongélation préalable.

CHAMPIGNONS SÉCHÉS

Les shiitakés, par exemple… Petits trésors, ils dorment dans le placard et se réhydratent en 15 minutes dans de l'eau chaude. L'eau prend un bon goût qu'on peut ajouter à un bouillon. Les champignons eux-mêmes servent de base de bouillon, donnent du goût au riz, aux nouilles, à une omelette…

ANCHOIS

Ne pas lésiner sur la qualité. Au sel ou à l'huile, ils se mixent avec du persil, de l'ail et de l'huile pour un condiment minute (à servir avec une viande). On les jette dans une poêle avec des brocolis (cuits en 7-8 minutes à la vapeur ou à l'eau auparavant), de l'huile d'olive et de l'ail. Cela sert aussi de sauce avec des pâtes. Mixés avec de l'huile d'olive et du citron, ils font une sauce pour du chou râpé, avec du persil plat. On peut utiliser les câpres de la même manière.

ÉPICES

Pas besoin d'en avoir tout un rayon. On peut en choisir deux ou trois qu'on aime bien, les utiliser, essayer autre chose… Le mieux généralement est de les choisir entières, en graines (meilleur goût, meilleure conservation), qu'on concasse dans un mortier, dans un robot ou sur une planche avec le fond d'un bocal. Le cumin et la coriandre vont bien avec les pommes de terre, le chou-fleur, les carottes rôtis ou poêlés, dans les plats mijotés avec de la tomate… La cardamome aime le sucré (les poires, les oranges, les bananes), mais aussi le salé : par exemple avec des oignons qu'on fait suer longuement dans du beurre, comme base pour un curry crémeux au yaourt et/ou au lait de coco, au poulet ou aux légumes. La badiane s'accorde bien avec un bouillon de poulet (une étoile à la fois). La vanille accompagne tous les desserts… Mais aussi les poissons crus (avec des agrumes et de l'huile d'olive pour un ceviche) ou cuits (dans des sauces crémeuses).

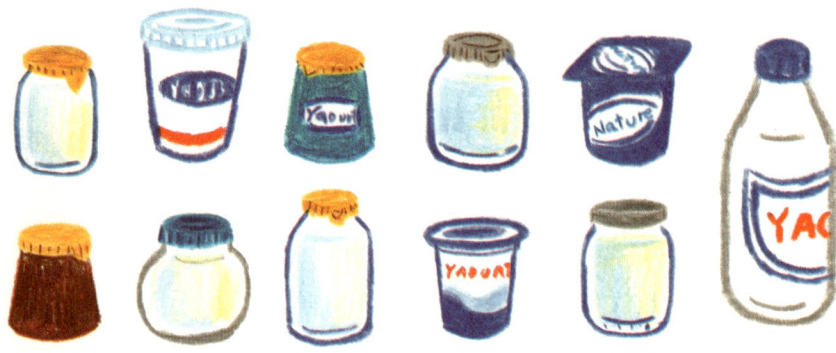

19

J'UTILISE PLUS LE YAOURT

Le yaourt nature (notamment s'il est grec ou « à la grecque », ainsi que le fromage blanc ou le Fjord®) peut vraiment devenir un ingrédient de base dans une cuisine, au-delà du simple dessert.

Pourquoi ? Parce qu'il est capable d'alléger ce qui est parfois un peu lourd en remplaçant (entièrement ou partiellement) des matières grasses (crème, huile dans les sauces, quiches…), tout en apportant son goût très légèrement acide et son onctuosité : il donne une sorte de piquant délicieux. Où et comment l'utiliser ?

À LA PLACE DE LA CRÈME

Dans l'appareil d'une quiche, en mélangeant le yaourt avec les œufs et les assaisonnements, on peut remplacer tout ou partie de la crème. Le yaourt donne un petit goût acide très agréable ! Même chose dans une soupe, notamment les soupes froides dans lesquelles il fonctionne bien (moins écœurant que la crème).

PETITES SAUCES BLANCHES RAPIDES

On le mélange avec un peu de citron, d'huile d'olive, d'avocat ou de lin et des aromates, par exemple : ail râpé finement, en pulpe ; gingembre râpé finement, en pulpe ; origan séché ; herbes fraîches hachées ; tahini (pâte de sésame) ; miso blond.

RAÏTA

Une préparation à l'indienne, faite de yaourt, d'un peu de sel et de crudités (au choix concombre, carotte, tomate… avec des herbes et des épices douces) servie à côté d'un curry pour apaiser son feu.

SMOOTHIES

On le mixe avec des fruits (plutôt mous et pas trop acides) : par exemple de la mangue, de la banane, des framboises, des fraises…

GLACES MINUTE

On le mixe avec des fruits encore congelés : de la mangue, des framboises…

AVEC LES DESSERTS OU LES GÂTEAUX

Avec un crumble, des fruits rôtis, une glace… Moins riche et gourmand que la crème, mais plus léger, plus tranchant.

EN DESSERT
C'est tout bête, mais un bon yaourt avec une banane coupée, du sirop d'érable, des éclats d'amandes, un peu de cannelle, c'est délicieux… Ou alors énergiquement mélangé avec du cacao en poudre et un peu de sucre (ou du cacao sucré), pour une sorte de mousse minute.

INGRÉDIENT DANS UN DESSERT
Par exemple dans les charlottes, le yaourt grec ou le fromage remplace avantageusement tout ou partie de la crème, apportant la juste acidité.

VARIANTE : YAOURT DE BREBIS
Si l'on préfère ne pas consommer de lait de vache, on peut utiliser du yaourt de brebis qui a un bon petit goût un peu corsé, et existe en versions plus ou moins onctueuses. Certains le trouvent plus digeste (la structure protéinique du lait de brebis est différente de celle du lait de vache), mais ils contiennent tous les deux du lactose. Donc c'est plus une affaire de goût personnel.

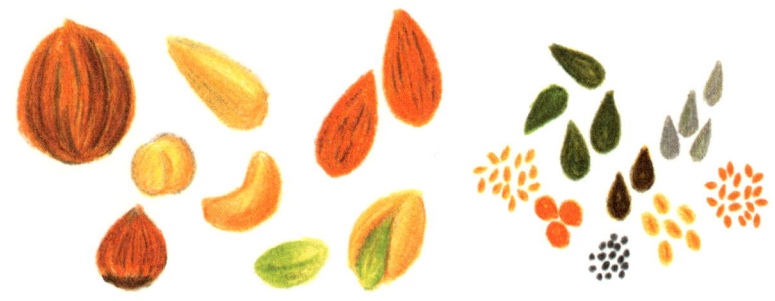

20
GRAINES, NOIX, PURÉES DE GRAINES ET DE NOIX

Ces produits ont deux principaux atouts : ils contiennent des acides gras insaturés (oméga 3 et 6), dont le corps a besoin mais qu'il ne sait pas fabriquer, et ils peuvent apporter une touche craquante ou crémeuse, c'est selon, à n'importe quel plat ou presque. Les purées s'utilisent comme substitut à certaines matières grasses (huile, beurre, crème). Noix, noix de pécan, cacahuètes, noix de cajou, noisettes, amandes, noix du Brésil, de macadamia, pistaches, graines de courge, de tournesol, de lin, de sésame, purées d'amande, de noisette, beurre de cacahuète… Le choix est vaste. Voici le top 10 des idées d'utilisation, pour les fruits et graines, puis les purées.

NOIX ET PETITES GRAINES

Oléagineux en salades Les fruits à coque (noix et compagnie) apportent une touche croquante très agréable dans n'importe quelle salade. Le mieux est de les torréfier avant, pour ajouter un petit goût de grillé. Les étaler sur une plaque et enfourner en haut du four préchauffé à 190 °C pour environ 6-8 minutes (il faut absolument mettre un minuteur pour ne pas les oublier !). L'idéal est de profiter d'un four qui a servi, ou va servir, à cuire quelque chose, plutôt que de l'allumer exprès. Bien sûr, on peut en préparer une plus grande quantité, laisser refroidir et stocker les fruits torréfiés dans un bocal. On les hache grossièrement avant de les parsemer sur une salade.

Graines en salades Là, comme pour la noix de coco ou les pignons, la torréfaction est plus simple dans une poêle : la faire chauffer à sec (c'est-à-dire sans matière grasse), à feu moyen. Y jeter les graines sur une seule couche, remuer, surveiller de très près et prévoir à côté un récipient pour y verser le contenu de la poêle dès qu'elles brunissent. Les graines de courge brunissent légèrement, se mettent à sauter et à faire de petits bruits d'éclatement. Comme pour les noix, on peut préparer une plus grande quantité de graines torréfiées (en plusieurs fournées si nécessaire) et les stocker dans un bocal pour en avoir toujours à disposition.

Dans un granola Elles sont parfaites dans le bol de müesli du matin ou, bien sûr, intégrées à un granola. Les petites graines aussi, même si elles sont souvent plus associées au salé !

Sur un gratin Ajouter les fruits à coque hachés sur le gratin à peu près 10 minutes avant la fin de cuisson, seuls ou mélangés à un peu de chapelure et d'huile d'olive. Dans l'équivalent sucré, le crumble, on les intègre alors aux «miettes».

Sur un plateau de fromages Y parsemer une cuillerée à soupe de graines torréfiées mélangées (courge, lin, tournesol) pour un petit plus visuel et gustatif.

Dans un pesto Les pignons sont les rois du pesto, mais les amandes, les graines de courges, les noix, etc. sont délicieuses aussi mixées avec des herbes et de l'huile d'olive (ou avec de l'ail et un peu de yaourt), pour des pâtes, des légumes ou une salade… Les oléagineux donnent de la consistance et de l'onctuosité à toute petite sauce improvisée.

Graines de pavot en gâteaux Elles sont délicieuses dans des muffins ou un quatre-quarts au citron, ou dans une pâte à tarte (1 cuillerée à soupe pour 200 g de farine).

Lait d'amande maison Faire tremper les amandes (entières, non mondées, c'est-à-dire avec la peau) la veille dans de l'eau. Rincer en jetant l'eau de trempage et mixer, en ajoutant suffisamment d'eau pour obtenir une consistance de lait. Filtrer à travers un tamis le plus fin possible.

Poudres d'oléagineux maison On peut les faire soi-même en mixant les fruits secs, de préférence avec un peu de sucre (ou de la semoule très fine si on veut l'utiliser en salé) pour éviter que ça colle au mixage. L'idéal étant de torréfier avant, pour obtenir une poudre plus goûteuse que celles toutes prêtes du commerce.

Purées d'oléagineux ou de graines maison Les faire tremper la veille dans de l'eau froide, puis les égoutter et les mixer le plus finement possible (ou les piler dans un mortier). Avec un robot domestique, la purée sera moins lisse que dans le commerce, mais non sans charme. Les noix de cajou, qui ramollissent et se lissent bien, se prêtent parfaitement à cette préparation.

PURÉES DE NOIX ET DE PETITES GRAINES

Sur des crêpes ou des tartines La pâte de noisette ou d'amande entière est bien pour ça.

Pâte à tartiner au chocolat maison On prépare ses purées d'oléagineux soi-même (voir ci-dessus) et on ajoute du chocolat fondu et un peu de lait (de vache ou végétal).

Purée d'amande blanche La plus facile à utiliser, car elle a un goût très doux. Pour une sauce façon mayo sans œuf : on en mélange 3 cuillerées à soupe, très progressivement, avec 2 cuillerées à café de jus de citron, du sel, 1 cuillerée à café de moutarde, puis environ 100 ml d'huile de tournesol, en fouettant sans cesse. On parfume à volonté avec des herbes, des condiments…

Pour remplacer le beurre La purée d'amande peut parfois remplacer le beurre, par exemple dans un crumble.

Dans une pâte à gâteaux On ajoute 1 ou 2 cuillerées de purée de noisette ou de pistache dans un gâteau au chocolat, d'amande dans un gâteau au citron, de noisette dans un gâteau à l'orange, comme on veut en fait !

Dans une soupe ou une purée On ajoute à une purée d'oléagineux les deux tiers de son poids en eau (environ), cela devient une sorte de crème qu'on peut diluer dans une soupe ou une purée de légumes. La noisette se marie bien avec le potimarron, par exemple.

Dans un clafoutis 2 cuillerées de purée d'amande, de noix de cajou, de noisette, voire de pistache (le goût est plus fort) remplacer avantageusement la crème dans un clafoutis : ça ajoute de l'onctuosité et du goût.

Dans un yaourt En mélangeant 1 ou 2 cuillerées à soupe de purée de noisette à un yaourt grec, on obtient une crème délicieuse : à utiliser sur un fond de tarte aux légumes ou aux fruits.

Beurre de cacahuète (ou peanut butter) Excellent en tartine avec de la confiture, à l'américaine. Délicieux aussi incorporé dans une vinaigrette avec de l'huile d'olive, du citron, du sel, du poivre, un peu de piment et d'ail.

Purée de sésame C'est peu ou prou l'équivalent du tahin moyen-oriental. On en met 1 cuillerée à café dans un yaourt grec, avec de l'ail râpé, du citron, un peu d'huile d'olive, du sel, de l'origan séché pour une petite sauce blanche minute. Elle va bien dans le houmous (mixer 2 cuillerées à café avec 1 boîte de pois chiches égouttés de 300 g environ, de l'ail râpé, du citron, du poivre et du sel, du piment, de l'huile d'olive) ou dans une purée d'aubergines.

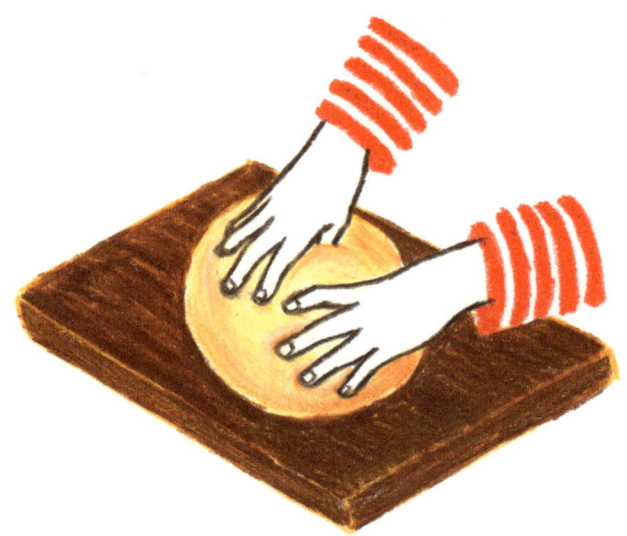

21
FAIRE SON PAIN, ÇA VAUT LE COUP?

En France, on trouve facilement du bon pain, d'un style qui n'est pas facile à reproduire à la maison : réaliser un pain au levain, avec une mie très élastique, aérée, ferme, demande pas mal d'efforts. Une souche de levain se nourrit sur plusieurs jours, est fragile, pas facile à comprendre… Les fours domestiques doivent être apprivoisés, il faut trouver la bonne farine. Si on a le désir et le temps de se lancer, c'est une belle aventure. Mais sinon, la boulangerie du coin, c'est super.

OUI, POUR LE PLAISIR DE PÉTRIR

Cela dit, pétrir une pâte, c'est énergique et sensuel. Et sortir son propre pain du four, c'est intensément gratifiant. Voici trois recettes simples, sans les complications du levain, pour éprouver ce bonheur domestique. Bien sûr, on customise à volonté (petites graines, céréales, farines diverses et variées).

RECETTES

Pitas Mélanger 150 g de farine type 65, 100 g de farine de petit épeautre (qui corse le goût et différencie encore mieux les pitas maison de celles du supermarché), ½ cuillerée à café de sel. Ajouter 1 cuillerée à café de levure de boulanger sèche (préalablement délayée et gonflée 5 minutes dans 150 ml d'eau tiède), 20 g de beurre mou. Pétrir de 8 à 10 minutes. Laisser lever 1 h 30, à couvert, dans un endroit sans courant d'air. Écraser, diviser en 6 boules, aplatir au rouleau en 6 disques. Poser sur des plaques légèrement huilée et enfourner 6 à 7 minutes dans un four préchauffé à 220 °C : les pitas gonflent comme de petits parachutes.

Pain au fromage et aux herbes Suivre la même technique avec 500 g de farine (type 65 ou 80), 1 cuillerée à café de sel, 1 sachet de levure sèche ou 15 g de fraîche, 300 ml d'eau tiède. Ajouter dans la pâte 175 g de cantal râpé et ½ botte de persil plat et de ciboulette hachés (½ botte de chaque). Après levage, mettre dans un moule à cake huilé, laisser « pousser » 30 minutes et enfourner 40 minutes à 190 °C.

Pain complet Même recette sans les herbes et le fromage, avec de la farine complète ou semi-complète (150 ou 110).

Pain à la bière Mêmes proportions, sans herbes ni fromage, avec 1 cuillerée à soupe d'huile d'olive, une de miel et la moitié de l'eau remplacée par une quantité équivalente de bière brune (non chauffée).

Pain sans gluten Si on veut s'essayer à un pain sans gluten, voici des proportions de base : 500 g de farines (pois chiche, riz, châtaigne, quinoa, à chacun de trouver le mélange de goûts qui lui convient), environ 30 cl d'eau tiède, 2 à 3 cuillerées à soupe d'huile d'olive, 10 g de levure spéciale pour pain sans gluten, 1 cuillerée à café de sel. Mélanger, pétrir le tout.

Laisser lever 1 heure au moins, mettre dans un moule à cake bien huilé, laisser lever encore 30 minutes et cuire au four de 50 minutes à 1 heure à 180 °C.

Roulés briochés Pétrir une pâte avec 450 g de farine type 65, 50 g de farine d'épeautre, 1 cuillerée à café de de sel, et 1 cuillerée à café de quatre-épices, 2 cuillerées à soupe de sucre roux, 100 g de beurre, 2 œufs, 150 ml de lait tiède et 15 g de levure fraîche. Après un repos de 2 heures, étaler la pâte en deux rectangles et saupoudrer chacun d'eux de sucre muscovado, de 50 g de beurre en morceaux et de raisins secs et baies de goji. Replier la pâte en 3, étaler de nouveau puis enrouler dans la longueur pour former un boudin qu'on coupe en tranches. Poser les tranches obtenues sur une plaque huilée, laisser lever 1 h 30 et enfourner à 225 °C pour 30 minutes. À la sortie du four, badigeonner d'un mélange de lait et de sucre. Une fois que c'est refroidi, saupoudrer de graines de pavot.

QUE PENSER DU PAIN BIO ?

En non bio, il y a plus de pesticides dans le pain complet ou bis que dans le pain blanc, vu que ces derniers sont tous concentrés dans l'enveloppe du grain (conservée dans les farines complètes, éliminée dans les farines blanches). Ce qui encouragerait à consommer, lorsque c'est possible, plutôt du pain blanc en non bio, du pain complet bio, ou sinon à tout faire chez soi avec des farines bio…

ET LE PAIN INDUSTRIEL ?

Franchement, il n'y a qu'à regarder la liste des ingrédients (plein d'additifs, de sucre) pour se dire que ce n'est pas super. À réserver à quelques occasions ! Les farines des boulangers ne sont pas non plus exemptes d'additifs, mais sans doute pas à ce point.

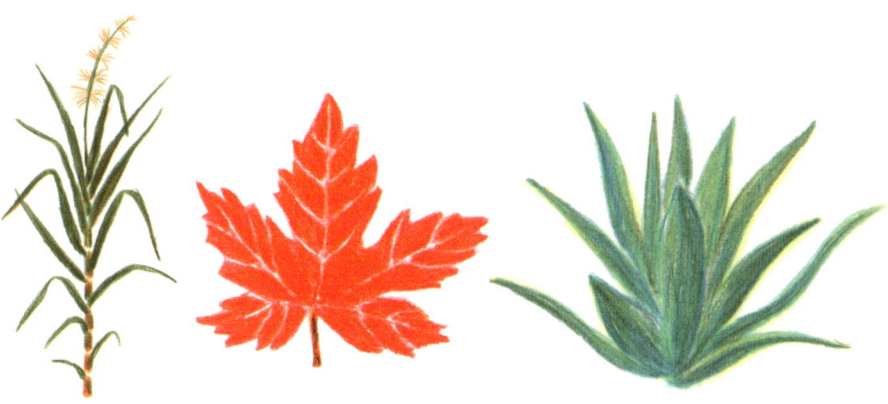

22
LES NOUVEAUX SUCRES OU SIROPS

Le sucre reste du sucre, quel qu'il soit. Faisons un petit tour parmi les sucres et les produits sucrants que l'on trouve dans le circuit bio et qui sont bons. Pas besoin d'en avoir toute une gamme dans son placard. Si on ne fait jamais de pâtisserie, on peut se contenter d'un produit sucrant qu'on utilise pour les yaourts, les boissons… Si on fait des gâteaux classiques mais que l'on refuse le sucre de betterave raffiné, choisir un sucre blond bio.

SUCRES NON RAFFINÉS

Leur teneur en éléments nutritifs est *a priori* supérieure à celle des sucres raffinés (oligo-éléments…). Comme ils ont un goût plus fort, on a plutôt tendance à en mettre moins. Il faut tenir compte de leur goût et de leur texture quand on cuisine. Certaines recettes de pâtisserie classique ne marchent pas bien avec ces sucres complets, ou alors il faut les adapter (meringues, pâte à choux…).

RAPADURA

C'est un sucre de canne fabriqué de manière traditionnelle : les cannes sont pressées, le jus obtenu est concentré par séchage à l'air et broyé. Le résultat est granuleux, encore un peu «humide», avec un goût assez épicé. Pas de raffinage. Délicieux, si on aime, dans du thé au lait, dans les yaourts bien sûr, ou pour donner du caractère à des gâteaux…

MUSCOVADO

C'est un cousin du précédent, fabriqué à peu près de la même façon, à la différence près qu'on le chauffe. Il a un côté peut-être plus caramélisé, une texture un peu humide aussi, mais en général moins granuleuse. Sa couleur est plus rousse que marron, comme la vergeoise. Il est super dans un gâteau à la carotte ou dans un brownie pour le rendre bien moelleux et goûteux. Il est intéressant aussi dans les sauces asiatiques sucrées-salées.

SUCRE BLOND BIO

Issu de canne, non raffiné, mais filtré, il réconcilie la pâtisserie française avec l'exigence bio… Il est légèrement plus cher que le sucre blanc du supermarché. Si on ne consomme pas trop de sucre, le sucre blanc bio reste très accessible.

SIROP D'ÉRABLE

Tellement bon… Sur une glace aux marrons ou à la vanille, un fromage blanc fermier avec un peu de crème, un yaourt grec avec une banane coupée et un peu de cannelle, ou simplement dans un verre de lait. Très bien aussi pour une vinaigrette avec de l'huile d'olive, du jus d'orange et du jus de citron, ou sur des légumes racine à rôtir, mélangé à un peu d'huile, de sel et de poivre. Mais il est un peu cher… Attention, le choisir «pur».

SIROP D'AGAVE

Un temps vanté comme le Graal du monde sucré sain (il sucrerait sans sucre, avec un vrai goût de sucre), il est maintenant la cible de reproches nutritionnels… Il n'est pas dangereux pour autant, mais son goût n'est pas extraordinaire et il n'est pas donné. À chacun, donc, de se faire son opinion ! Avec sa consistance liquide, il est pratique par exemple pour préparer un granola.

MÉLASSE
C'est un résidu de fabrication du sucre, en gros ce qu'on élimine dans les sucres blonds ou blancs, une sorte de caramel très noir, très épais, au goût caractéristique très fort, évoquant la réglisse. Elle n'est franchement pas passe-partout. Elle sert pour des gâteaux aux fruits secs à l'anglaise, auxquels elle donne un goût plus intense. À adopter seulement si on aime son caractère, y compris pour de petites sauces, voire dans des plats mijotés… Avec parcimonie.

SIROP DE RIZ
Pas grand-chose à signaler. Il peut constituer une alternative au miel liquide, avec un goût neutre, si l'on aime cuisiner des choses qui demandent ce type de consistance (pas mal de recettes anglo-saxonnes réclament du *golden syrup*, un sirop de maïs que l'on peut remplacer par le sirop de riz).

SUCRE DE FLEUR DE COCO
C'est une rareté qui coûte cher, donc à réserver à un accès de curiosité.

MIEL
Il est plus nutritif que le sucre et censé stimuler les défenses immunitaires. Surtout, dit-on, le précieux et coûteux miel de manuka maori (voir page 29)…

STEVIA
C'est un édulcorant issu d'une plante.

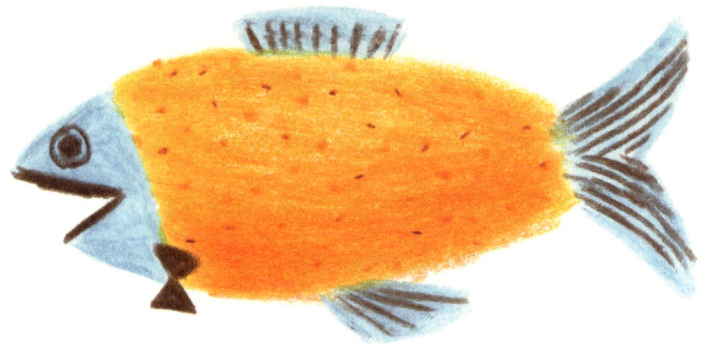

23
TOP 5 DES PANURES SANTÉ

Pané n'est pas forcément synonyme de poisson pané pas bon : on peut paner intelligent.

CHAPELURE
Pas besoin d'en acheter au supermarché. On mixe au robot son pain rassis qu'on assaisonne avec du sel, du poivre et du piment. Parfait en panure classique pour des nuggets de poulet maison : tremper dans l'œuf battu, dans la chapelure, puis de nouveau dans l'œuf et la chapelure, avant de dorer à la poêle.

CHAPELURE BIS
On peut aromatiser sa chapelure maison avec du parmesan finement et fraîchement râpé (pour des escalopes de veau par exemple, ou de belles tranches de chou-fleur cru) ou avec des zestes d'orange ou de citron et des herbes (à saupoudrer sur un poisson et à arroser de beurre fondu avant de mettre au four).

FLOCONS D'AVOINE

Utiliser des flocons dits «baby» ou mixer très brièvement pour réduire la taille des flocons. Le mieux est de passer des filets de poisson (ou de poulet, ou autre), déjà assaisonnés avec un peu de citron, de sel et de poivre, dans un peu de farine, puis dans l'œuf battu, puis dans les flocons d'avoine avant de les passer à la poêle, pas trop fort. Effet croustillant et goût délicieux garantis.

CORN FLAKES

Les mixer ou écraser au rouleau à pâtisserie au préalable. Même mode opératoire : un peu de farine, des œufs, des corn-flakes, puis on cuit. Auparavant, faire mariner le poulet (par exemple) dans des épices.

OLÉAGINEUX

Noix, noisettes, amandes ou petites graines rapidement mixées (elles ne doivent pas être réduites en poudre ou en pâte) se mélangent avec une panure (céréales, chapelure...) pour la rendre croustillante et gourmande. Pour des boulettes, du poulet... Ou alors juste des noix ou des noisettes concassées finement et mélangées avec des herbes : parfait pour des saint-jacques.

POLENTA OU SEMOULE TRÈS FINE

Pour une panure très croustillante. Commencer la cuisson à feu un peu fort pour griller, puis baisser pour laisser le temps de cuire. Pour des aiguillettes de canard par exemple.

POUR QUE LA PANURE ADHÈRE

À la place de l'œuf, si cela est approprié, on peut tartiner l'aliment de moutarde. Pour des boulettes, ou des préparations un peu humides, pas besoin d'œuf. On peut aussi utiliser un peu de lait.

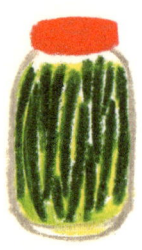 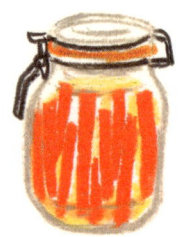 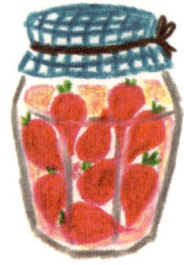 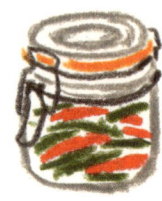

24
PICKLES ET LÉGUMES LACTOFERMENTÉS

Ils sont un complément intéressant pour une salade improvisée, avec leur goût acide et leur texture croquante.

LÉGUMES LACTOFERMENTÉS

Ils s'achètent tout faits ou se préparent à la maison. Ce sont, en gros, des conserves à l'eau salée. Les légumes fermentent, développant des bactéries appelées «probiotiques», bonnes pour l'équilibre du système intestinal. C'est le principe de la choucroute ou du kimchi coréen (un chou fermenté pimenté). Les légumes ont une texture entre cuit et cru et gardent un goût assez doux – sauf si on les pimente, bien sûr.

Maison On trouve des pots en magasin bio, mais on peut aussi les préparer soi-même : il faut découper les légumes en morceaux et les ranger bien tassés dans des bocaux (à caoutchouc et couvercle en verre à fermeture hermétique) que l'on remplit (presque) d'eau salée à raison de 30 g de sel (marin) par litre d'eau. Au bout de 3 à 4 semaines, c'est prêt. Si on veut se lancer, le mieux est de se renseigner plus précisément sur le sujet.

PICKLES

C'est le nom anglais des conserves au vinaigre. Là, pas de probiotiques, mais un petit goût acide ou aigre-doux et parfumé, une texture ferme, pour ponctuer une salade, une viande… Le principe est de verser un bouillon vinaigré et aromatisé chaud sur un légume ou un champignon coupé, ou entier s'il est de petite taille. C'est l'action combinée de la chaleur et de l'acidité qui le cuise, en 24 heures au moins, l'idéal étant d'attendre 72 heures avant la consommation. Si l'on veut conserver longtemps ses pickles, on les met (à chaud) dans des bocaux stérilisés.

Recette Une recette basique pour un pickle aigre-doux au miel : faire bouillir ensemble 600 ml d'eau, 400 ml de vinaigre de cidre et 300 g de miel. Ajouter environ 700 g de légumes de saison coupés en morceaux assez gros. À la reprise de l'ébullition, compter de 30 secondes à 1 minute selon la jeunesse des légumes. Laisser refroidir dans le bouillon et servir avec de l'huile d'olive et du sel.

Recette bis Une recette plus portée sur l'acidité et les épices : pour de 500 g à 1 kg de champignons de saison (chanterelles, lactaires, mousserons, girolles…) nettoyés au chiffon et à la brosse (sans eau), il faut un bouillon-marinade constitué de 300 ml de vinaigre de Xérès, 200 ml d'eau, 100 ml de vin blanc, 1 étoile de badiane, 1 clou de girofle, 1 petite branche de thym, 1 petite branche de romarin, 1 cuillerée à café bombée de graines de coriandre, 1 cuillerée à café bombée de grains de poivre, 1 baie de genièvre, 1 pincée de piment d'Espelette. On porte l'ensemble à ébullition, on le verse chaud sur les champignons et on met en bocal.

Légumes On procède la même manière avec des sommités de chou-fleur, des tronçons de concombre (la partie centrale pleine de pépins retirée), des carottes coupées en tranches de 2 mm d'épaisseur, des betteraves crues, des oignons grelots entiers, des oignons de printemps, des lamelles d'oignons rouges… Le vinaigre va avoir tendance à décolorer les légumes, en tenir compte pour l'aspect esthétique. On varie les vinaigres (cidre, riz, mais avec un bon taux d'acidité : le vinaigre balsamique, par exemple, ne convient pas ; si on y tient, il faut l'ajouter à un autre vinaigre). On varie aussi les épices selon son goût et les légumes.

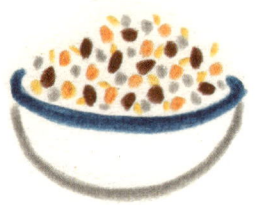 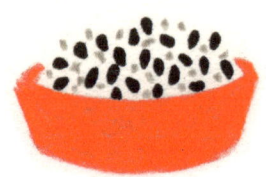 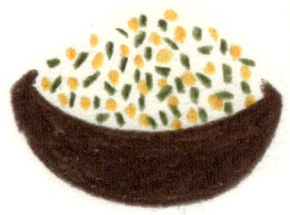

25

3 POUDRES MAGIQUES : DUKKAH, GOMASIO, ZAATAR

Que sont ces petites poudres magiques ? On les achète, on les fait soi-même ?

DUKKAH

C'est un mélange de graines, d'épices, de fruits oléagineux torréfiés et broyés assez finement, originaire du Moyen-Orient, qui se mange avec du pain préalablement trempé dans du yaourt.

Usages Son côté parfumé et croustillant apporte un petit plus à toutes sortes de plats. Il est très versatile, malgré sa forte personnalité. Très bon sur du pain avec de l'huile d'olive, il se saupoudre aussi sur des crudités (carottes, concombre, betterave…), des légumes cuits vapeur ou rôtis (brocoli, courge, panais…), une purée de potiron, sur des œufs. Il se glisse dans une marinade pour une viande où il formera une sorte de panure… Et on mélange dans un yaourt pour une sauce blanche instantanée.

Recette Pour un volume de «noix» (noisettes, pistaches, noix, amandes…) d'une seule sorte ou mélangées, compter environ un demi-volume de graines de sésame, autant de graines de coriandre, puis un quart du volume de graines de cumin. On fait légèrement torréfier les noix dans une poêle chaude à sec puis les graines, séparément car leur torréfaction est plus rapide. Broyer le tout dans un robot (mais pas trop : il vaut mieux garder une texture irrégulière) ou dans un mortier avec un pilon. Ajouter du poivre moulu et du sel. À partir de ce canevas de base, on varie les goûts, on peut utiliser aussi des graines de fenouil, du piment, des graines de lin, ajouter de l'origan ou du thym séchés ou encore un peu de zeste d'orange ou de citron finement râpés.

GOMASIO

C'est un sel au sésame. Cette recette est d'origine japonaise. Il donne un bon goût de sésame et permet de profiter de ses qualités nutritionnelles. Comme le sésame est broyé, il relâche son huile qui parfume les grains de sel.

Usages Il s'utilise comme du sel, partout où l'on a envie de sentir un petit goût de sésame, mais plutôt hors cuisson. Il relève les salades, les légumes… On peut en mettre dans les sauces, sur une viande ou un poisson cuit.

Recette On compte environ un dixième de sel par rapport à la quantité de graines de sésame (par exemple 10 g de sel pour 100 g de sésame). Choisir plutôt du sésame complet et du gros sel de mer. Torréfier légèrement les graines dans une poêle chaude, à sec. Les broyer avec le sel (au moulin, au robot – mais brièvement – ou dans un mortier). Conserver dans un bocal.

ZAATAR

C'est un mélange d'épices et d'herbes séchées libanais.

Usages Ce sont les mêmes que pour la dukkah : le zaatar apporte une touche intéressante à des salades, à des petits pains maison, à des viandes grillées… Comme il contient plus d'herbes séchées et pas forcément d'oléagineux, on le consomme mélangé à un corps gras (huile d'olive) ou onctueux (yaourt) ou encore saupoudré sur la pâte d'un pain avant cuisson. On peut aussi le saupoudrer sur un fond de pâte pour une tarte. Ou sur un œuf dur.

Recette Mélanger à parts égales thym, origan et sarriette séchés. Ajouter une demi-part de sumac (une épice rouge un peu acide) et une demi-part de graines de sésame, ainsi qu'un peu sel.

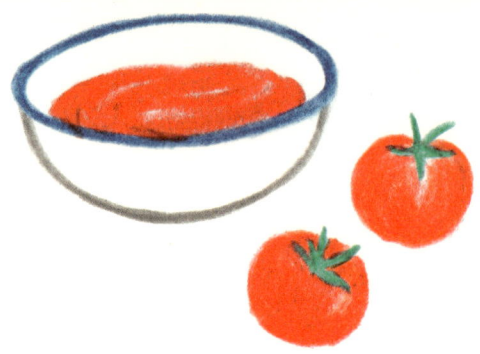

26

TOP 5 SAUCES ROUGES

Trois idées sans casserole, une idée mijotée (mais qui se garde) et une idée hybride (cru et cuit) pour éviter les sauces toutes faites et relever tout et n'importe quoi.

KETCHUP MAISON

1 kg de tomates	1 cuillerée à café de sel
1 poivron	1 cuillerée à café de graines de moutarde
1 oignon rouge	½ cuillerée à café de clous de girofle
3 gousses d'ail	½ cuillerée à soupe de grains de poivre
1 morceau de gingembre (2 cm)	¼ de cuillerée à soupe de graines de coriandre
10 cl de vinaigre de vin rouge	
50 g de sucre	1 bâton de cannelle
1 pincée de zeste de citron + quelques gouttes de jus	1 pincée de paprika ou de paprika fumé

Mettre les 9 premiers ingrédients dans une casserole et faire cuire 15 minutes. Passer au moulin à légumes grille fine ou au robot ou avec un mixeur plongeant. Mettre toutes les épices dans un sachet à thé ou une compresse de mousseline. Remettre la préparation dans une casserole avec le sachet d'épices. Faire cuire 1 heure à petit feu et mettre en pot.

RELISH AIL ET POIVRONS

1 poivron rouge
1 tomate
5 olives noires
3 petites gousses d'ail
huile d'olive
sel

Couper le poivron, la tomate et les olives en mini-dés. Râper l'ail. Tout réunir, saler, ranger dans un bocal et couvrir d'huile d'olive. Garder au frigo et servir un peu avec tout.

ROUGAIL

3 tomates pelées
1 pincée de piment ou 1 petit piment émincé
1 petit morceau de gingembre (1 cm) râpé
1 cuillerée à soupe d'huile de tournesol
sel

Mixer au robot!

SALSA

5 tomates bien mûres (ayant du goût)
2 oignons de printemps (ou cébettes)
1 citron vert
½ botte de coriandre
piment
sel

Couper les tomates en deux, les écraser sur une planche avec la paume de la main, puis couper en petits dés. Mélanger avec les oignons hachés, un peu de zeste et de jus de citron, la coriandre hachée. Saler et ajouter du piment à volonté.

SAUCES 3 TOMATES

Faire rôtir 4 tomates mûres coupées en 2, arrosées d'huile d'olive, salées, pendant 30 minutes à 230 °C. Les hacher et les mélanger avec 3 tomates crues coupées finement et 5 pétales de tomates séchées coupés finement aussi. Ajouter du basilic haché et de l'huile d'olive.

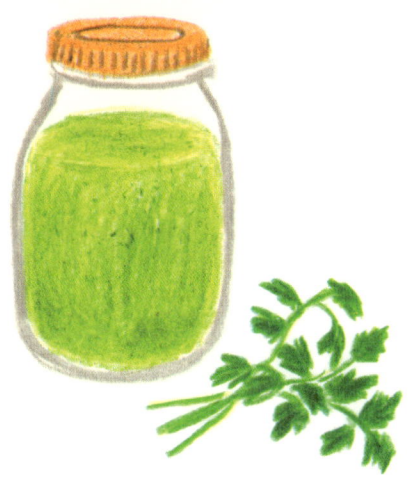

27

TOP 10 SAUCES VERTES

Mode d'emploi : mixer dans un robot ! Toutes ces petites sauces peuvent apporter la touche finale à un bouillon, une assiette composée, un bol de nouilles ou un plat plus conventionnel de viande, volaille ou poisson.

POUR UN STEAK
2 anchois + ½ botte de persil + 3 cuillerées à soupe d'huile d'olive + 1 gousse d'ail + quelques gouttes de citron + sel (au goût)

POUR UN POISSON
½ botte de cresson «tombé» à la poêle + 4 cuillerées à soupe de crème + sel

AVEC UN CURRY
1 botte de coriandre + 4 cuillerées à soupe de lait de coco + 2 cuillerées à soupe de coco râpée + 1 pincée de sucre + gouttes de citron vert + 1 pincée de cumin + 2 cuillerées à café d'huile de tournesol + sel

AVEC UN COUSCOUS
½ botte de coriandre + 1 tranche de citron confit + 1 cuillerée à soupe d'huile d'olive + 1 pincée de piment

AVEC DES CRUDITÉS OU UN POISSON
1 yaourt + 5 brins d'aneth + 5 brins de persil + 5 brins de cerfeuil +1 cuillerée à café de jus de citron + un peu de zeste + 1 cuillerée à café d'huile + sel

AVEC DU POULET GRILLÉ
½ botte de coriandre + ½ botte de persil plat + 1 pincée de piment + quelques gouttes de citron vert + 1 petit oignon frais + 1 petite gousse d'ail + sel

SUR UNE TARTINE
Avocat + citron + oignon frais + coriandre ou persil plat + Tabasco®

AVEC UN MIJOTÉ DE LÉGUMES
½ botte de menthe + 1 petit oignon frais + 1 pincée de sucre et de sel + eau pour allonger + suffisamment de citron

AVEC DES NOUILLES FROIDES
½ botte de coriandre + ½ botte de menthe + quelques gouttes de jus de citron + 1 pincée de piment + 1 yaourt + sel

AVEC UNE VIANDE
L'équivalent de 1 botte en tout de ciboulette, persil plat, cerfeuil + 1 cuillerée à café de câpres + zeste de citron ou d'orange + 2 cuillerées à soupe d'huile d'olive + sel

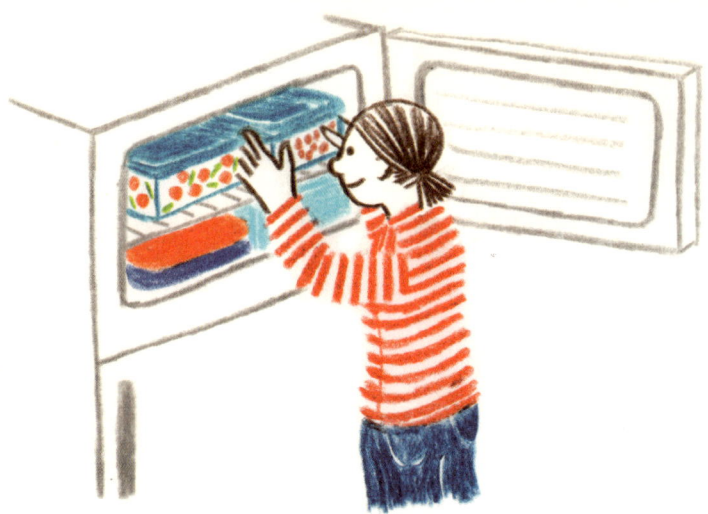

28
MON CONGÉLO CE HÉROS, 10 ASTUCES

Une aide précieuse pour s'or-ga-ni-ser, vu que la congélation préserve bien les nutriments. Et si l'on consomme des framboises en janvier, autant qu'elles viennent du congélo plutôt que du Chili !

FRAMBOISES
Toujours avoir un sachet de framboises dans le congélo pour les jus de fruits maison. Lorsqu'on découpe ses fruits et légumes en avance, on en ajoute quelques-unes qui auront le temps de décongeler pour un jus rouge ou orange. Même en petite quantité, elles adoucissent considérablement le goût d'un jus (notamment pour les palais enfantins).

FRUITS CONGELÉS
Pour un smoothie très frais, on peut mixer directement des fruits congelés (mangue, framboises) avec du lait (de vache ou végétal). Si on les mixe seuls ou avec un peu de yaourt grec, de fromage blanc ou de crème, on obtient une délicieuse glace minute.

CARCASSE DU POULET

Penser à congeler la carcasse après avoir fait un poulet rôti. On peut attendre d'avoir plusieurs carcasses pour faire une quantité plus grande de bouillon. Si on a le temps de faire directement le bouillon sans passer par la case congélation de la carcasse, on peut aussi congeler le bouillon pour une future utilisation. Dans ce cas, la mettre dans une casserole avec un morceau de gingembre tranché, des gousses d'ail écrasées, une étoile de badiane, des carottes brossées et les bouts coupés, des grains de poivre, couvrir d'eau et laisser frémir 2 à 3 heures avant de filtrer. Ce bouillon est parfait pour un risotto, une soupe…

SOUPES

Elles se congèlent très bien. Cela peut valoir la peine, lorsque l'on a fait de grosses courses de légumes, de préparer des soupes et de les congeler. L'avantage est qu'on peut décongeler rapidement la soupe sur le feu, juste avant le repas, en mettant le contenu de la boîte plastique ou du sachet dans une casserole, avec un peu d'eau au fond.

VIANDE

Si on a ponctuellement accès à de la bonne viande à un prix intéressant, ne pas hésiter évidemment à acheter plus que nécessaire et à congeler. Penser à décongeler au réfrigérateur de 24 à 36 heures avant consommation pour les grosses pièces. Pas de décongélation rapide au micro-ondes ou hors du frigo, ce serait moins bon. Dans les magasins bio, guetter les promotions sur la viande dont la date de péremption approche : on peut faire un petit stock et congeler immédiatement pour plus tard.

PETITS PIMENTS FRAIS

On les achète parfois en trop grande quantité dans les magasins exotiques. Ne pas hésiter à les congeler. Pas besoin de les décongeler avant de les émincer.

PÂTE DE CURRY MAISON OU PESTO
Ils se congèlent très bien, donc ne pas hésiter à en faire un peu plus que nécessaire.

PÂTE À PIZZA OU PÂTE À TARTE
Elles n'ont rien contre un petit coup de congélo… Donc, en préparer à l'avance, idéalement l'étaler dans des moules ou sur des plaques, bien emballer et hop ! au congélateur. Elles font une base très facile pour lancer une petite pizza ou une tarte. Meilleur que la pâte toute faite.

RESTES
Ils peuvent la plupart du temps se congeler. Ne pas hésiter à congeler aussi les restes des préparations culinaires : blancs d'œuf, reste de légumes coupés, carapaces de crustacés pour faire un fumet plus tard… Penser autant que possible à noter la date et le contenu.

LÉGUMES
Dans les magasins de surgelés, il y a des légumes bio qui sont très corrects : les haricots verts (certes moins bons que des frais cuits *al dente*, mais très corrects avec de l'huile d'olive, de l'ail râpé et de la fleur de sel), les petits pois (les faire cuire 5 minutes, puis les mixer en soupe avec du basilic, du yaourt, un bouillon cube), les épinards (là encore un peu moins délicieux que des frais, mais convenant parfaitement aux lasagne, aux gratins…).

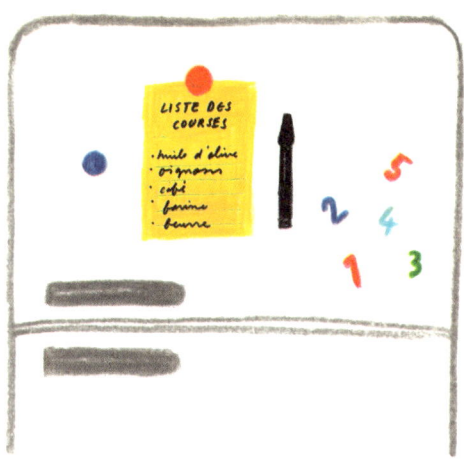

29
5 ASTUCES DE PLANIFICATION

Bien sûr, improviser au quotidien, c'est très bien. Mais on n'a pas toujours le temps ni la disponibilité mentale pour réfléchir quotidiennement à ses repas. On peut se reposer de temps en temps sur des solutions toutes faites type pizza ou nouilles instantanées, mais au bout d'un moment, ça lasse ! Voici quelques idées d'organisation pour ne jamais être à court – à adapter à votre manière de faire !

FAIRE UN *COOK-OFF*
C'est le nom que donnent les Anglo-Saxons au fait de faire une grande session de cuisine, par exemple le week-end, pour s'avancer. Lorsqu'on a l'occasion d'acheter de bons produits (marché local, distribution via un circuit court, visite à la campagne, etc.), on achète parfois un peu trop. L'idéal, si on a un peu de temps, par exemple le week-end, c'est de mettre en route quelques plats simples (soupes, gratins, lasagne…) qui passent au congélo en attendant un jour de vide. Même chose avec les pestos (de fanes, par exemple).

PRÉVOIR SES MENUS À L'AVANCE

Et la liste des courses en fonction… C'est un peu contraignant, mais assez rassurant au quotidien : tout est prévu, écrit sur un papier. Avec un peu de préparation, pas de stress pour les courses… Ce n'est pas forcément un gain de temps, mais un gain en sérénité. Et puis quand on s'est fixé l'objectif de réaliser tel ou tel plat, on arrive mieux à s'y tenir que lorsque l'heure du dîner approche à grands pas et qu'on n'a aucune idée de ce qu'on va faire. C'est aussi un moyen pour mieux contrôler son budget. Les points auxquels il faut être attentif :

a) Qu'a-t-on déjà dans son frigo, congélateur et placard qui mériterait d'être utilisé assez vite, voire très vite ?

b) Est-ce que tel plat a des chances de laisser des restes ? Si oui, prévoir de les exploiter dans les jours qui suivent.

c) Prévoir des soirs «faciles» avec des choses toutes prêtes si on sait qu'il va y avoir beaucoup de travail, pas beaucoup de temps.

d) Certains plats peuvent revenir chaque semaine, le même soir, c'est un rituel (voir page suivante) et cela permet de remplir plus vite son menu…

VOIR GRAND

Pour certaines préparations, cela vaut le coup d'en faire trop : pas plus de travail, mais une préparation d'avance à garder pour une prochaine fois. Soupes, pâtes à tarte ou à pizza, pestos… C'est valable aussi pour des choses toutes bêtes comme torréfier des graines ou des amandes pour une salade, on en fait un peu plus et on stocke dans un bocal.

POUR LE MATIN

Pour ceux qui mangent des céréales le matin (ou qui ont des enfants qui en mangent), l'enjeu est d'éviter les paquets ultra-sucrés du supermarché. La solution peut se trouver dans un petit mélange qui combine éléments peu sucrés (flocons d'avoine, flocons de maïs) et éléments plus gourmands (riz soufflé, cacao, céréales croustillantes du commerce), avec des petits plus selon les goûts de chacun (amandes, noisettes, raisins secs, noix de coco, cranberries). On peut traiter ce mélange façon granola : l'étaler dans un plat, avec un peu de sucre ou de miel liquide, un petit peu d'huile (noisette, olive, lin, colza…), un zeste d'orange, ou du chocolat concassé, et hop ! au four à 160 °C pendant une vingtaine de minutes en remuant souvent (et en échangeant les plaques d'étage, s'il y en a plusieurs).

AVOIR DES RITUELS

Même si la variété, c'est super, il n'y a rien de mal à manger souvent la même chose… Un plat qui devient le plat du jeudi soir, du dimanche midi… On améliore le plat, on le peaufine, on fait des variantes, on l'adapte aux saisons, et toute la famille est contente de le retrouver chaque semaine ou toutes les deux semaines. On prend facilement le pli de préparer, par exemple, sa pâte la veille s'il s'agit de pizzas ou de galettes, de profiter d'une promotion ou d'une bonne occasion pour acheter un beau rôti qu'on congèlera en attendant le dimanche, etc.

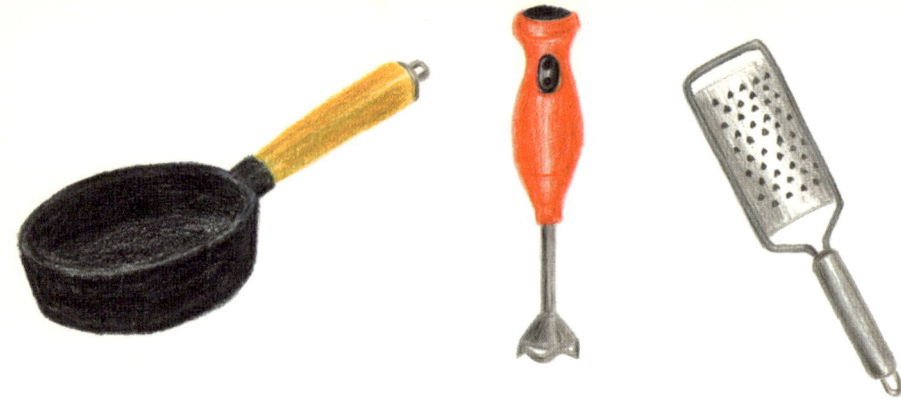

30
USTENSILES FACILES

Que faut-il pour cuisiner de bonnes choses saines ? Un arsenal ? Pas vraiment ! Voilà un petit tour d'horizon de ce qui peut être utile (en dehors des ustensiles basiques que tout le monde a).

POUR LA CUISSON
(tout dépend de comment on aime cuire !)

Vapeur Pas besoin d'un appareil cuit-vapeur dédié et cher. Les paniers en bambou (à poser sur une casserole ou dans un wok) sont très bien, de même que les paniers en métal qui s'adaptent dans un faitout, ou encore l'accessoire « marguerite » qui se plie et s'ouvre pour être placé au fond d'une casserole.

Poêle Les revêtements antiadhésifs sont vraiment pratiques, mais pas très recommandés… Si on utilise de telles poêles, il faut faire attention de ne pas les abîmer avec les ustensiles ou au lavage, et les jeter dès qu'elles semblent altérées. La durée de vie des ustensiles n'est pas très longue, contrairement à celles des poêles en acier (qu'il faut culotter) ou des poêles en fonte (presque parfaites, car elles accrochent peu, conduisent bien la chaleur, mais sont un peu lourdes et chères à l'achat).

Wok On peut parfaitement s'en passer. Mais si on aime beaucoup les plats de nouilles, de riz ou de légumes sautés, c'est un plus. Attention cependant : les woks en acier, de bonne qualité et pas chers dans les magasins chinois, ne fonctionnent pas bien sur les plaques électriques ou à induction, car leur fond n'est pas assez plat. Du coup, on perd l'intérêt du wok qui est de chauffer très fort et de pouvoir saisir rapidement des ingrédients sans cesse en mouvement, sans les cuire excessivement.

POUR MIXER

Mixeur plongeant Là encore, tout dépend des habitudes de chacun. Mais c'est quand même vraiment pratique d'avoir un outil qui broie, mixe. Sachant qu'il ne s'adapte pas forcément à toutes les recettes. Un mixeur dit «plongeant» de bonne qualité est un bon investissement : ainsi, on peut mixer des soupes, des smoothies, ou des petits condiments, des sauces et des pestos…

Robot pâtissier Il est utile pour ceux qui aiment faire des gâteaux et du pain. La centrifugeuse ou l'extracteur de jus sont à réserver à ceux qui ont vraiment envie de faire des jus et des smoothies régulièrement, sinon autant se contenter du blender.

3 OUTILS PAS « GADGET »

Les râpes type Microplane® Quasi indispensables pour le zeste, l'ail, le gingembre…

De bons couteaux Un grand couteau de chef, un petit couteau d'office, un couteau à pain… et une planche !

Un moulin à légumes *old school*, avec des grilles différentes C'est long d'y mouliner sa soupe ou sa purée, c'est vrai. Mais c'est le seul moyen d'obtenir des soupes passées, moulinées et non mixées, avec cette consistance particulière. Surtout, le mixeur ne convient pas pour les soupes riches en pommes de terre ou les purées, qu'il rend visqueuses et élastiques. Le moulin permet d'éliminer les parties fibreuses et la peau qu'on n'aura pas épluchée (par exemple pour les courges).

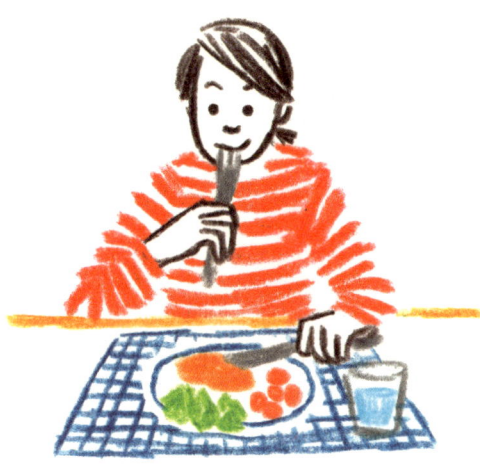

Méthodes et recettes pour composer des...

Bouillons 83
Salades complètes 99
Soupes 115
Tartes & pizzas 133
Assiettes de pasta, nouilles, riz 151
Boulettes, beignets & cie 171
Mijotés de légumes 185
Gratins 201
Desserts, goûters & petits déjeuners 217

BOUILLONS
CE QUI CHANGE DANS CETTE MÉTHODE

– **On fait du bouillon un vrai plat.** Ses différentes composantes apportent l'équilibre d'un plat complet.
– **Le bouillon ne cuit pas forcément plusieurs heures !** Pour un bouillon classique de poulet ou un fond de veau, oui, il faut du temps de mijotage (pendant lequel on peut faire autre chose). Mais pour un bouillon très parfumé aux légumes, aux champignons, aux oignons, aux algues, etc., 30 minutes suffisent.

COMMENT COMPOSER
UN BOL DE BOUILLON

Une fois qu'on a le bouillon, voici la méthode pour se composer un repas léger, désaltérant, rassasiant mais pas roboratif, qui réchauffe en hiver et hydrate en été. On l'enrichit à loisir.

LA MÉTHODE

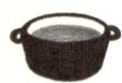  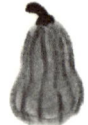

Du bouillon

Des féculents

Du végétal

En cube ou fait maison avec des ingrédients fortement aromatiques (champignons, céleri, épices, algues, poulet) à laisser frémir dans l'eau. Ou avec des restes, des épluchures qui seraient allés à la poubelle (cosses de petits pois, carcasse du poulet rôti, pieds des champignons, carapaces de fruits de mer, pied de céleri dont on a utilisé un petit bout dans une recette, etc.). Compter 250 ml pour un bol.

Des nouilles (somen, ramen, nouilles chinoises…) cuites à part et rincées à l'eau froide. Des céréales : épeautre, orge perlé… Mieux vaut des grains qui se « tiennent », un peu gros (plutôt que du quinoa). Ou encore des pâtes (étoiles, vermicelles, grosses pâtes courtes). Prévoir une quantité plus petite que lorsqu'on mange une assiette de pâtes car le bouillon en lui-même remplit déjà bien l'estomac : 50 g de pâtes sèches.

Des légumes cuits ou rôtis, en morceaux assez petits (courge, carotte, patate douce, brocoli…), mais aussi des crudités coupées en bâtonnets ou en tranches très fines, pour apporter une touche craquante. De l'ordre de 80 g.

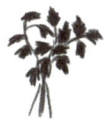 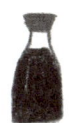 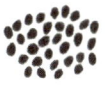

Une garniture

Des herbes fraîches pour le coup de frais et les vitamines, des graines ou des oléagineux pour le croustillant et le bon gras : 1 ou 2 cuillerées à soupe.

Un assaisonnement

Si le bouillon n'est pas assez salé ou piquant, ou simplement pour apporter un coup de fouet : ajouter un peu de sel, mais aussi de la sauce tamari ou soja, un peu de vinaigre ou de jus de citron, une huile de sésame, etc. (de quelques gouttes à 1 ou 2 cuillerées à soupe).

En option
Des légumineuses pour un apport de protéines et un plat plus nourrissant (2 cuillerées de lentilles, pois...).
Des protéines : cubes de tofu, de poulet, lamelles de bœuf cru qui cuisent dans le bouillon, œuf versé dans le bouillon chaud et remué… De quoi en faire un repas vraiment complet. Environ 50 g.
À noter : les bouillons réalisés à partir d'os contiennent du collagène, très bon pour la santé.

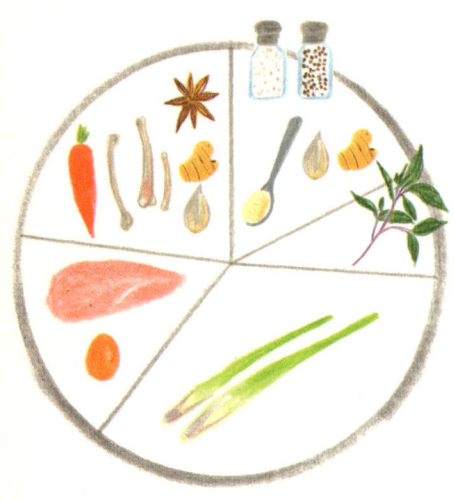

BOUILLON
1 litre de bouillon
de poule
1 morceau de
gingembre (4 cm)
1 étoile de badiane
(ou la carcasse de 1
poulet rôti, 4 gousses
d'ail, 1 morceau de
gingembre, 1 étoile
de badiane, 10 grains
de poivre, 1 carotte)

BOULETTES
2 blancs de poulet
1 petit morceau
de gingembre (2 cm)

1 gousse d'ail
2 tiges de citronnelle
quelques brins
de basilic thaï
(ou de coriandre)
1 œuf
1 cuillerée à café
de Maïzena®
un peu de sauce soja

ACCOMPAGNEMENT
nouilles, herbes,
carotte, sauce
poisson, sauce
soja, 1 citron vert

POUR 4 PERSONNES - PRÊT EN 2 H 30 (2 H 15 DE CUISSON)

BOUILLON AUX BOULETTES

Faire chauffer le bouillon avec le gingembre tranché, la badiane et la partie dure de la citronnelle (ingrédients des boulettes) pendant 15 minutes. Mixer le poulet coupé en morceaux avec les parties tendres de la citronnelle, le basilic, l'ail et le gingembre râpés, un peu de sauce soja. Mélanger avec l'œuf battu et la Maïzena®, former des boulettes. Les cuire pendant 15 minutes dans un panier vapeur au-dessus du bouillon. Accompagner le bouillon bien chaud de boulettes, de nouilles et de condiments.
Pour du «tout fait maison», préparer le bouillon : mettre les gousses d'ail écrasées, le gingembre tranché, la carotte brossée et les bouts coupés, les épices, la carcasse et les parties dures de la citronnelle (ingrédient des boulettes) dans un faitout, couvrir d'eau, laisser frémir 2 heures. Filtrer.

CE QUI CHANGE

On fait un bouillon maison grâce à la carcasse du poulet rôti : c'est plus savoureux qu'un bouillon cube – et bien plus sain qu'un cube rempli d'additifs. Et rien ne se perd ! Ici, on choisit l'« ambiance chinoise », avec un cocktail particulièrement digeste avec pointe de badiane, mais aussi ail et gingembre dont l'association est réputée augmenter leurs vertus antioxydantes respectives.

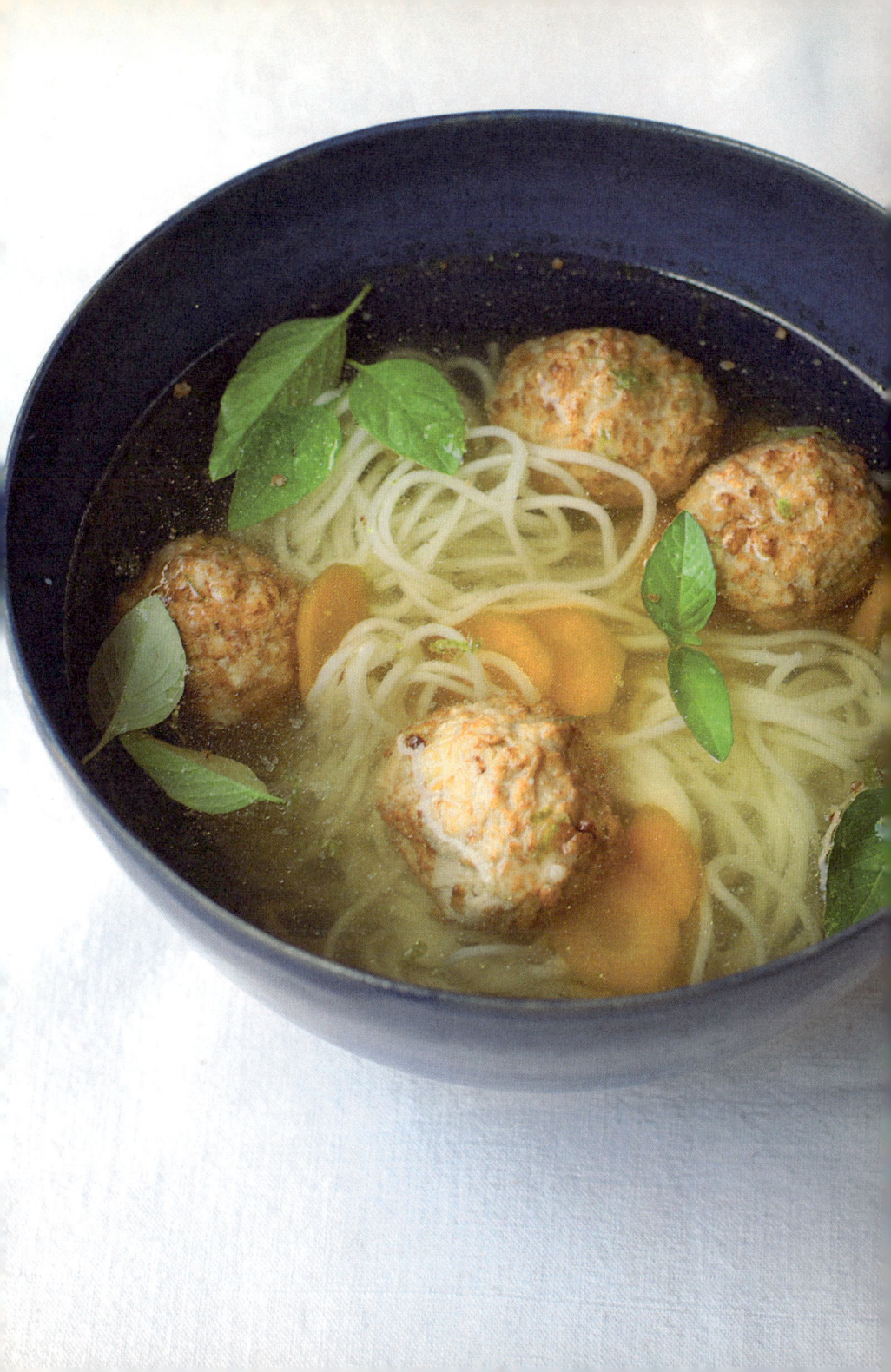

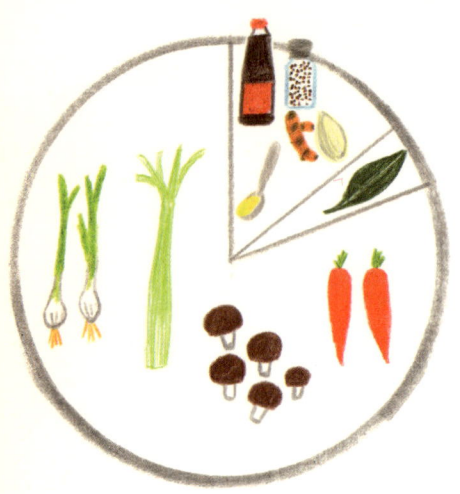

300 g de champignons au choix
2 carottes
1 petit morceau de branche de céleri
2 oignons de printemps (avec le vert)
1 petite gousse d'ail
curcuma (racine ou poudre)
1 feuille de laurier
1 cuillerée à soupe d'huile d'olive
sauce soja
poivre noir concassé
un peu de persil

POUR 2 PERSONNES - PRÊT EN 1 HEURE

BOUILLON AUX CHAMPIGNONS

Dans une casserole, faire colorer légèrement les champignons et une carotte tranchés, les oignons et le céleri hachés, avec l'huile, pendant 6 ou 7 minutes en remuant souvent. Ajouter l'ail pressé et une pincée de curcuma râpé. Ajouter 500 ml d'eau, poivrer, mettre le laurier. Laisser frémir pendant 20 à 30 minutes. Goûter et rectifier l'assaisonnement en ajoutant de la sauce soja pour saler si nécessaire. Accompagner le bouillon de persil haché et de la deuxième carotte en tranches très fines.

CE QUI CHANGE

Les champignons donnent un bon goût (les pieds peuvent même suffire à confectionner le bouillon, comme ça on ne gâche rien et on peut utiliser les têtes crues ou rissolées sur le bouillon), alors même que ce bouillon cuit très peu (comparé à un bouillon à base d'os) : non seulement il est très rapide à faire, mais les qualités des autres ingrédients comme le curcuma, très bon pour les défenses immunitaires, sont ainsi mieux préservées.

VARIATION

Utiliser en base de bouillon des champignons shiitakés séchés.

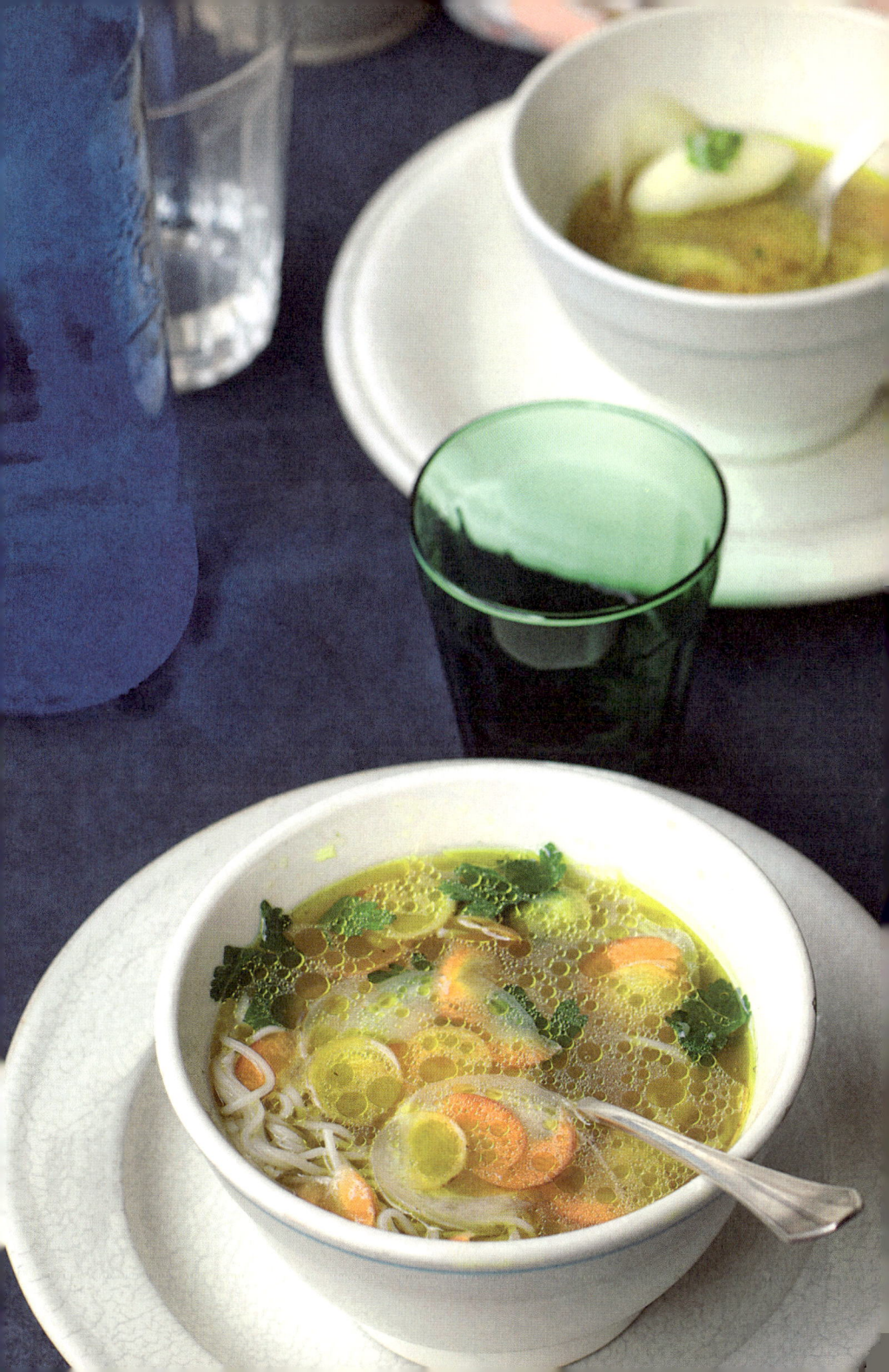

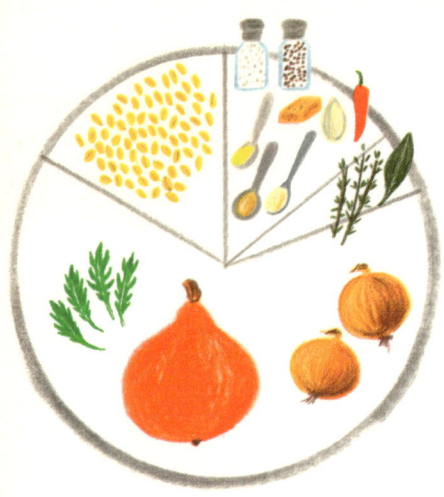

5 oignons
1 gousse d'ail
2 cuillerées à soupe d'huile d'olive (ou 30 g de beurre)
1 cuillerée à soupe de farine bise (type 80)
piment d'Espelette
2 cuillerées à soupe de bière ambrée
1 cube de bouillon bio (volaille, bœuf ou légumes)
1 branche de thym
1 feuille de laurier
sel, poivre

ACCOMPAGNEMENT
250 g de courge butternut
100 g d'orge perlé cuit
roquette
sel, poivre,
huile d'olive

POUR 2 PERSONNES - PRÊT EN 1 H 25

BOUILLON À L'OIGNON

Faire rôtir la courge coupée en dés et arrosée de 2 cuillerées à soupe d'huile d'olive pendant 25-30 minutes à 190 °C.
Faire cuire les oignons tranchés finement dans une casserole avec l'huile d'olive à feu doux, pendant une dizaine de minutes (ils doivent devenir transparents, mais ne doivent pas colorer). Ajouter l'ail râpé, la farine, du piment et remuer. Ajouter la bière, 500 ml d'eau, le cube de bouillon, remuer pour le dissoudre, mettre aussi le thym et le laurier. Laisser frémir pendant 30 minutes. Rectifier l'assaisonnement. Accompagner le bouillon bien chaud d'un peu d'orge perlé, de cubes de courge rôtis et de feuilles de roquette déchirées.

CE QUI CHANGE
La soupe à l'oignon classique est délicieuse – beaucoup de goût à peu de frais – mais assez riche. Cette version moins grasse, enrichie en légumes et céréales est aussi savoureuse et rassasie mieux, pour plus longtemps et en apportant plus de fibres et de vitamines.

VARIATION
Pour une texture veloutée, mixer le bouillon ; le servir avec le fromage et les garnitures d'orge et de légumes à part.

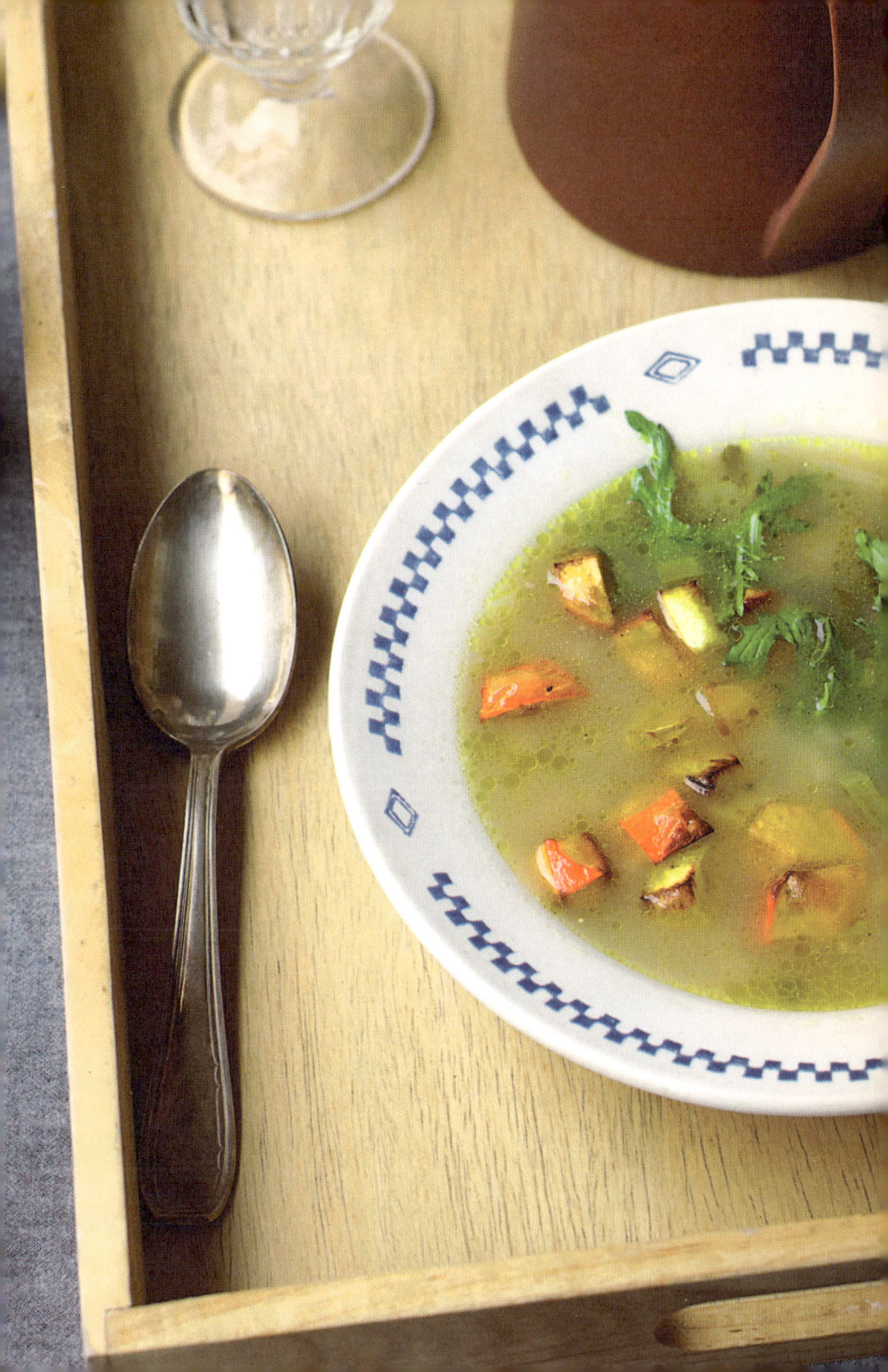

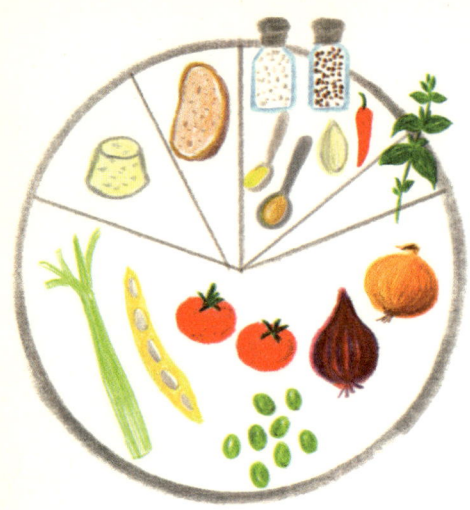

BOUILLON
3 branches de céleri
1 oignon
2 gousses d'ail
1 cuillerée à café
d'huile d'olive
piment, sel, poivre

RELISH
1 branche de céleri
quelques olives vertes
1 petit oignon doux
quelques brins
de basilic
quelques fèves
fraîches ou surgelées

un peu de vinaigre
(ou de jus de citron)
2 cuillerées à café
d'huile d'olive

ACCOMPAGNEMENT
fromage de chèvre
ou de brebis
2 tomates mûres

POUR 4 PERSONNES - PRÊT EN 40 MINUTES

BOUILLON AU CÉLERI ET RELISH

Dans un faitout, faire cuire l'oignon émincé et le céleri coupé en tronçons fins avec l'huile et une bonne pincée de sel pendant une dizaine de minutes, en remuant de temps en temps. Ajouter l'ail râpé, remuer. Verser 1 litre d'eau, poivrer, porter à ébullition, puis baisser le feu et laisser frémir pendant 20 à 25 minutes. Goûter, saler, poivrer et pimenter si nécessaire.
Préparer le relish : plonger les fèves écossées dans un bol d'eau bouillante pour retirer leurs petites peaux. Couper le céleri, les olives, l'oignon, les fèves et le basilic en tout petits dés. Mélanger, assaisonner avec du sel, du poivre, quelques gouttes de vinaigre ou de jus de citron et de l'huile d'olive. Accompagner le bouillon chaud de relish et de fromage frais. Ajouter des dés de tomates.

CE QUI CHANGE
Qui aurait cru qu'un pied de céleri pourrait faire une aussi bonne soupe ? C'est un exemple de plat réalisé facilement avec bien peu de chose – petit coût, petite empreinte écologique ! Et on profite au passage des fibres et des qualités antioxydantes et antibactériennes du céleri…

VARIATION
Filtrer le bouillon, casser un œuf dans chaque bol de bouillon chaud et remuer.

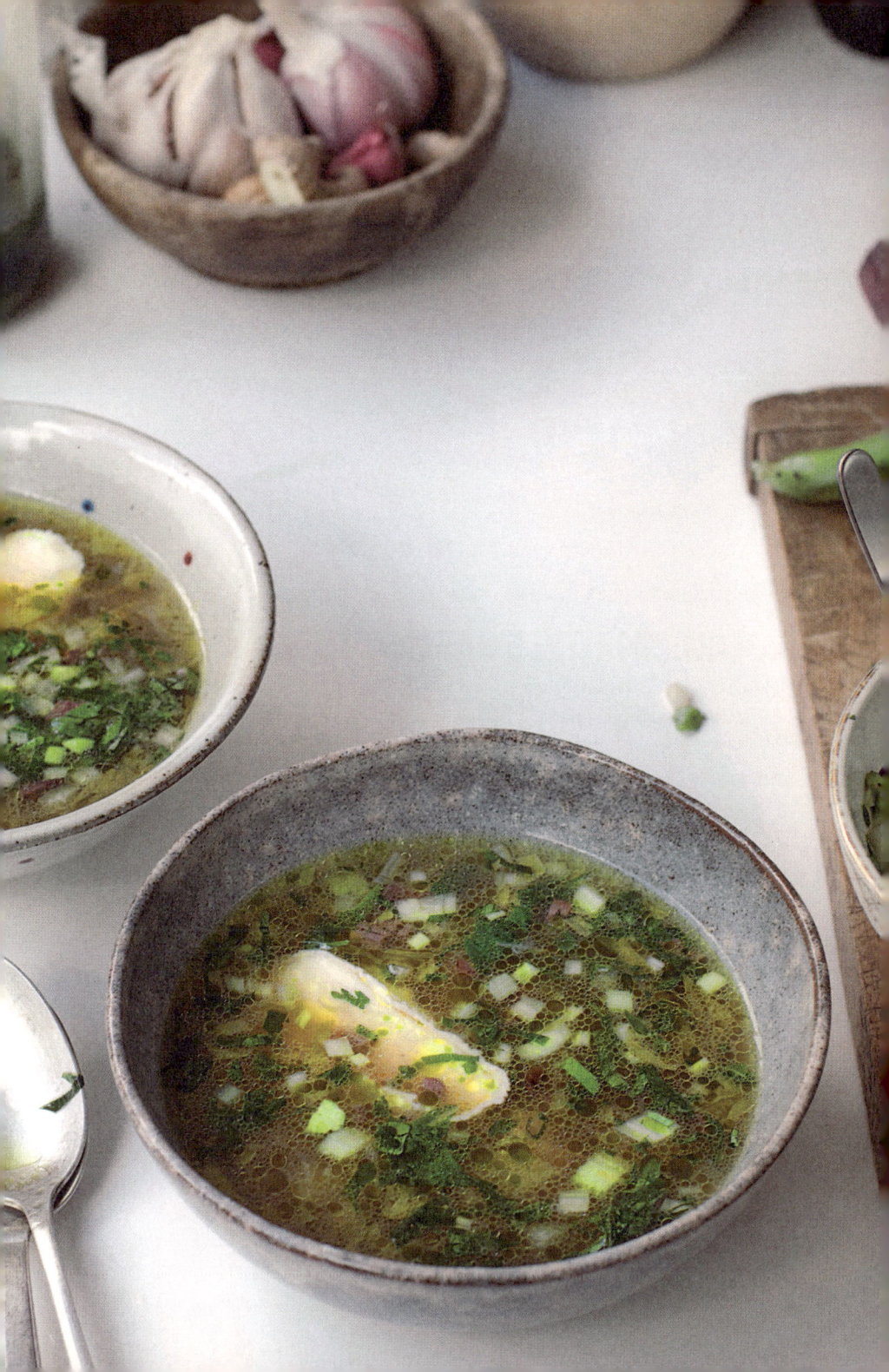

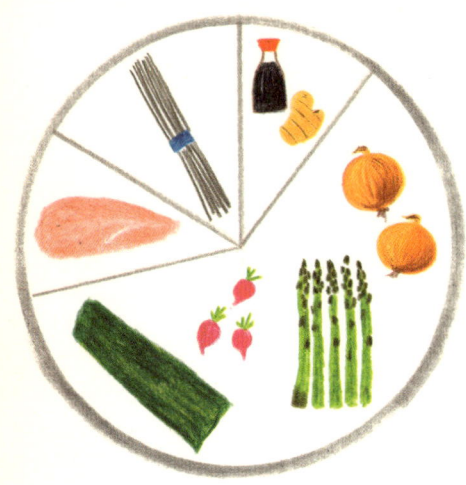

1 blanc de poulet
150 g de nouilles soba ou somen
1 morceau de gingembre (5 à 10 cm)
1 morceau d'algue kombu
4 oignons nouveaux
3 cuillerées à café de sauce soja
quelques légumes au choix (asperges bien fraîches, radis, oignons de printemps…)

POUR 2 PERSONNES - PRÊT EN 1 H 30

BOUILLON STYLE JAPONAIS

Mettre dans une grande casserole : le gingembre coupé en tranches de 4 mm, l'algue et les oignons avec leur vert, grossièrement coupés. Recouvrir de 1 litre d'eau, porter à ébullition, puis laisser mijoter 15 minutes.
Filtrer le bouillon. Saler avec la sauce soja. Porter à ébullition, puis stopper le feu. Mettre le blanc de poulet dans le bouillon, fermer le couvercle et laisser refroidir. En 1 heure, le poulet devrait être cuit, le temps dépend de son épaisseur.
Faire cuire les nouilles selon les instructions du paquet, égoutter et rincer à l'eau froide. Accompagner le bouillon bien chaud des nouilles, du poulet en lamelles et des légumes tranchés très finement.

CE QUI CHANGE

Une manière facile de s'initier aux algues (réputées riches en nombreux éléments protecteurs de l'organisme) : elle apporte ici un petit goût marin. Il ne faut pas faire cuire l'algue trop fort ou trop longtemps, sinon le goût devient amer. Le pochage du poulet par refroidissement prend un peu de temps, mais permet d'obtenir un résultat très moelleux, délicieux, et très peu gras.

VARIATION

On peut faire sans le poulet ou le sauter à la poêle si on est pressé.

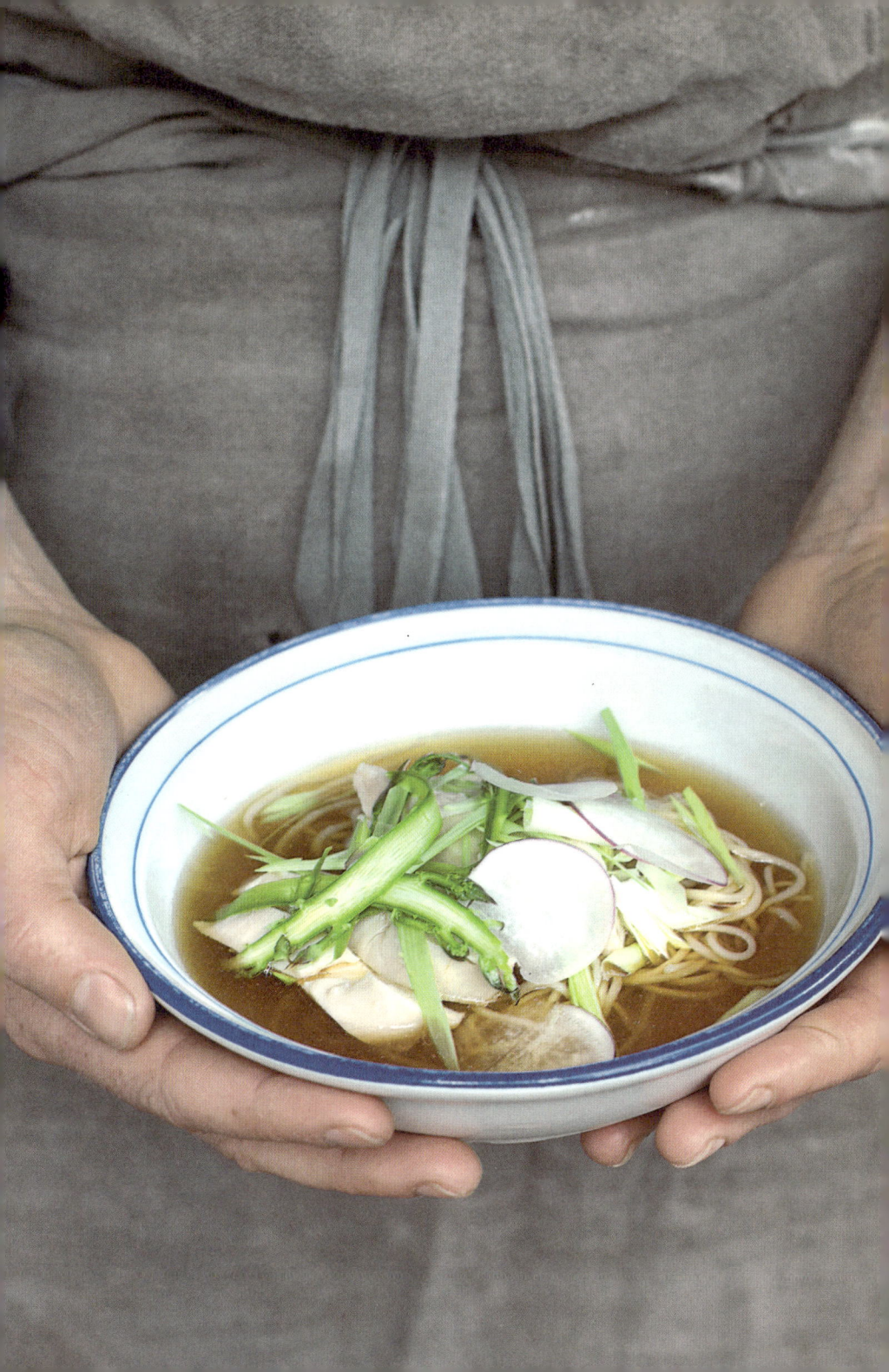

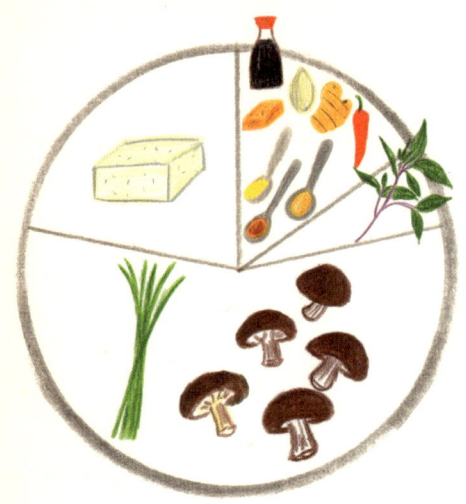

200 g de champignons shiitakés séchés
200 g de tofu
1 piment frais
2 gousses d'ail
1 petit morceau de gingembre (2 cm)
2 cuillerées à soupe d'huile neutre
2 cuillerées à soupe de sauce soja
3 cuillerées à café de vinaigre de riz
1 cuillerée à café de miel

2 cubes de bouillon bio
basilic thaï
ciboulette
sel

POUR 4 PERSONNES - PRÊT EN 50 MINUTES

BOUILLON PIMENTÉ

Mixer l'ail et le gingembre finement râpés, le piment épépiné et haché et un peu de sel pour obtenir une sorte de pâte. Dans une casserole, faire dorer les champignons réhydratés et coupés en tranches fines avec l'huile quelques minutes, puis ajouter la pâte de condiments, bien remuer. Mélanger le miel avec le vinaigre et la sauce soja, ajouter ce mélange dans la casserole, remuer, puis ajouter 1,2 litre d'eau et les cubes de bouillon. Porter à ébullition, baisser jusqu'au frémissement, puis laisser mijoter pendant 15 minutes. Faire dorer le tofu coupé en cubes dans l'huile restante. Garnir la soupe de tofu, de ciboulette et de feuilles de basilic thaï.

CE QUI CHANGE

Le piment en bouillon désaltère en été, réchauffe quand il fait froid. Rien de tel pour se sentir soulagé et renforcé contre les rhumes hivernaux. Les champignons séchés, même en petite quantité, corsent le goût.

VARIATIONS

Garniture : quand on a une bonne base, on s'amuse à garnir comme on veut (poulet, viande, légumes rôtis, nouilles, boulettes, herbes en tout genre…). Sucre : sucre complet ou sirop d'agave à la place du miel.

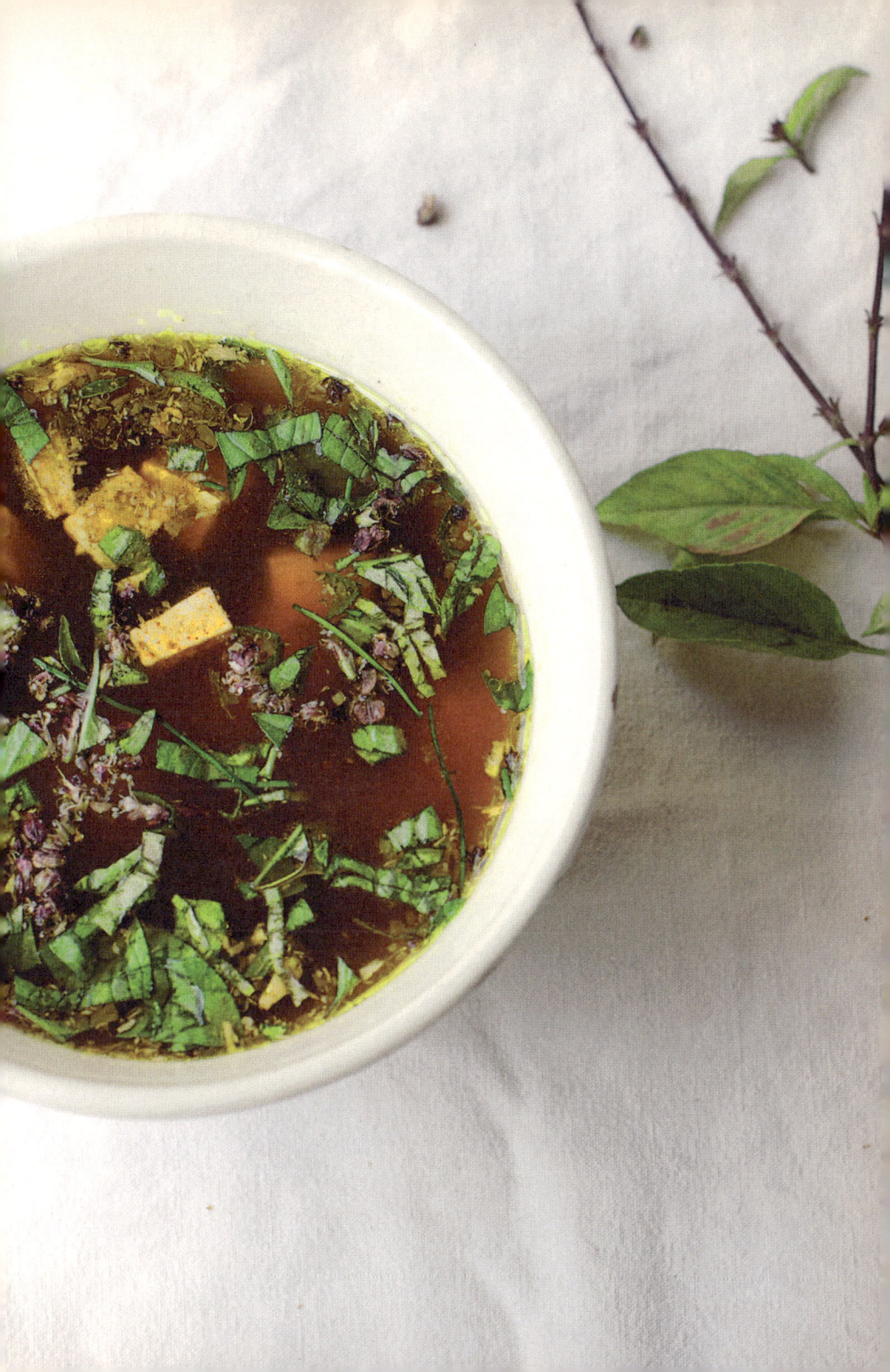

SALADES COMPLÈTES
CE QUI CHANGE DANS CETTE MÉTHODE

– La « salade » **n'est plus un accompagnement ennuyeux** qui laisse sur sa faim.
– En combinant – sans forcément suivre une recette – des ingrédients aux textures et aux goûts variés, on parvient à se composer **un vrai plat complet**, équilibré, nourrissant et délicieux.
– Tout est possible, parce que l'idée est de **personnaliser**, avec des assaisonnements intéressants, les associations qu'on aime…

COMMENT COMPOSER UNE SALADE COMPLÈTE

Pour obtenir une assiette équilibrée et savoureuse, il ne faut pas forcément suivre une recette, mais combiner des ingrédients qu'on a sous la main ou qu'on a envie d'acheter, en veillant à l'équilibre nutritionnel et gustatif, selon ses goûts, son appétit et la saison bien sûr.

LA MÉTHODE

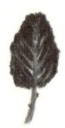 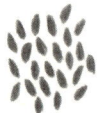 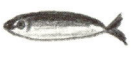

Le végétal
Des feuilles de saison, qui ont une certaine tenue : pourpier, pousses d'épinards, scarole en hiver, roquette, romaine, cœur de laitue en été. Une poignée par personne.
Un autre légume cru, râpé ou tranché fin (carotte, betterave…), **ou bien cuit** : rôti pour le goût caramélisé (courge…) ou vapeur pour le goût plus pur et les vitamines. Compter l'équivalent de 2 carottes.

Les céréales ou les légumineuses
Si l'on veut une assiette un peu consistante, on ajoute des céréales (riz complet, épeautre, blé, quinoa, boulgour…) et éventuellement des légumineuses (lentilles, haricots, pois chiches). La quantité dépend vraiment de l'appétit : les céréales peuvent être la base (on comptera de l'ordre de 60 à 70 g cru par personne) ou être parsemées avec modération.

Les protéines
On fait carrément un repas complet : lamelles de viande (un reste d'un repas précédent), œuf (dur, mollet, poché), tofu (aux herbes qu'il suffit de trancher, ou neutre qu'on fait dorer à la poêle), du fromage (un beau morceau, une cuillerée de fromage frais, des cubes…), un poisson en boîte, ou rien de tout ça et seulement des légumineuses comme ci-contre. Entre 50 et 100 g.

POUR COMPOSER LA SAUCE

On commence par une base de gras : une huile, qu'on peut délayer dans quelque chose de moins riche, mais crémeux, comme du yaourt, du fromage blanc ou du fromage frais. Il faut un élément acide, en quantité très modérée : du jus de citron ou d'un autre agrume, du vinaigre. Puis du sel, du poivre, des épices ou des herbes séchées. Et des boosters de personnalité : miso, purée d'oléagineux, ail et gingembre râpés.

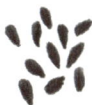 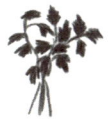 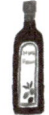

Les petites graines

Un petit plus excitant côté texture et avantageux sur le plan nutritif : des graines torréfiées (c'est meilleur : tournesol, courge, lin), des graines germées (achetées telles quelles ou germées à la maison), des oléagineux torréfiés (amandes, noisettes, noix du Brésil, noix, noix de cajou…). Prévoir environ une cuillerée à soupe.

Les herbes

Un petit coup de frais sous forme d'herbes ciselées (même si les feuilles séchées peuvent faire l'affaire si elles sont bien parfumées). Cinq ou six brins, ou plus si on veut vraiment que les herbes jouent un rôle important dans l'assiette !

L'assaisonnement

Pour booster le goût : une huile intéressante (fruitée, parfumée…), un jus d'agrumes, une épice, du poivre, de la fleur de sel et/ou une sauce qui contient un peu de tout ça (voir ci-dessus).
Une ou deux cuillerées à soupe au total.

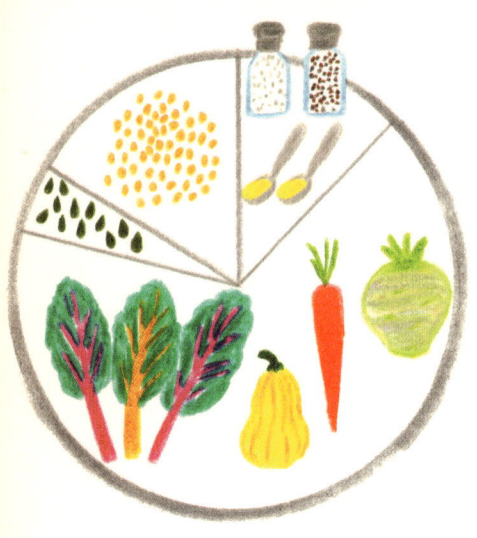

120 g de quinoa	**VINAIGRETTE**
500 g de légumes (courge, céleri-rave, carottes)	2 cuillerées à soupe d'huile (noisette, olive, avocat…)
4 tiges de blettes	1 cuillerée à café de beurre de cacahuète
2 cuillerées à soupe de graines de courge	1 citron
2 cuillerées à soupe d'huile de colza (ou d'olive)	piment d'Espelette sel, poivre
sel, poivre	

POUR 4 PERSONNES - PRÊT EN 1 H 20

SALADE 6 COULEURS

Préchauffer le four à 190 °C. Couper les légumes en cubes, en gardant l'équivalent de 1 carotte de côté. Mettre toute la courge et une partie des carottes et du céleri-rave à rôtir au four avec 1 cuillerée à soupe d'huile, du sel et du poivre, pendant 20 minutes. Faire cuire l'autre partie à l'eau bouillante salée pendant 5 minutes. Hacher les côtes des blettes en tronçons, les plonger 4 minutes dans de l'eau bouillante salée. Hacher les feuilles, réunir le tout dans une poêle avec 1 cuillerée à soupe d'huile, du sel et du poivre. Faire cuire 8 minutes sur feu moyen. Faire cuire le quinoa dans deux fois son volume d'eau, à couvert, pendant 12 minutes. Mélanger le beurre de cacahuètes, l'huile de la vinaigrette, du jus de citron, du poivre, du sel et une pincée de piment d'Espelette. Dans une poêle chaude, sans matière grasse, faire torréfier les graines de courge pendant quelques secondes. Reunir tous les élements.

CE QUI CHANGE

La vinaigrette incorpore du beurre de cacahuète qui procure une sensation de satiété et donne de bons gras protecteurs – tout en étant délicieux ! Cette salade combine légumes crus et légumes cuits, ce qui élargit l'apport en éléments nutritifs et donne un jeu intéressant de textures. Sans parler du quinoa, idéal pour se sentir rassasié.

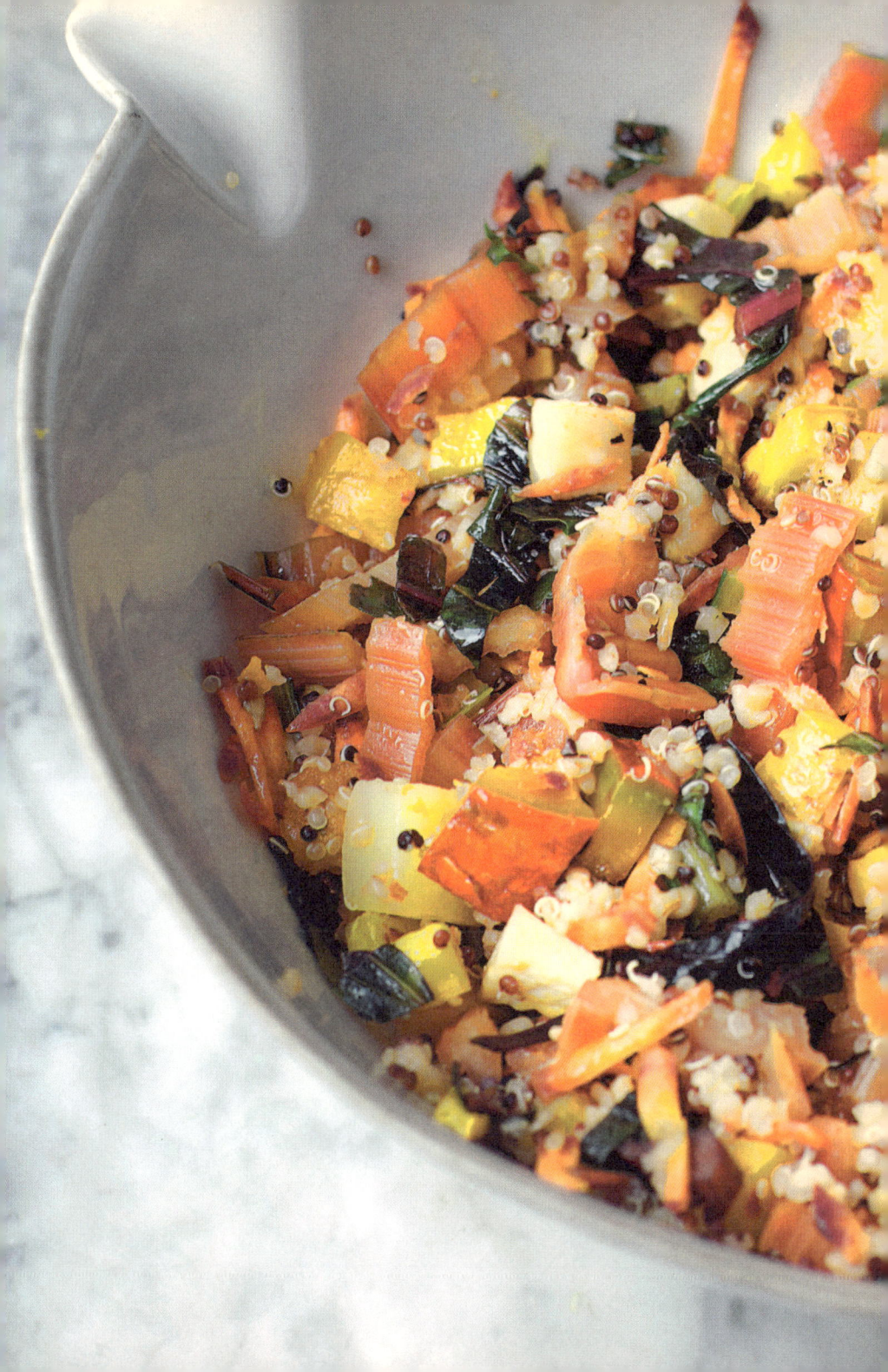

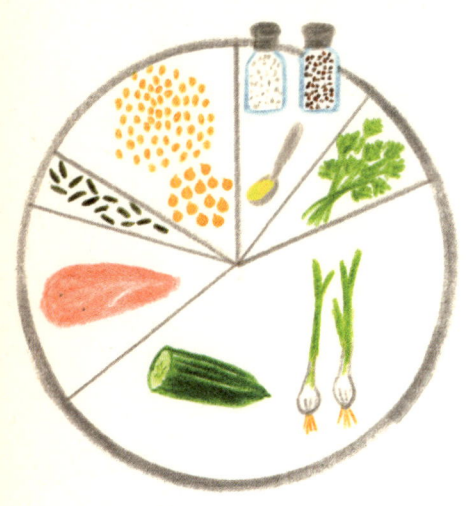

250 g de blanc
de poulet
120 g d'un mélange
de quinoa et
de boulgour
½ boîte de pois
chiches
½ concombre
2 oignons
de printemps
½ botte de coriandre
1 cuillerée à soupe
d'huile d'olive
½ cuillerée à café
de graines de cumin

ASSAISONNEMENT
1 cuillerée à soupe
d'huile d'olive
1 citron
1 pincée de piment
d'Espelette
sel, poivre

POUR 4 PERSONNES - PRÊT EN 35 MINUTES

SALADE COMPLÈTE

Faire cuire les céréales dans 2 volumes d'eau, 12 minutes à couvert à partir de l'ébullition, sur feu doux. Couper le poulet en morceaux, le faire dorer dans 1 cuillerée à soupe d'huile d'olive pendant 6 à 7 minutes. Ajouter les graines de cumin vers la fin. Éplucher partiellement le concombre. Égoutter les pois chiches. Couper le concombre en petits dés, hacher la coriandre, hacher finement les oignons. Mélanger les céréales tièdes avec les pois chiches et le poulet, assaisonner avec 1 cuillerée à soupe d'huile d'olive, 2 cuillerées à café de jus de citron et un peu de zeste finement râpé, du sel, du poivre, du piment d'Espelette. Goûter pour rectifier l'assaisonnement si nécessaire. Ajouter les oignons, le concombre, bien mélanger, puis ajouter la coriandre.

CE QUI CHANGE

Cette salade apporte un peu de tout sur le plan nutritionnel et peut constituer un repas qui plaît à toutes les générations. Elle peut remplacer un plat de pâtes du soir, s'emporter en pique-nique, bref c'est une salade multifonctions.

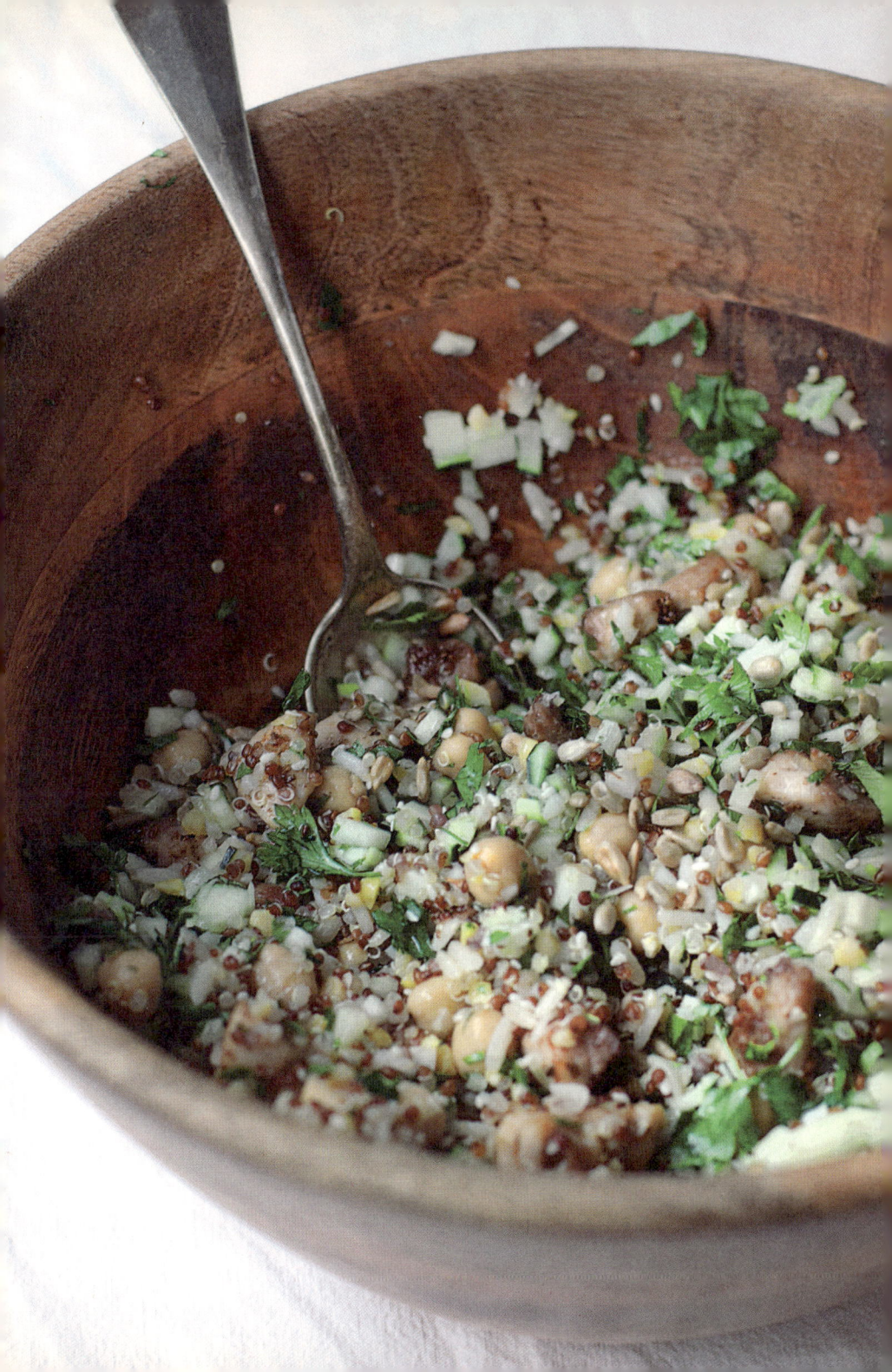

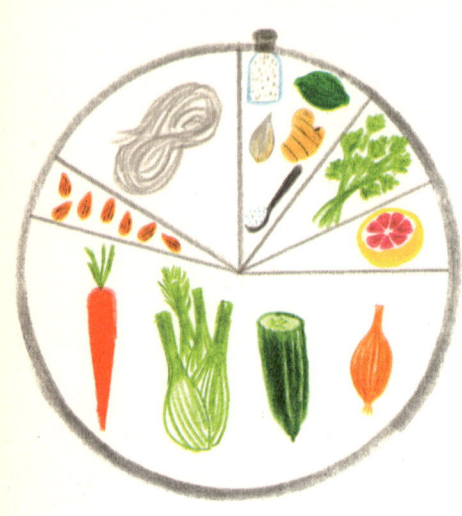

50 g de nouilles cellophane (nouilles de soja transparentes)
1 carotte
½ concombre
1 petit bulbe de fenouil
1 échalote
½ botte de coriandre
2 cuillerées à soupe d'amandes
½ pamplemousse rose

ASSAISONNEMENT
1 cuillerée à café de sucre
1 citron vert
1 petite gousse d'ail
2 cm de gingembre
sel

POUR 4 PERSONNES - PRÊT EN 25 MINUTES

SALADE DE CRUDITÉS EXOTIQUE

Cuire les nouilles, les rincer à l'eau froide et les égoutter. Émincer les légumes en fins bâtonnets. Décortiquer le pamplemousse en lui enlevant toutes les peaux blanches. Éplucher et hacher l'échalote, hacher les feuilles de coriandre. Mélanger 100 ml d'eau, le sucre, 2 cuillerées à café de jus de citron vert, du sel, l'ail et le gingembre râpés. Goûter et rectifier l'assaisonnement. Préchauffer le four à 190 °C. Torréfier les amandes pendant 6 ou 7 minutes dans le haut du four, puis les hacher. Assaisonner les nouilles avec la moitié de la sauce, mélanger. Ajouter presque tous les légumes et l'échalote, mélanger. Parsemer du reste de légumes, de la coriandre et des amandes.

CE QUI CHANGE

L'exotisme ! Il y a tellement de punch dans cette salade (le croquant, l'ail, le gingembre, les herbes…) qu'elle n'a pas besoin de matière grasse (pas d'huile dans la sauce !) pour être gourmande. Les amandes apportent le bon gras et renforcent le croquant. Et, bien sûr, elle présente tous les avantages de la salade de crudités classique : elle est pleine de vitamines et elle rassasie bien.

VARIATIONS

Tous les légumes pouvant être mangés crus conviennent à cette recette, pourvu qu'on les coupe finement (mandoline, « taille-crayon » à légumes, planche et bon couteau, râpe…).

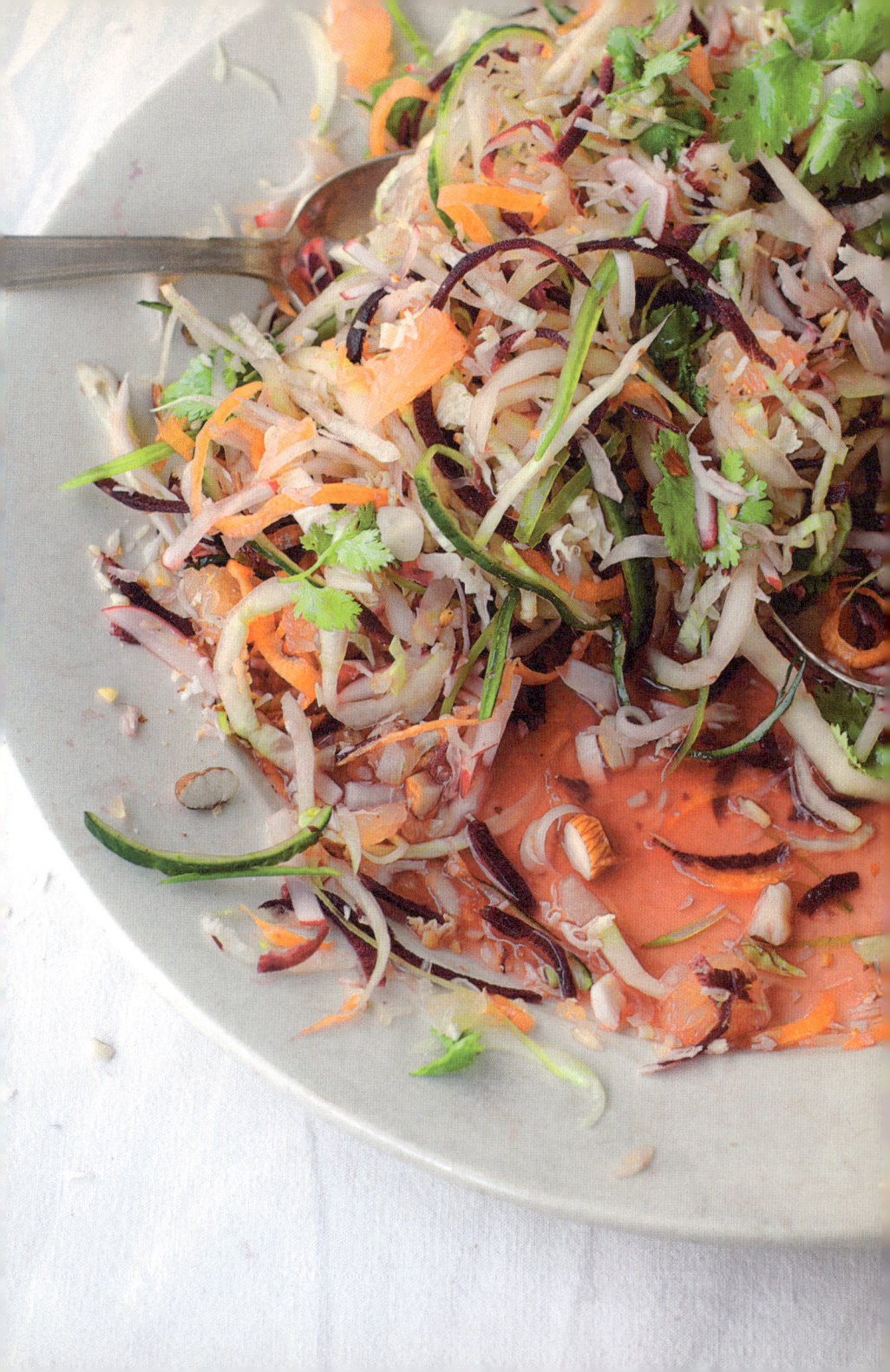

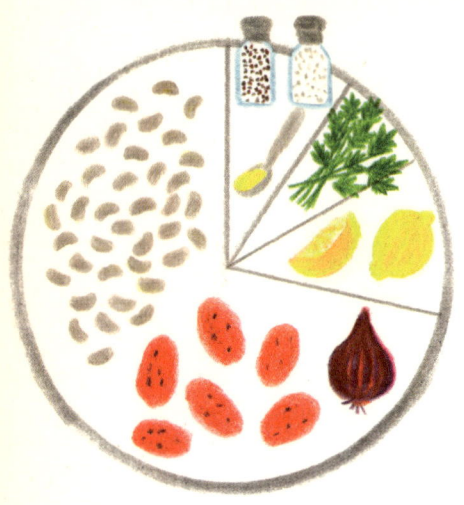

300 g de haricots blancs en conserve (ou 150 g de haricots secs)
6 petites pommes de terre à chair ferme (par exemple des Roseval)
1 oignon rouge
10 brins de menthe et/ou basilic

VINAIGRETTE
1 morceau de citron confit
1 citron
2 cuillerées à soupe d'huile d'olive
fleur de sel, poivre

POUR 4 PERSONNES - PRÊT EN 40 MINUTES (1 HEURE TOUT « FAIT MAISON »)

SALADE DE HARICOTS BLANCS

Faire cuire les pommes de terre (départ eau froide) pendant 15 minutes. Les peler, les couper en tranches. Mélanger le citron confit haché très finement, l'huile d'olive et du jus de citron (la quantité dépend de la nature du citron confit : s'il est à l'huile, on veut un peu plus d'acidité). Saler et poivrer. Mélanger les haricots et les pommes de terre encore tièdes avec la vinaigrette. Ajouter l'oignon coupé très fin et les herbes hachées, mélanger.
Pour tout « fait maison », utiliser des haricots secs : la veille, les faire tremper dans de l'eau froide. Le lendemain, les rincer et les mettre à cuire dans de l'eau fraîche avec 1 carotte, 1 gousse d'ail, 1 feuille de laurier, des tiges de persil, 1 morceau d'algue kombu et 1 morceau de céleri, pendant 1 heure environ. Ils doivent être bien tendres.

CE QUI CHANGE

On peut voir ce plat comme une super salade de pommes de terre : les haricots apportent des protéines, tandis que l'assaisonnement original au citron confit apporte l'intérêt gustatif qui ôte aux pommes de terre tout côté roboratif. Si on ajoute des feuilles de salade, des lamelles de poulet froid ou de cabillaud poché, on peut en faire un repas complet. L'algue kombu pour la cuisson des haricots apporte un petit goût marin, sa richesse nutritionnelle, et réduit le temps de cuisson : économique et sain !

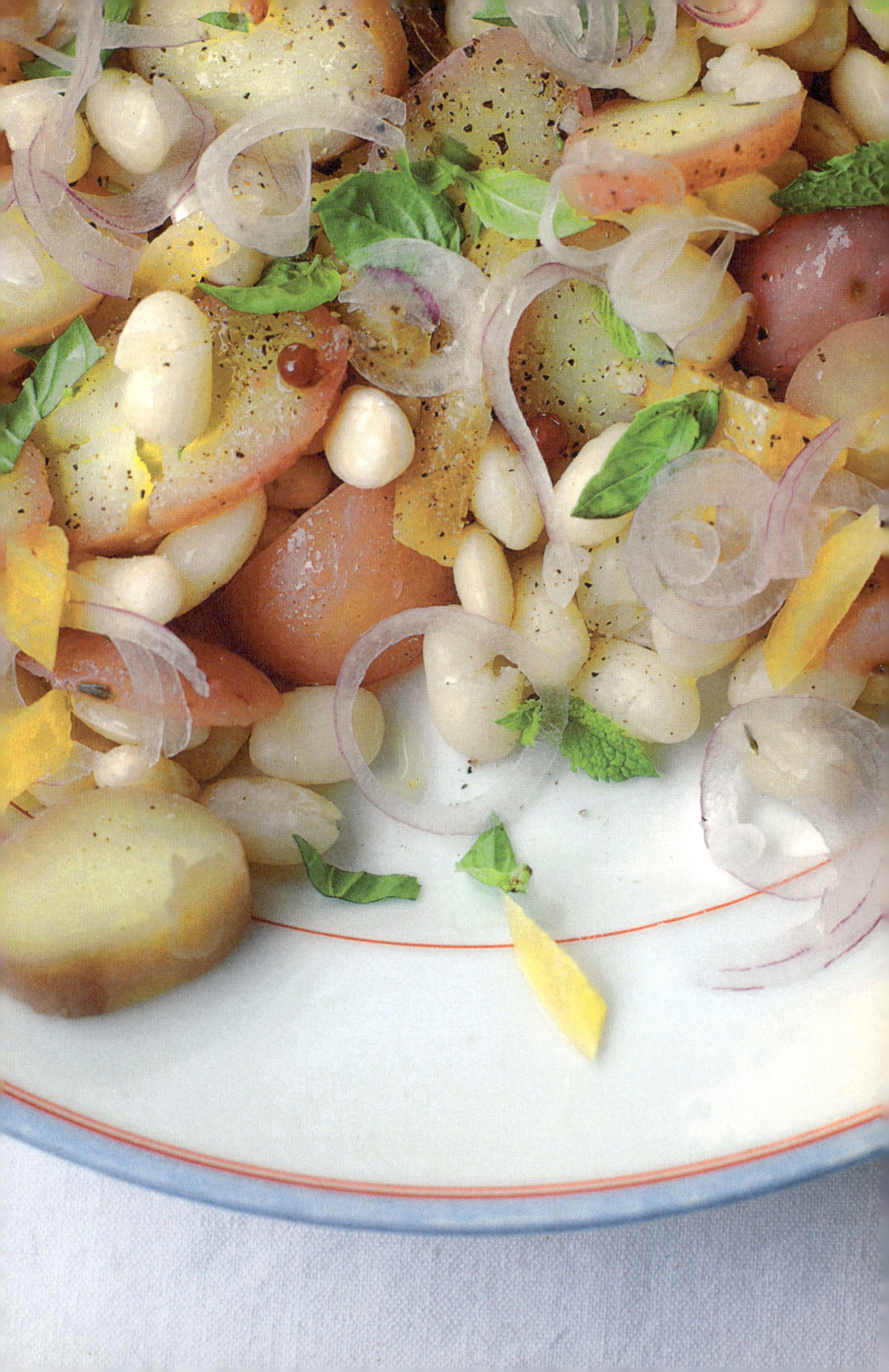

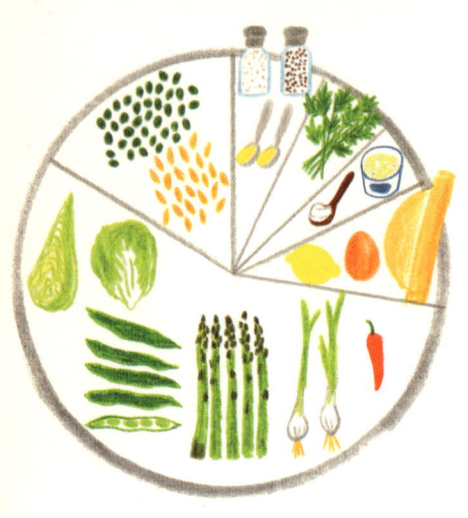

50 g de lentilles sèches
50 g d'épeautre
6 asperges
1 salade romaine
½ chou pointu (ou 3 feuilles de chou vert)
6 cosses de fèves
200 g de pâte feuilletée
1 œuf
1 cuillerée à soupe d'huile d'olive
piment d'Espelette

VINAIGRETTE
1 citron
2 cuillerées à soupe d'huile d'olive
sel, poivre

FROMAGE BLANC
300 g de fromage blanc de campagne
1 cuillerée à soupe de crème fraîche épaisse
½ botte d'herbes (ciboulette, cerfeuil, persil plat, aneth)
2 oignons de printemps
sel, poivre

POUR 2 PERSONNES - PRÊT EN 1 HEURE DONT 35 MINUTES DE CUISSON

ASSIETTE MIXTE DE PRINTEMPS

Faire cuire l'épeautre 30 minutes à couvert dans 2 volumes d'eau. Faire cuire les lentilles 20 minutes départ eau froide. Mélanger les herbes et les oignons hachés finement avec le fromage blanc et la crème, citronner légèrement, saler et poivrer. Préchauffer le four à 220 °C. Couper les asperges dans la longueur si elles sont un peu épaisses, les faire cuire dans le haut du four avec 1 cuillerée à soupe d'huile, du sel, du poivre et du piment pendant 8 à 10 minutes. Étaler la pâte. La badigeonner légèrement avec l'huile des asperges. La cuire 20 à 25 minutes au four. Mettre les asperges sur la pâte, couper des rectangles de la taille des asperges. Nettoyer la salade, le chou, écosser les fèves. Si elles sont tendres, pas besoin de les cuire : verser dessus de l'eau bouillante pour ôter la fine pellicule qui les entoure. Sinon, les cuire 5 minutes dans l'eau bouillante, puis enlever la pellicule. Faire cuire l'œuf à l'eau, 5 ou 6 minutes à partir de l'ébullition. Mélanger l'huile d'olive et le jus de citron restants, du sel, du poivre. Réunir tous les éléments et assaisonner. Le mélange au fromage blanc sert lui aussi de « sauce ».

CE QUI CHANGE

On se compose un repas complet en juxtaposant différents éléments aux vertus diverses et variées : du cru riches en vitamines, des protéines (fromage blanc et lentilles), de la pâte croustillante pour le goût, des fibres etc. C'est ludique et réjouissant.

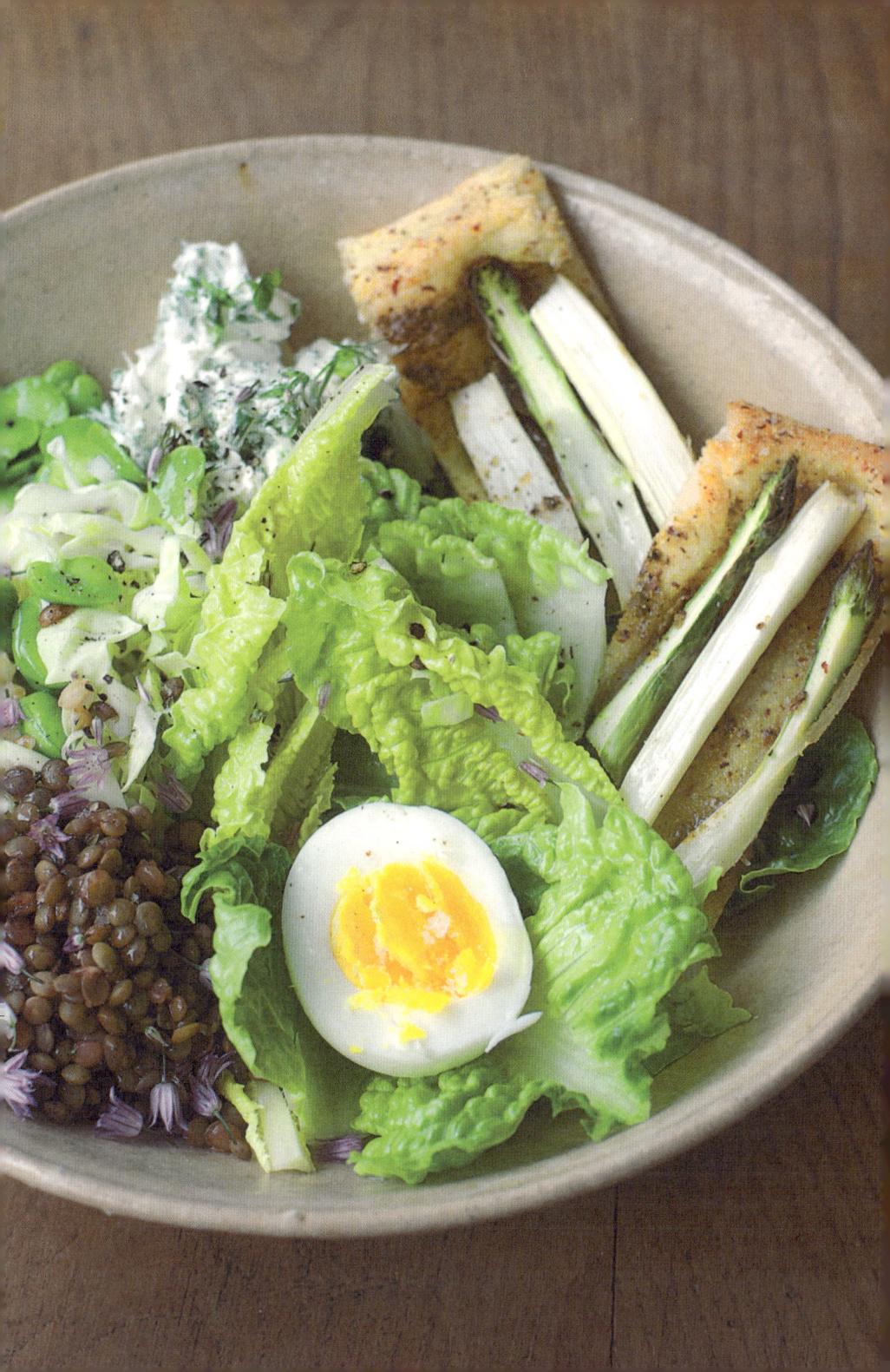

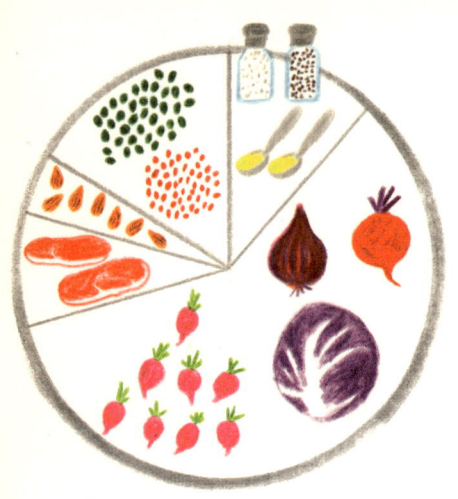

100 g de lentilles sèches
100 g de quinoa rouge
1 salade trévise
4 petites betteraves crues
8 petits radis
1 oignon rouge
40 g d'amandes entières
2 tranches de jambon sec
2 cuillerées à soupe d'huile d'olive
sel, poivre

VINAIGRETTE
2 cuillerées à soupe d'huile d'olive
1 cuillerée à café de vinaigre de cidre
1 cuillerée à café de moutarde à l'ancienne

POUR 4 PERSONNES - PRÊT EN 1 HEURE

SALADE ROSE DE LENTILLES

Préchauffer le four à 190 °C. Couper les betteraves en morceaux. Mettre au four pour 35-40 minutes avec les radis, une cuillerée à soupe d'huile d'olive, du sel et du poivre. En parallèle, faire griller les amandes pendant 7 minutes dans le haut du four. Les hacher grossièrement. Faire cuire les lentilles 20 minutes départ eau froide. Faire cuire le quinoa dans deux fois son volume d'eau pendant 12 minutes à partir de l'ébullition. Égoutter. Faire dorer l'oignon émincé dans une poêle avec une cuillerée à soupe d'huile d'olive, sur feu vif, 6 ou 7 minutes. Préparer la vinaigrette avec l'huile d'olive, la moutarde et le vinaigre. Réunir le quinoa, les lentilles et la vinaigrette. Ajouter la trévise, les légumes rôtis, le jambon déchiré en lanières. Finir avec les oignons grillés et les amandes.

CE QUI CHANGE

Les lentilles, riches en protéines, peuvent constituer la base d'une salade-repas – parfaite à emporter dans une boîte pour le déjeuner. Cette salade cale bien et pour longtemps, mais fait plaisir aussi grâce aux petites touches « gourmandes » des oignons grillés, du jambon, et des amandes qui sont par ailleurs excellentes pour la peau, les os et contre le mauvais cholestérol (tout en augmentant la sensation de satiété).

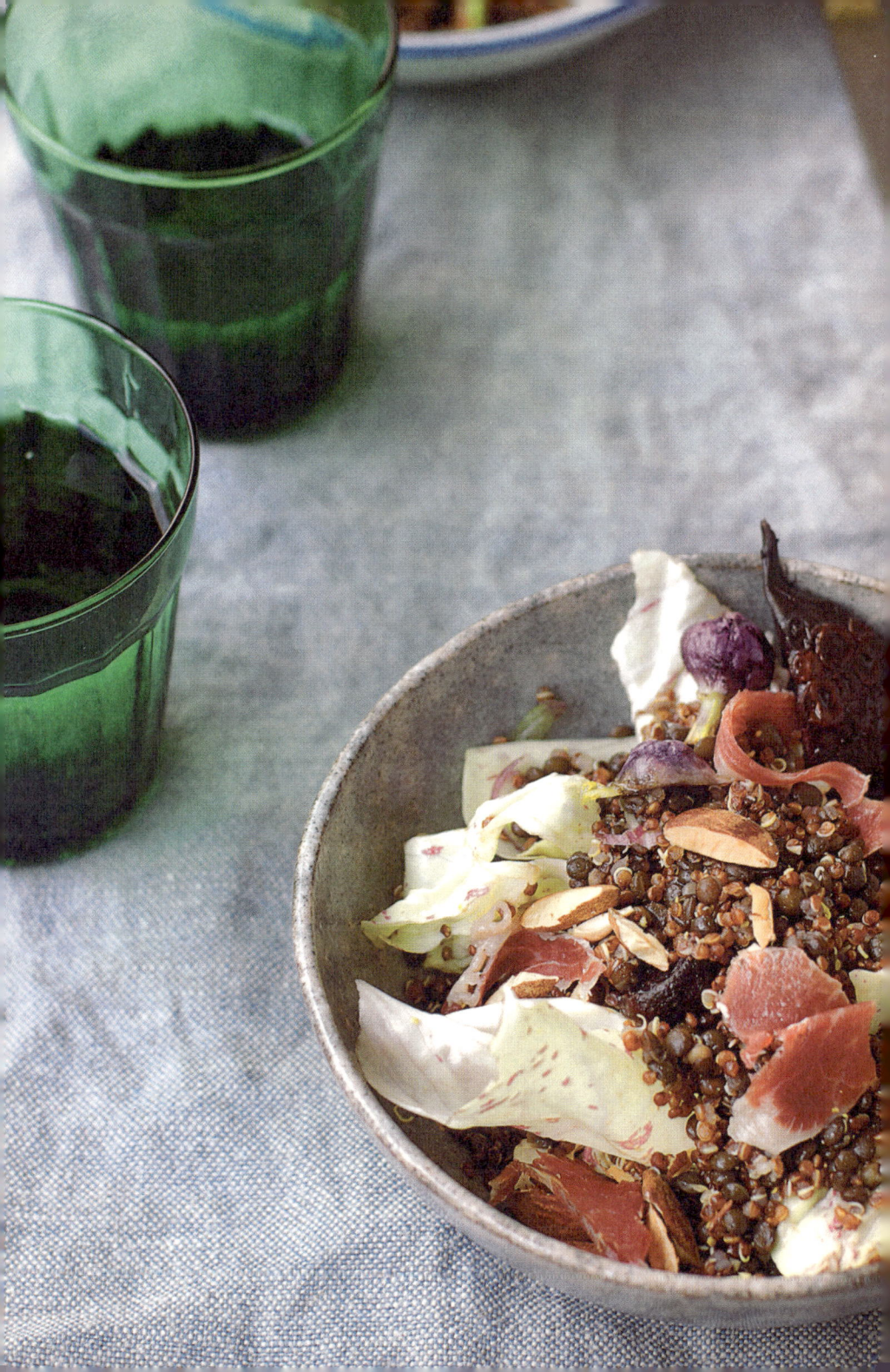

SOUPES
CE QUI CHANGE DANS CETTE MÉTHODE

– **On ne s'ennuie plus avec les soupes !** Il y a plein d'astuces pour les rendre intéressantes.
– **On fait un repas léger mais complet** en mangeant plein de légumes.

COMMENT COMPOSER UNE SOUPE

Voici un exemple de composition type d'une soupe pour 4. On peut aussi choisir de partir d'une recette et de broder… La réussite tient à l'équilibre entre les légumes, du point de vue des textures et des goûts, sans qu'il y ait de règle absolue…

LA MÉTHODE

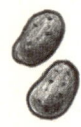

Un liant

De l'ordre de 200 g. **La pomme de terre** permet de booster la texture, de rendre la soupe consistante. Penser aussi aux **céréales cuites**, puis mixées ou moulinées. Idem avec les **légumineuses** : elles apportent de l'onctuosité et des protéines. Elles peuvent constituer la base de la soupe ou être un plus. La **courgette** « solodifie » aussi cette base une fois mixée.

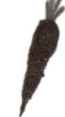

Des légumes racines

Pour la texture et le goût un peu sucré, de l'ordre de 200 g.
La carotte est souvent utile, même en petite quantité, car sa saveur sucrée adoucit les goûts trop marqués de certains légumes.

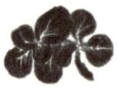

Des légumes verts, à feuilles

Fanes, feuilles de brocoli, céleri, épinards…, de l'ordre de 200 g.
Le céleri : attention, il est vraiment fort et peut masquer tous les autres goûts dans un potage mouliné ou mixé (plus facile à gérer dans une soupe à morceaux).

LE TRUC EN + : LA GARNITURE FINALE

Herbes hachées, «relish» de légumes crus coupés, pesto, oignons grillés, bacon grillé, croûtons, pour rendre la soupe intéressante.
De l'ordre de 150 g.

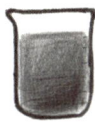

Un liquide

De l'eau ou du bouillon. De quoi couvrir les légumes, pas besoin de mesurer, on ajuste ensuite. Si on a sous la main un bon **bouillon maison**, c'est super pour une soupe bien goûteuse. Sinon, utiliser les bouillons cubes ou en poudre, plutôt bio afin d'éviter les exhausteurs de goût chimiques. Penser à la **boîte de tomates** pour une soupe qui a besoin d'un peu d'acidité.

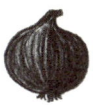

Un assaisonnement

Le bouillon, s'il est bien parfumé, peut suffire. Sinon, on ajoute à l'eau de cuisson des aromates (laurier, thym...). Et on démarre la soupe avec 1 oignon, 2 échalotes, puis 2 gousses d'ail, un dé de gingembre (ce sont des exemples) revenus dans un peu de matière grasse pour révéler les arômes. C'est aussi le moment d'ajouter des épices en graines (écrasées) ou en poudre (1-2 cuillerées).

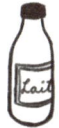

Un élément crémeux

Lait, lait de coco, crème, fromage, de l'ordre de 50 à 100 g.

CONSEILS

FABRICATION
On peut mixer ou mouliner une soupe.
Le moulin à légumes manuel (avec plusieurs tailles de grille), même s'il demande un peu d'huile de coude, permet d'obtenir un effet «mouliné», pas trop lisse. De plus, il élimine les éléments trop filandreux (du céleri, de certains choux, de certaines feuilles) ainsi que les morceaux de peau un peu durs (par exemple celle de la courge, qu'on n'a pas besoin d'éplucher).
Le mixeur plongeant (le blender ou le robot) est plus rapide, mais attention aux soupes contenant une bonne proportion de pommes de terre : le mixeur les rend élastiques et donne une consistance bizarre à la soupe.
Les soupes avec des morceaux donnent un côté plus «repas» comme le minestrone ou la «soupe italienne aux cocos» (voir p. 120) – qui n'est pas tout à fait une soupe.

CUISSON
On peut très bien faire une soupe en réunissant tout dans une marmite (ou une cocotte-minute), en couvrant d'eau et en laissant cuire. Mais pour faire ressortir le goût tout en préservant les nutriments des légumes, faire revenir les légumes dans un peu de matière grasse à feu doux pendant 10 minutes, à couvert, puis ajouter de l'eau et du bouillon pour terminer la cuisson 10 minutes encore. Autre astuce spécial goût : faire rôtir les légumes (notamment les courges) avant de les transformer en soupe. Il suffit de bien les brosser, de les couper en dés (sans les éplucher), de mélanger avec un peu d'huile, de sel, de gousses d'ail écrasées… et de les passer de 20 à 25 minutes à four chaud (190 °C).

ASTUCES DE COMPOSITION
Pour utiliser les restes, la soupe est très pratique : penser aux rebuts (pieds de brocoli, feuilles extérieures du chou, fanes, cosses de petits pois…) ou aux légumes et aux herbes qui s'attardent dans le bac du frigo (quelques pommes de terre + tous les restes de bottes d'herbes ou fanes + un peu de légumes verts + piment + lait de coco = très bonne soupe).

Attention aux couleurs : une soupe marron, ce n'est pas très appétissant. Essayer de ne pas trop mélanger les rouges/jaunes et les verts…
Ne pas oublier **les soupes sans cuisson** : avocat, concombre, tomates, poivrons, oignons, etc., s'y prêtent bien.

VOTRE SOUPE EST PRÊTE MAIS UN PEU FADE ?

Quelques idées pour résoudre le problème. (Attention : adapter ces idées au style de la soupe !)
Le goût est barbant : un peu de jus de citron, du piment ou une sauce pimentée, de la sauce soja, pour relever le goût.
Elle n'est pas très gourmande : pour la rendre plus onctueuse, ajouter de la crème, du yaourt à la grecque, du lait de coco, du fromage frais…
Des cubes de fromages au fond, des croûtons dessus, un œuf cassé dedans et remué.
Elle est vraiment trop peu consistante : la verser sur une tranche de pain de la veille, ou carrément jeter dedans de petits bouts de pain ou des céréales cuites et remixer.
Elle est bien… mais sans plus : essayer un petit « topping » à ajouter par-dessus : légumes crus assortis et éventuellement des ingrédients un peu goûteux (olives, tomates séchées) et des herbes coupés en petits dés, liés avec un peu d'huile d'olive, par exemple.

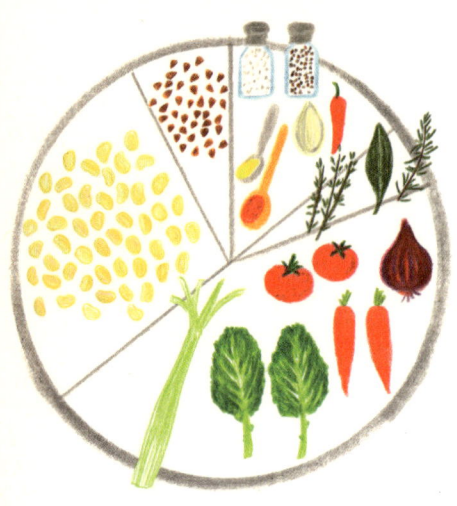

300 g de haricots coco frais	1 bonne pincée d'origan séché
200 ml de coulis de tomate	1 bonne pincée de piment d'Espelette
2 tomates mûres	2 cuillerées à soupe d'huile d'olive
2 carottes	30 g de parmesan
1 petit bout de céleri	sel, poivre
1 oignon rouge	
quelques feuilles de chou kale ou de chou vert	
50 g de sarrasin kasha	
2 gousses d'ail	
1 brin de romarin	
1 feuille de laurier	

POUR 2-3 PERSONNES - PRÊT EN 1 HEURE

SOUPE ITALIENNE AUX COCOS

Faire cuire les haricots écossés dans de l'eau bouillante pendant 25 ou 30 minutes. Égoutter. Faire cuire le sarrasin 10 minutes dans l'eau bouillante, égoutter. Faire revenir les carottes, l'oignon et le céleri coupés en petits cubes dans l'huile sur feu doux, pendant 20 minutes, puis ajouter l'ail râpé et remuer. Ajouter le piment, l'origan, les tomates pelées et coupées en dés, le coulis de tomate, le laurier, le romarin, un verre d'eau et laisser mijoter encore 5 minutes. Saler, poivrer, puis ajouter le chou haché finement, mélanger et laisser cuire de 5 à 10 minutes. Prélever 2 bonnes louches de l'ensemble et mixer avec le sarrasin cuit. Remettre dans la casserole et mélanger avec le reste non mixé et les haricots. Rectifier l'assaisonnement si nécessaire, ajouter un peu d'huile et des copeaux de parmesan.

CE QUI CHANGE

C'est une préparation intermédiaire entre un plat de légumes et une soupe : un peu liquide, très parfumée. On peut la préparer en hiver en laissant de côté les tomates fraîches. On utilise le sarrasin mixé pour épaissir le jus – et rendre la soupe riche en éléments nutritifs – mais en quantité limitée pour que son goût n'emporte pas tout. Céréales, légumes et légumineuses : c'est un plat complet.

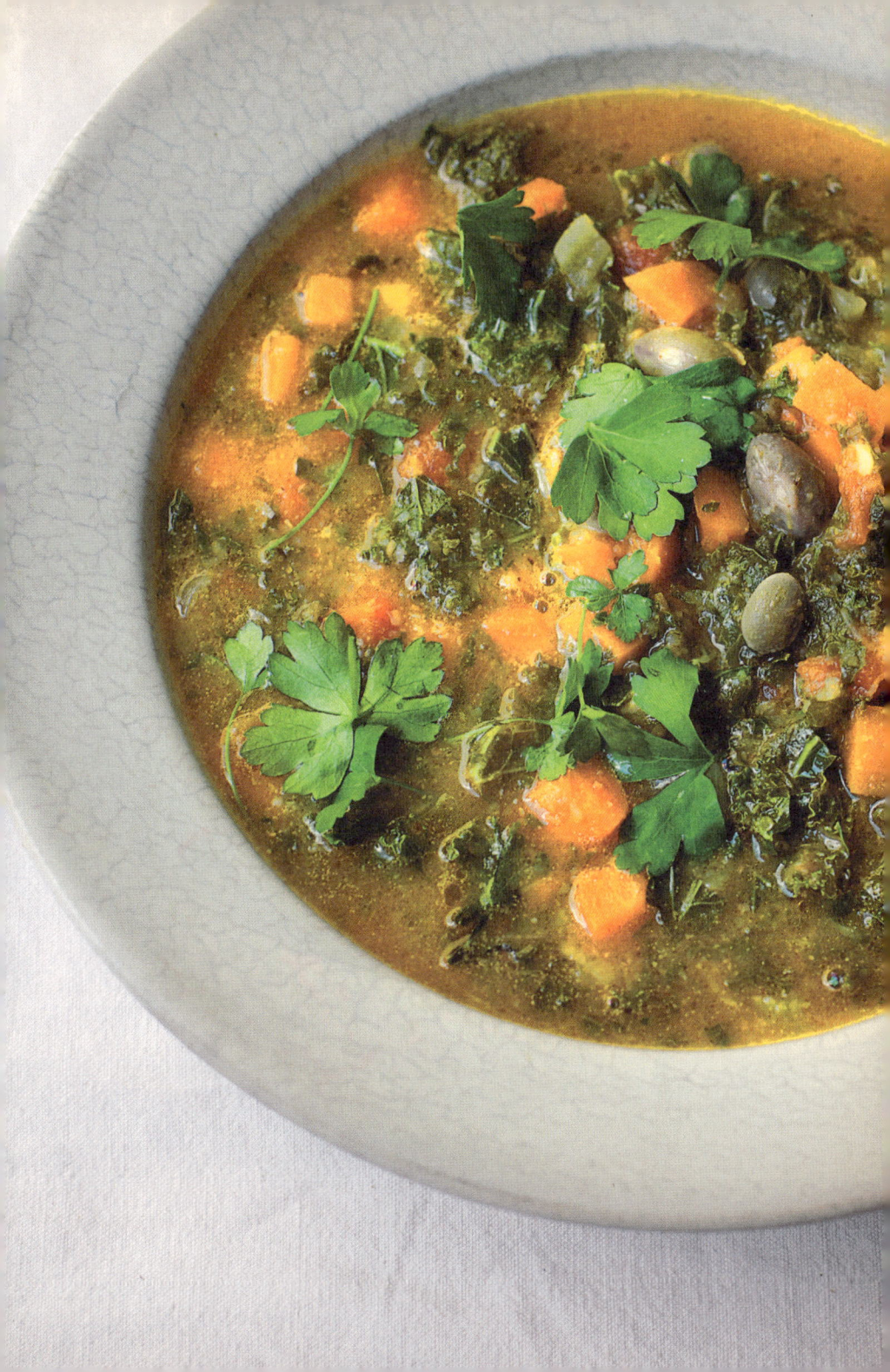

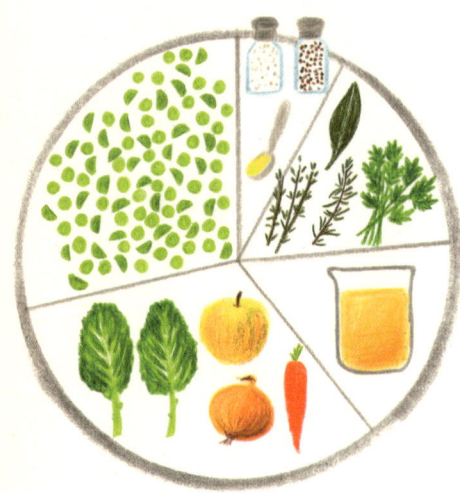

250 g de pois cassés
¼ de chou vert
1 carotte
1 oignon
1 pomme (un peu acide, type canada)
1,5 litre de bouillon de légumes ou de poulet
laurier, thym, persil plat, romarin
2 cuillerées à soupe d'huile d'olive
(ou 30 g de beurre)
sel, poivre

POUR 4 PERSONNES - PRÊT EN 45 MINUTES (35 MINUTES À L'AUTOCUISEUR)

SOUPE POMME ET POIS CASSÉS

Couper grossièrement l'oignon et la carotte. Couper la pomme en quatre (pas besoin de l'éplucher ou d'enlever le trognon) et le chou en deux. Mettre tous les ingrédients, sauf la matière grasse, dans un faitout ou un autocuiseur. Fermer le couvercle et cuire 20 minutes à l'autocuiseur, puis couper le feu et attendre 10 minutes, ou 30 à 40 minutes dans un récipient classique (ça dépend un peu des pois cassés). Retirer les branches d'aromates et mixer ou passer à la moulinette en ajoutant le beurre ou l'huile. Accompagner d'un peu de crème fraîche.

CE QUI CHANGE

L'utilisation des pois cassés : ils sont super car ils ne nécessitent pas de trempage et cuisent assez vite. Combinés avec le chou, ils donnent un goût presque fumé (qui rappelle celui du lard). Cette soupe est riche en protéines ; avec un peu de pain, elle constitue à elle seule un bon repas. La pomme apporte une légère acidité et des vitamines. L'avantage est que tout cuit ensemble : c'est pratique et économique en énergie.

VARIATION

À la Cocotte-Minute, c'est encore plus rapide !

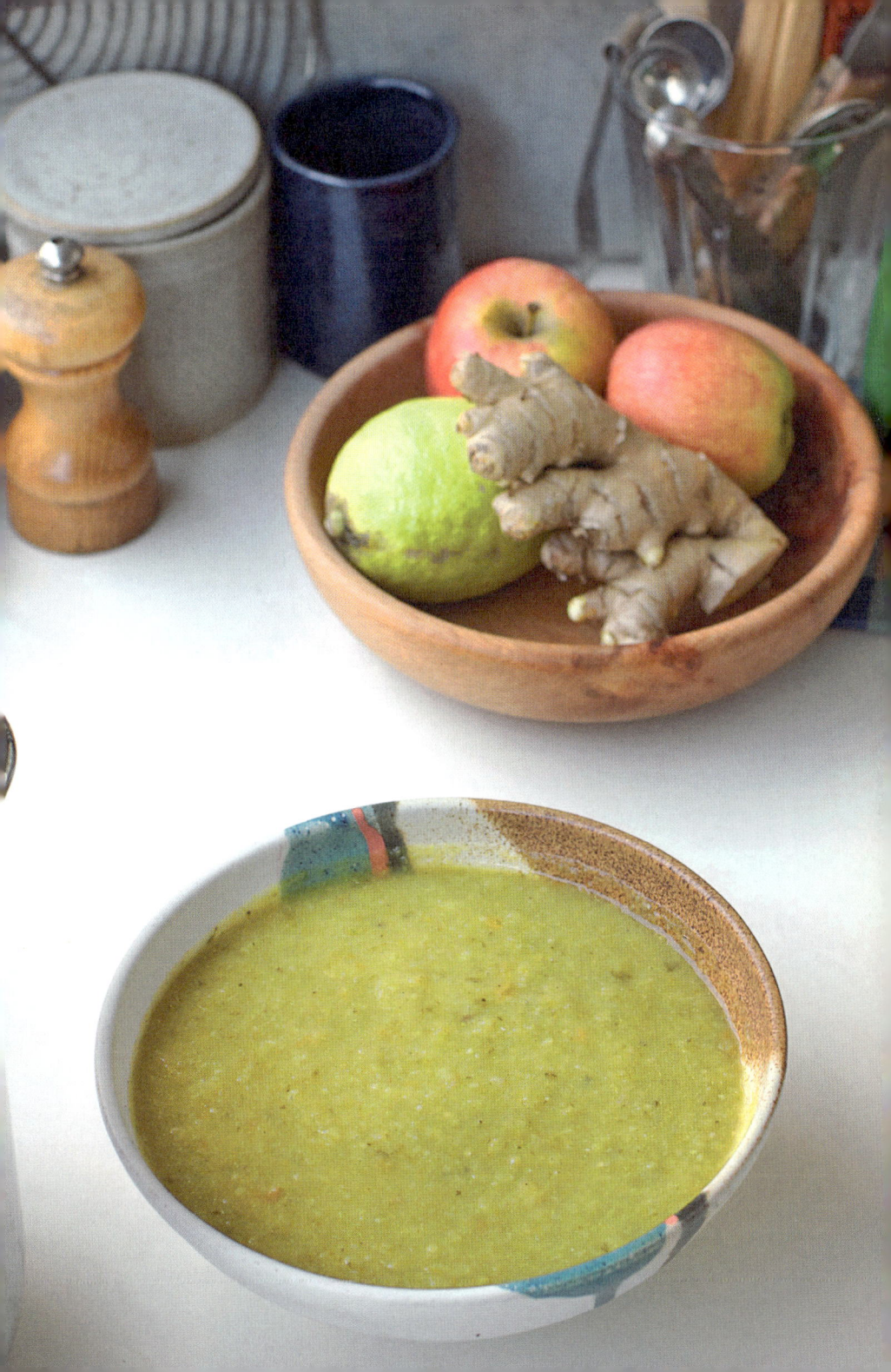

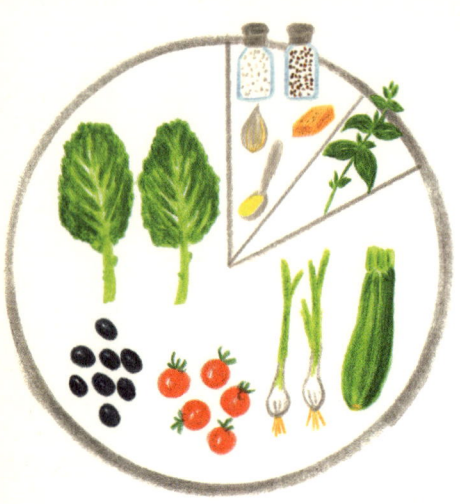

200 g d'épinards frais	**ACCOMPAGNEMENT**
200 g de chou kale	1 morceau de
4 courgettes	courgette, un peu
3 oignons	de kale, d'oignon et
de printemps	de basilic (mis de côté)
quelques brins	quelques tomates
de basilic	cerise
1 gousse d'ail	quelques olives
1 cube de bouillon	(ou tomates séchées)
de légumes bio	huile d'olive
2 cuillerées à soupe	jus de citron
d'huile d'olive	sel

POUR 2 PERSONNES - PRÊT EN 30 MINUTES

SOUPE COURGETTE, ÉPINARD ET KALE

Faire revenir les oignons hachés avec l'huile dans une casserole à feu moyen. Ajouter les courgettes coupées en cubes grossiers, bien remuer, les faire légèrement colorer. Ajouter l'ail râpé, le basilic effeuillé, puis le bouillon et 400 ml d'eau. Bien remuer, laisser frémir 10 minutes, jusqu'à ce que les courgettes soient tendres. Ajouter alors le kale, cuire 5 minutes, puis les épinards, cuire encore 5 minutes. Mixer au mixeur plongeant pour obtenir une soupe assez lisse. Hacher très finement les ingrédients gardés pour l'accompagnement, les lier avec un peu d'huile, de sel et une pointe de citron. Déposer un peu de ce mélange sur la soupe.

CE QUI CHANGE

C'est la courgette qui donne un côté velouté et consistant sans qu'on ait besoin d'ajouter de pomme de terre, ce qui rend la soupe très légère. Le mélange cru ajouté sur le dessus apporte un petit plus vitaminé.

VARIATION

Le kale est réputé pour être un aliment extraordinairement sain, mais cette soupe est aussi délicieuse avec seulement des épinards. Le petit «topping» final est optionnel.

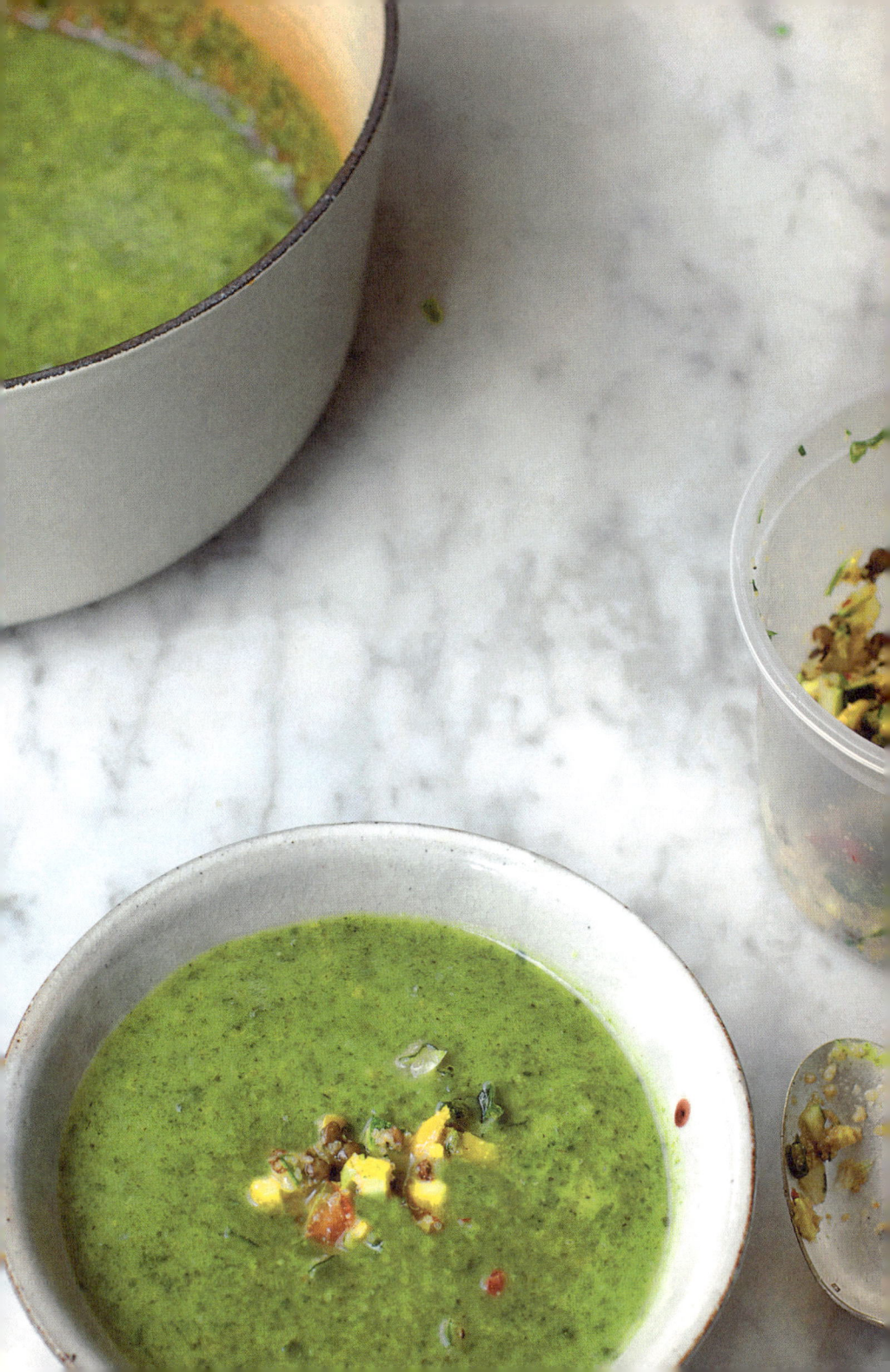

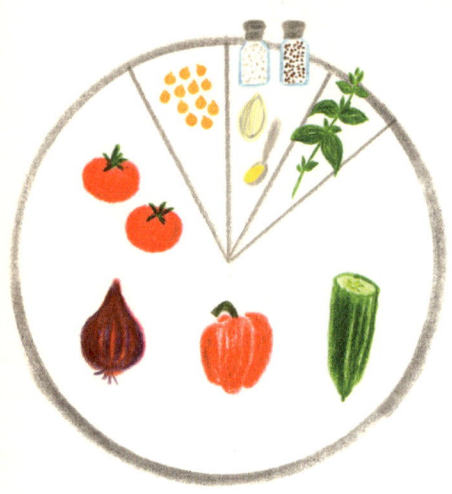

RECETTE 1
1 concombre
6 tomates
1 petit poivron rouge
1 oignon rouge
1 gousse d'ail
2 cuillerées à soupes de pois chiches
2 cuillerées à soupe d'huile d'olive
5 brins de basilic
sel, poivre

RECETTE 2
1 concombre
1 avocat mûr
1 oignon rouge
1 citron
200 ml de lait fermenté
5 brins de menthe
1 cuillerée à soupe de purée d'amande

RECETTE 3
1 concombre
5 tomates
1 tranche de melon
1 oignon rouge
5 brins de menthe
1 tranche de pain
1 cuillerée à soupe d'huile d'olive
sel, poivre

POUR 4 PERSONNES - PRÊT EN 1 H 05 (DONT 1 H DE FRIGO)

GASPACHO MODULABLE

Pour chaque sorte de gaspacho, mettre au frais les légumes coupés (sauf l'avocat, qu'il vaut mieux traiter au dernier moment) avec les autres ingrédients (lait fermenté, pois chiches, huile d'olive, purée d'amande, etc.). Pour recette 3, mettre aussi le pain déchiré en morceaux. Lorsque tout est bien froid, mixer ou passer à la moulinette.

CE QUI CHANGE

Le gaspacho est une manière de consommer beaucoup de crudités, mais aussi des fruits, avec leurs fibres et toutes leurs vitamines (le mieux étant de les choisir bio pour ne pas avoir à les éplucher).
La purée d'amande donne de la consistance et apporte du bon gras à l'organisme. C'est une soupe bonne mine et jolie peau !
il permet de faire un repas tout cru. En l'entourant de crudités coupées et de pain, on en fait le centre d'un repas d'été. C'est bien aussi pour un apéro léger.

VARIATIONS

Garder de côté un peu de chaque ingrédient à découper en micro-dés pour faire une petite garniture.
Se souvenir qu'on peut incorporer un fruit (melon, pastèque, fraise, pêche) pour une petite touche sucrée.

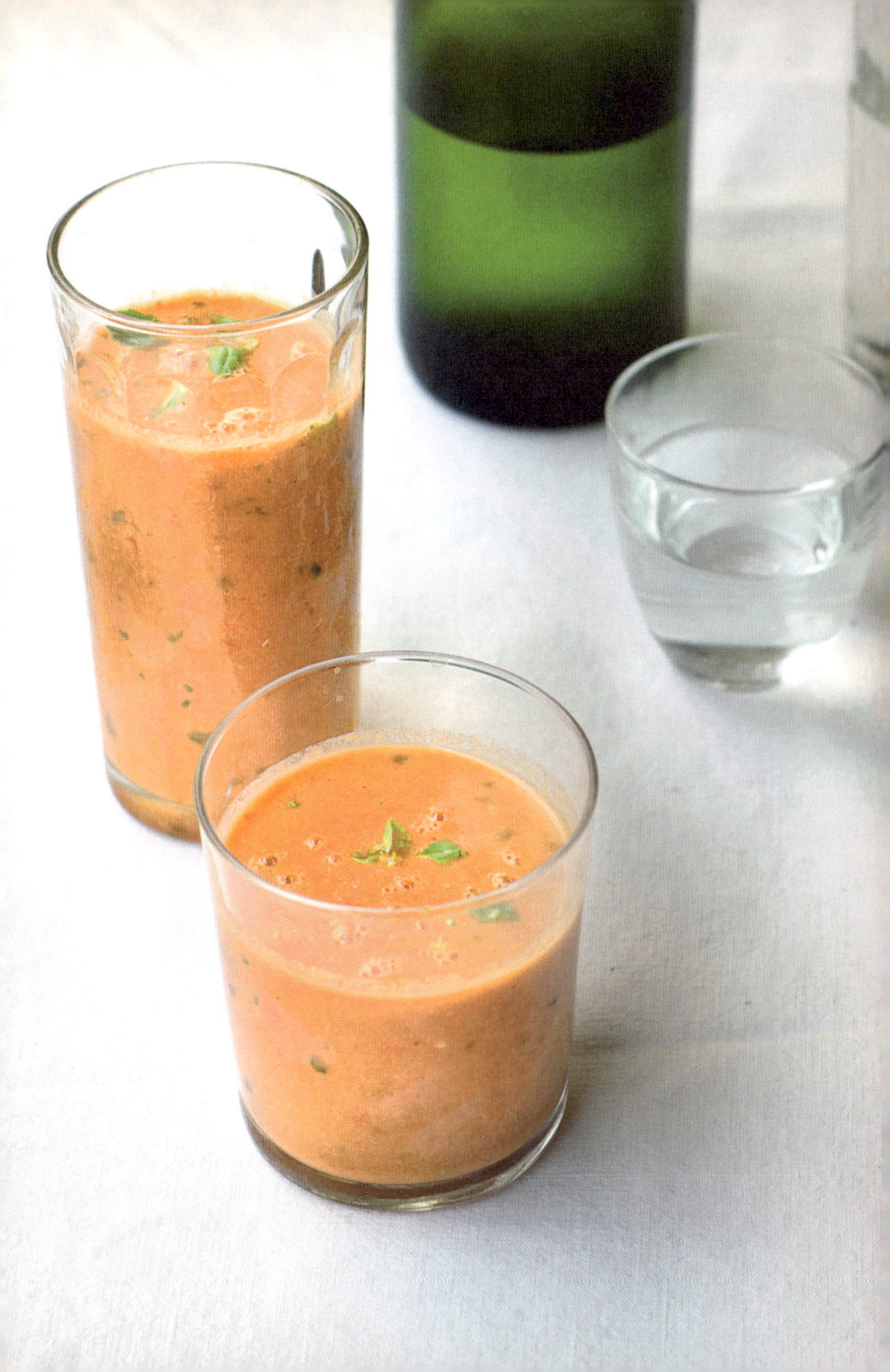

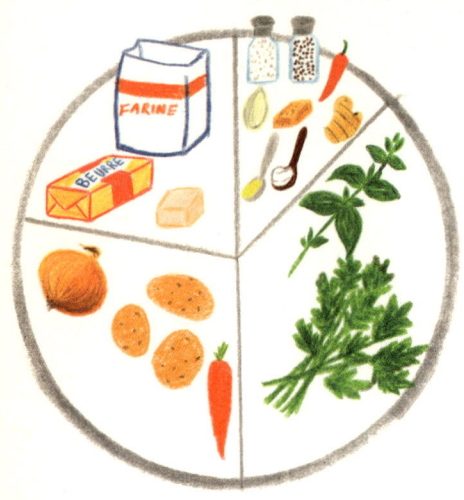

SOUPE
500 à 750 g de fanes
(de carottes ou de
radis), de salade
fatiguée, de fins
de bottes d'herbes…
5 pommes de terre
1 carotte
1 oignon
1 cube de bouillon bio
4 cuillerées à soupe
de crème épaisse
(ou du fromage
blanc)
1 petit morceau
de gingembre (2 cm)

piment d'Espelette
sel, poivre

PITAS
250 g de farine
(type 65)
1 cuillerée à café
levure de boulanger
sèche (ou 10 g
de fraîche)
150 ml d'eau
½ cuillerée
à café de sel
20 g de beurre mou
+ un peu d'huile

POUR 4 PERSONNES - PRÊT EN 3 HEURES (SOUPE : 45 MINUTES, PITAS : 2 H 15)

SOUPE DE FANES ET PITAS MAISON

Faire un puits avec la farine tamisée et le sel et y verser la levure délayée. Ajouter le beurre. Mélanger progressivement la farine avec les autres ingrédients. Former une boule de pâte et pétrir 10 minutes pour qu'elle soit élastique (ou 4 minutes au robot). Laisser reposer la pâte 1 h 30 dans un bol huilé, couvert d'un film.
Faire cuire les pommes de terre, la carotte et l'oignon coupés en dés dans de l'eau avec le bouillon cube. Après 15 minutes, ajouter les verts, lavés et hachés grossièrement, et le gingembre râpé. Laisser cuire 10 minutes. Passer la soupe au moulin à légumes. Assaisonner de sel, de poivre et de piment d'Espelette.
Préchauffer le four à 220 °C. Écraser la pâte des pitas et la diviser en 6 boules. Travailler chaque boule en petite galette ronde (en attendant, couvrir les autres boules avec un film huilé). Placer les pitas sur une plaque huilée et enfourner pour 10 minutes. Les emballer dans un torchon.
Servir la soupe, doucement réchauffée, avec la crème fraîche et les pitas.

CE QUI CHANGE
C'est une soupe « antigaspi » qui valorise les fanes des beaux légumes achetés bio et locaux si on a la chance de pouvoir le faire… Elle permet aussi d'utiliser les fonds de bac à légumes : bottes d'herbes un peu fatiguées, pieds de brocoli… Autant de bons légumes verts riches en fibres, vitamines, bons pour le cœur et la peau.

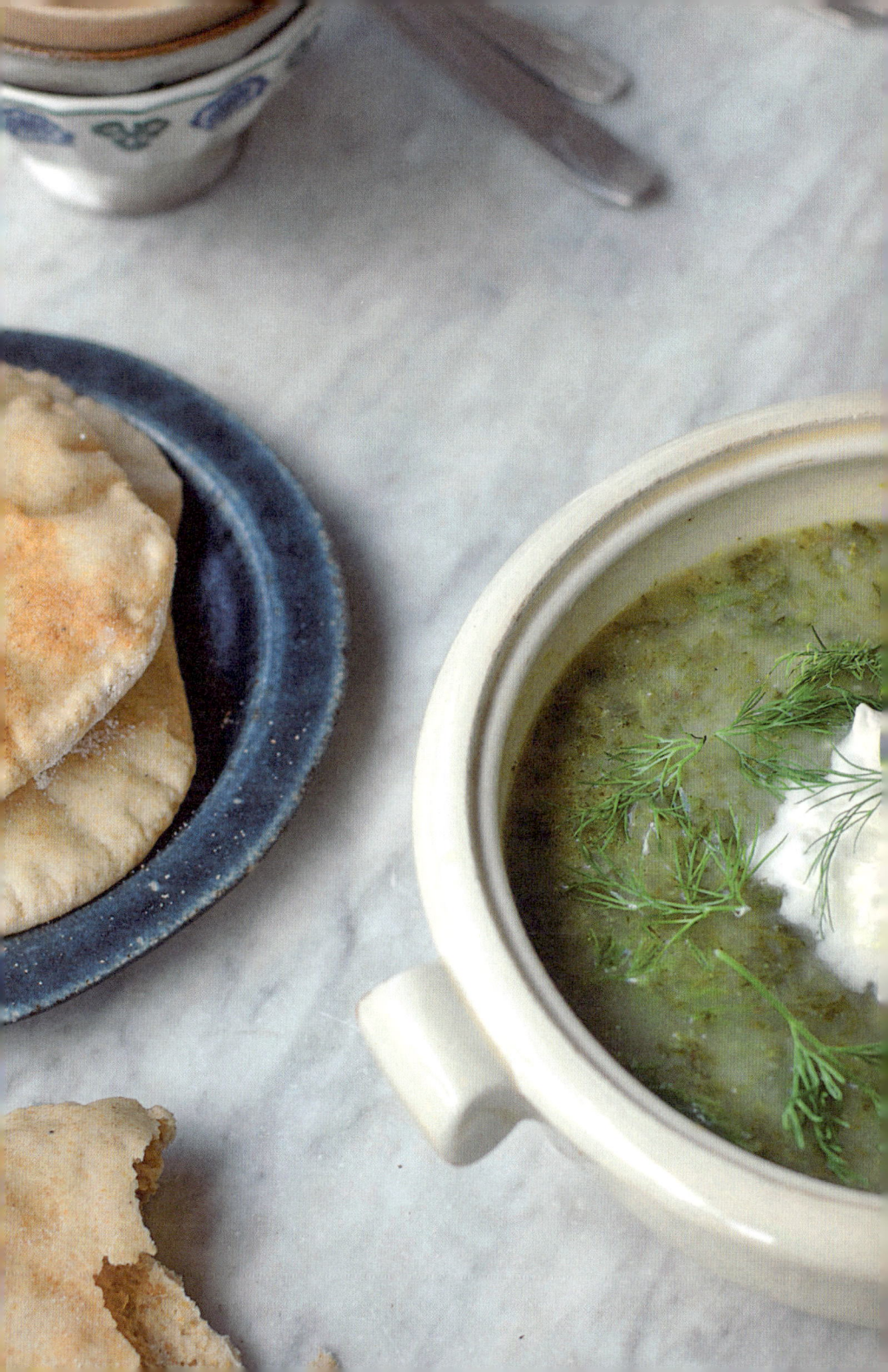

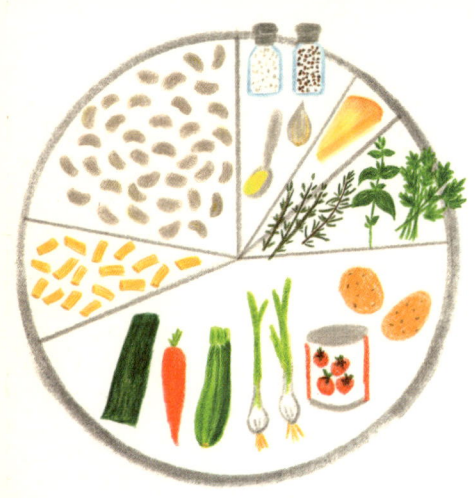

200 g de pois chiches en conserve
30 g de grosses pâtes complètes
1,2 kg de jeunes légumes (au choix : courgette, fenouil, carottes, navets, petits pois ou fèves, pommes de terre nouvelles, oignons de printemps)
100 g de tomates en boîte
1 litre de bouillon (poulet ou légumes)
2 cuillerées à soupe d'huile d'olive
croûtes de parmesan
5 brins de persil plat
2 gousses d'ail
30 g de parmesan

PISTOU
1 botte de basilic
1 gousse d'ail
2 cuillerées à soupe d'huile d'olive
piment d'Espelette
fleur de sel, poivre

POUR 4 À 6 PERSONNES - PRÊT EN 1 H 20

MINESTRONE

Couvrir les fèves écossées d'eau bouillante pour retirer la petite peau. Faire revenir les oignons (sans les colorer) avec l'huile d'olive, dans un faitout sur feu moyen. Ajouter les pommes de terre et les carottes, remuer pendant quelques minutes, puis ajouter les navets, le fenouil et l'ail râpé. Bien remuer. Verser le bouillon, les tomates et les croûtes de parmesan. Assaisonner. Cuire 10 à 15 minutes à petits bouillons, à découvert. Ajouter les pâtes, 5 cuillerées à soupe de pois chiches, la courgette et cuire 10 minutes. Ajouter les petits pois, les fèves et les feuilles de persil plat hachées. Cuire 5 minutes.
Pour le pistou, piler les feuilles de basilic, 1 gousse d'ail et l'huile d'olive, avec de la fleur de sel, du poivre, et du piment d'Espelette.
Servir la soupe avec le « pistou » et des copeaux de parmesan.

CE QUI CHANGE
Le minestrone est un plat complet (féculents, protéines sous forme de légumineuses). Le pistou apporte du peps à la fin (mais aussi des vitamines, sans compter les vertus protectrices de l'ail).

VARIATION
On varie et adapte les ingrédients selon la saison. Les trois règles de base : 1) ne pas trop cuire les légumes, 2) utiliser un bouillon parfumé, 3) ne pas oublier le pistou.

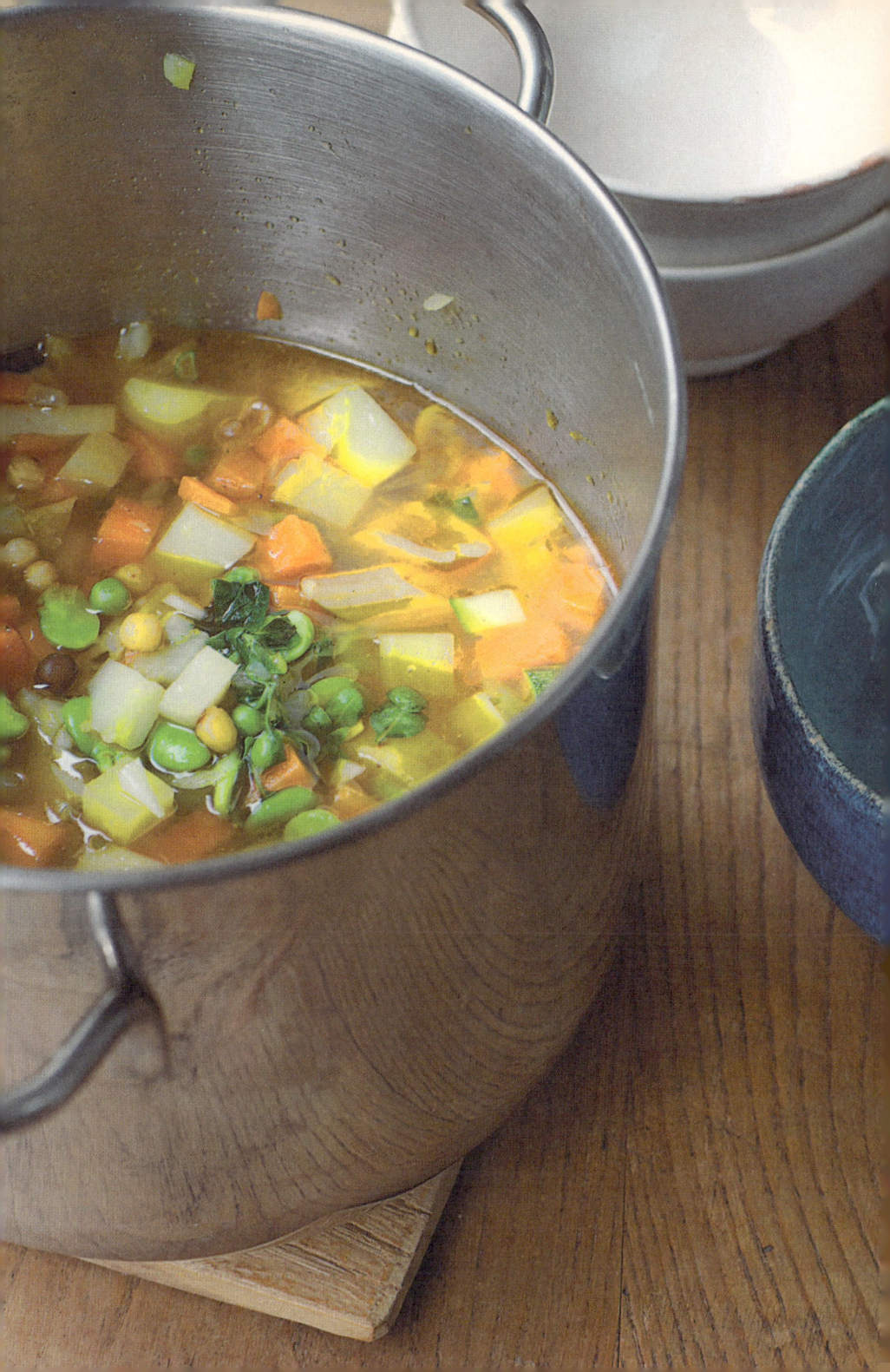

TARTES & PIZZAS
CE QUI CHANGE DANS CETTE MÉTHODE

– **Les innombrables déclinaisons possibles.** Les quiches, pizzas et tartes sont des préparations plus modulables qu'on ne croit.
– **La pâte maison.** Elle demande un petit effort, mais fait toute la différence. Et on peut la fabriquer selon ses préférences.
– **Pour la garniture des pizzas,** combiner les ingrédients qui cuisent sur la pâte et les ingrédients crus, qu'on rajoute ensuite, pour faire de la pizza un peu plus qu'une pizza, presque une salade, et allier les qualités nutritionnelles des ingrédients crus au goût des ingrédients cuits.
– **Pour la garniture des quiches,** des préparations riches en légumes, pas si riches en crème, donc des repas équilibrés, accompagnés d'une salade.

COMMENT COMPOSER UNE TARTE (OU UNE QUICHE)

Pour aller vite, l'idéal est d'avoir une pâte toute prête… préparée à l'avance par ses soins. Pour les garnitures, c'est un jeu d'enfants. Il faut laisser parler sa créativité : ça peut être très bon même sans surcharge de gras.

LA MÉTHODE

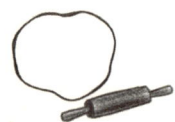

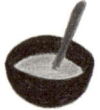

La pâte

L'appareil à quiche

La version de base, à la farine blanche et au beurre, reste la plus gourmande (voir recette de la tarte aux blettes, p. 146). On peut aussi la faire sans gluten, mais le résultat est moins fin et croustillant. Ne pas hésiter à jouer avec le goût des farines (châtaigne, quinoa…) qui est intéressant.

Il est composé d'œufs, de lait, et souvent de fromage. Pour une quiche de 25 cm de diamètre, compter 300 ml de crème et 150 g de fromage pour 2 œufs. Pour une tarte, moins épaisse que la quiche, compter 150 ml de crème et 1 œuf.

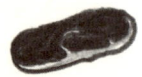

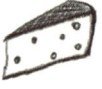

La garniture

Le fromage

300 g de légumes, lardons, ou autres…

150 g pour gratiner, ou 300 g si on en met aussi dans l'appareil. Éviter l'emmental déjà râpé et privilégier une bonne tomme, du comté, du cantal, des miettes de bleu…

VARIATION SUR L'APPAREIL À QUICHE

À la place de l'appareil à quiche :
– Couper la crème avec du **yaourt grec** ou du **fromage blanc**, pour un résultat légèrement moins riche, avec un tout petit peu plus d'acidité.
– Le **tofu soyeux** et/ou la **crème de riz** permettent de créer un appareil sans œufs qui se tient à la cuisson : compter 400 g en tout pour une quiche.
– Un **mélange appareil à quiche + purée de légumes**. Proportion : 50/50. Plus intéressant que l'appareil à quiche tout bête, et plus léger. Par exemple : une purée carottes-cardamome pour une tarte avec des tranches de carottes vapeur.
Sans appareil du tout : penser aux «crèmes» d'oléagineux ou aux pestos à mettre sur le fond de tarte et sous les légumes. Comme on mettrait une crème d'amande dans une tarte aux poires… Pesto donc, avec des herbes. Ou bien purée d'oléagineux (noisette, etc.) allongée avec un peu de yaourt ou de crème. On compte 2 ou 3 cuillerées à soupe pour un demi-yaourt – mais il faut goûter et faire à sa façon.

CONSEILS POUR LA PÂTE

L'organisation : on peut la faire à l'avance, puis la congeler déjà étalée et foncée dans le moule, pour gagner ensuite en rapidité. Cela vaut aussi le coup d'en faire une quantité un peu plus grande et de congeler le reste.
Pour une base bien croustillante, l'idéal est toujours de précuire le fond de tarte de 20 à 25 minutes à 180 °C, après l'avoir garni d'une feuille de papier sulfurisé couverte généreusement de haricots secs (qui seront sacrifiés à cet usage et sont plus économiques et tout aussi efficaces que les billes de céramique).

COMMENT COMPOSER UNE PIZZA

Voici un petit guide pour jouer au pizzaiolo nouvelle génération.

LA MÉTHODE

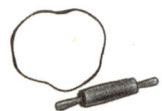 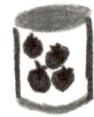 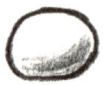

La pâte

On peut faire une base de pizza avec :
– une vraie pâte à pain ;
– une pâte à pain avec un peu de farine bise à la place de la farine blanche, pour un petit plus gustatif et nutritionnel ;
– une pâte à tarte classique, comme une pâte feuilletée toute faite de bonne qualité (même si ce n'est plus tout à fait une pizza !) ;
– une base de polenta (voir page 138).

Le fond

C'est l'élément crémeux ou liquide qu'on met sur la pâte avant le passage au four : généralement du coulis de tomate (tout prêt et très correct en rayon bio) – qui rend inutiles la sauce, le pesto, la crème…

Le fromage

Mozzarella de bufflonne, ricotta, tout bon fromage qui fond… On peut s'en passer si l'on a soigné le fond, qui fait le liant entre la pâte et la garniture.

CONSEILS

La pâte à pizza peut se préparer à l'avance. Le mieux est de la laisser lever à température ambiante (ou au frigo, mais toute une nuit). On l'étale sur une feuille de papier sulfurisé et sur une plaque, on l'emballe et on la congèle pour un usage instantané, sans décongélation préalable. Utiliser de la polenta fine ou de la semoule fine pour étaler la pâte : cela donnera un petit plus croustillant au résultat final.

La garniture classique

Anchois, saucisse piquante, champignons, jambon, légumes cuits ou marinés, olives, câpres…

La garniture crue

À la sortie du four, on peut enrichir un peu la pizza avec des ingrédients crus : herbes, jambon de Parme, crudités, feuilles de salade (plutôt craquantes ou un peu piquantes, comme la trévise, la romaine, la roquette), olives, légumes coupés finement (radis roses), tomate fraîche…

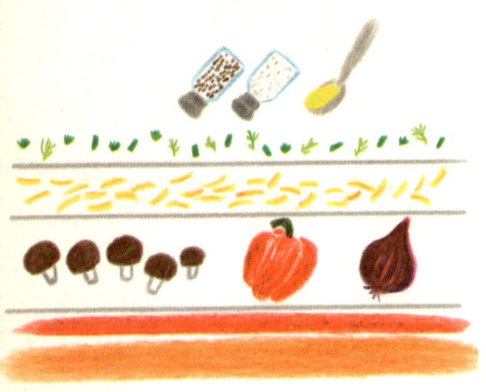

PÂTE
150 g de polenta
1 branche de romarin
100 ml de coulis
de tomate
½ oignon rouge
¼ de poivron rouge
1 cuillerée à soupe
d'huile d'olive
sel, poivre

GARNITURE
200 g de ricotta
200 g de coulis
de tomate
100 g de champignons
de Paris
1 cuillerée à soupe
d'huile d'olive
1 petite gousse d'ail
le reste de
l'oignon rouge
basilic
40 g de parmesan

POUR 4 PERSONNES - PRÊT EN 1 HEURE

PIZZA DE POLENTA

Préchauffer le four à 190 °C. Faire dorer l'oignon et le poivron finement hachés avec l'huile et une pincée de sel, pendant 7 minutes. Ajouter de l'eau (trois fois le volume de la polenta), le coulis de tomate et le romarin, porter à frémissement et assaisonner généreusement. Verser la polenta, baisser le feu et laisser cuire 3 minutes en remuant souvent. Étaler la polenta sur une plaque recouverte d'un papier sulfurisé. Enfourner 15-20 minutes, ou jusqu'à ce que la couche de polenta commence à griller et à durcir. Faire dorer les champignons tranchés avec l'huile, ajouter l'ail râpé et le basilic haché à la fin. Étaler le coulis de tomate sur la pâte, ajouter l'oignon tranché très finement, la ricotta en petits tas, les champignons, le parmesan râpé grossièrement et enfourner pour 5 à 10 minutes. Accompagner d'une salade.

CE QUI CHANGE

Ce n'est pas une vraie pâte à pizza, mais cette base de polenta a l'avantage d'être rapide à préparer et sans gluten. En revanche, il faut la précuire au four pour la faire croustiller, sinon elle reste molle. Et comme garniture, on peut y aller fort sur les légumes et mollo sur le fromage, pour un résultat plus équilibré.

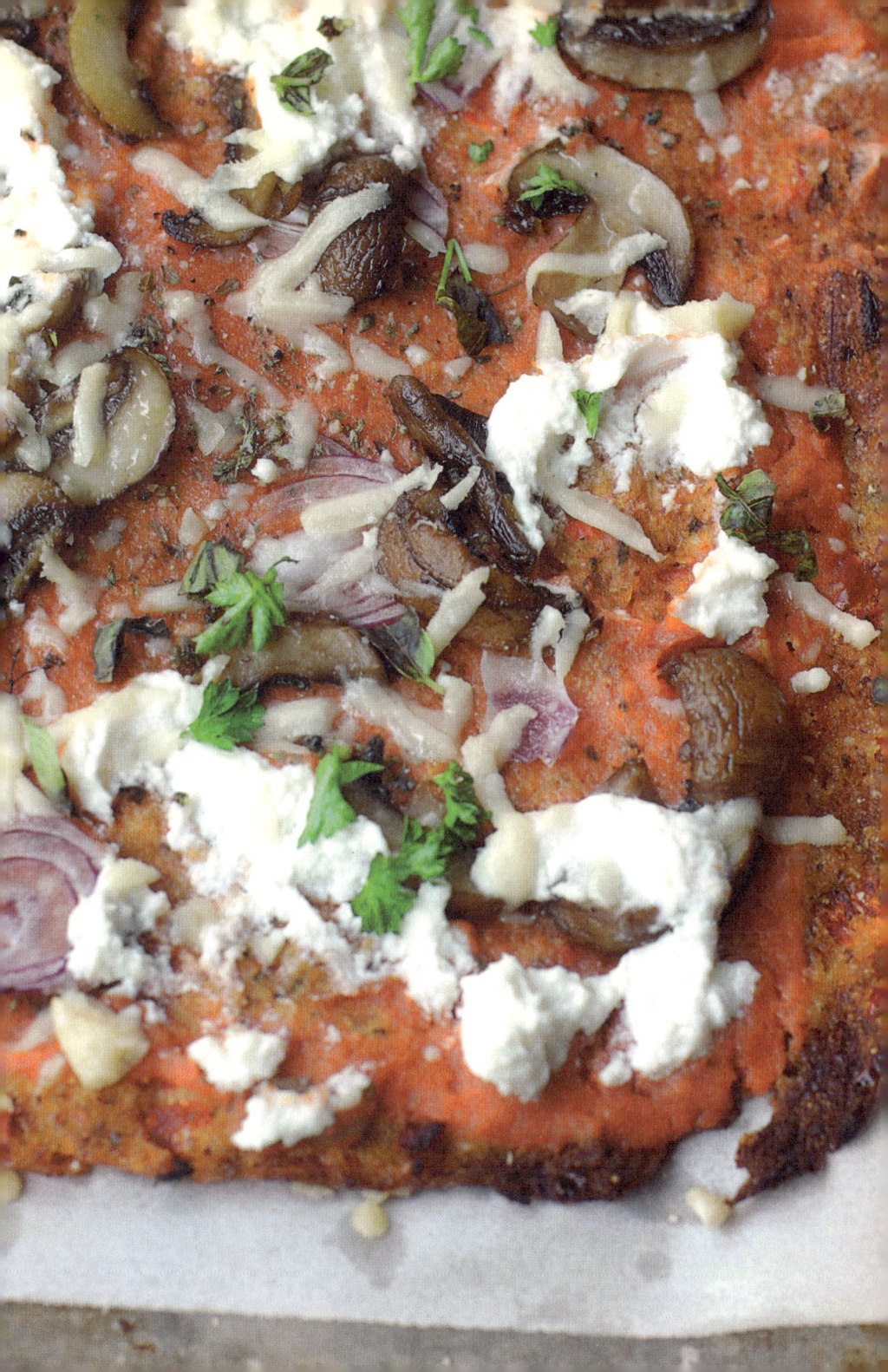

PÂTE
450 g de farine de blé bise (type 85)
2 cuillerées à soupe d'huile d'olive
15 g de levure de boulanger fraîche
300 ml d'eau
semoule très fine
1 cuillerée à café de sel

PESTO
1 botte de basilic
1 cuillerée à soupe d'huile d'olive
1 gousse d'ail, sel

GARNITURE
150 g de roquette
100 g de petits pois très frais
100 g de haricots verts fins
4-5 radis
2-3 oignons de printemps
2 œufs
200 g de de thon rouge
200 g de mozzarella
1 cuillerée à café d'huile d'olive
sel, poivre

POUR 4 PERSONNES - PRÊT EN 2 H (DONT 1 H 30 DE REPOS)

PIZZA NIÇOISE

Faire un puits avec la farine et y émietter la levure. Ajouter l'eau tiède, le sel et l'huile d'olive. Pétrir la pâte 8 minutes. La mettre dans un bol huilé, filmer et laisser doubler de volume 1 h 30, à température ambiante.
Mixer les feuilles de basilic avec l'ail, l'huile d'olive et du sel. Faire cuire les œufs pendant 7 minutes après la reprise de l'ébullition. Faire cuire les haricots équeutés et les petits pois de 5 à 7 minutes dans de l'eau bouillante salée. Préchauffer le four à 250 °C avec une plaque à l'intérieur. « Fariner » la pâte avec la semoule très fine. La diviser en deux parts, les étaler au rouleau en rectangle. Étaler le pesto et répartir la mozzarella en morceaux. Faire cuire la pizza 10 minutes sur la plaque du four recouverte de papier sulfurisé.
Saisir le thon dans une poêle, avec un peu d'huile, 2 minutes de chaque côté, sur feu fort. Garnir les pizzas avec la roquette, les radis et les oignons émincés finement, les œufs coupés, le thon en tranches, les petits pois, les haricots coupés. Saler et poivrer.

CE QUI CHANGE

Un intermédiaire entre pizza et salade : on garde le côté « miam » de l'une, en l'allégeant un peu avec tous les bienfaits végétaux de l'autre.

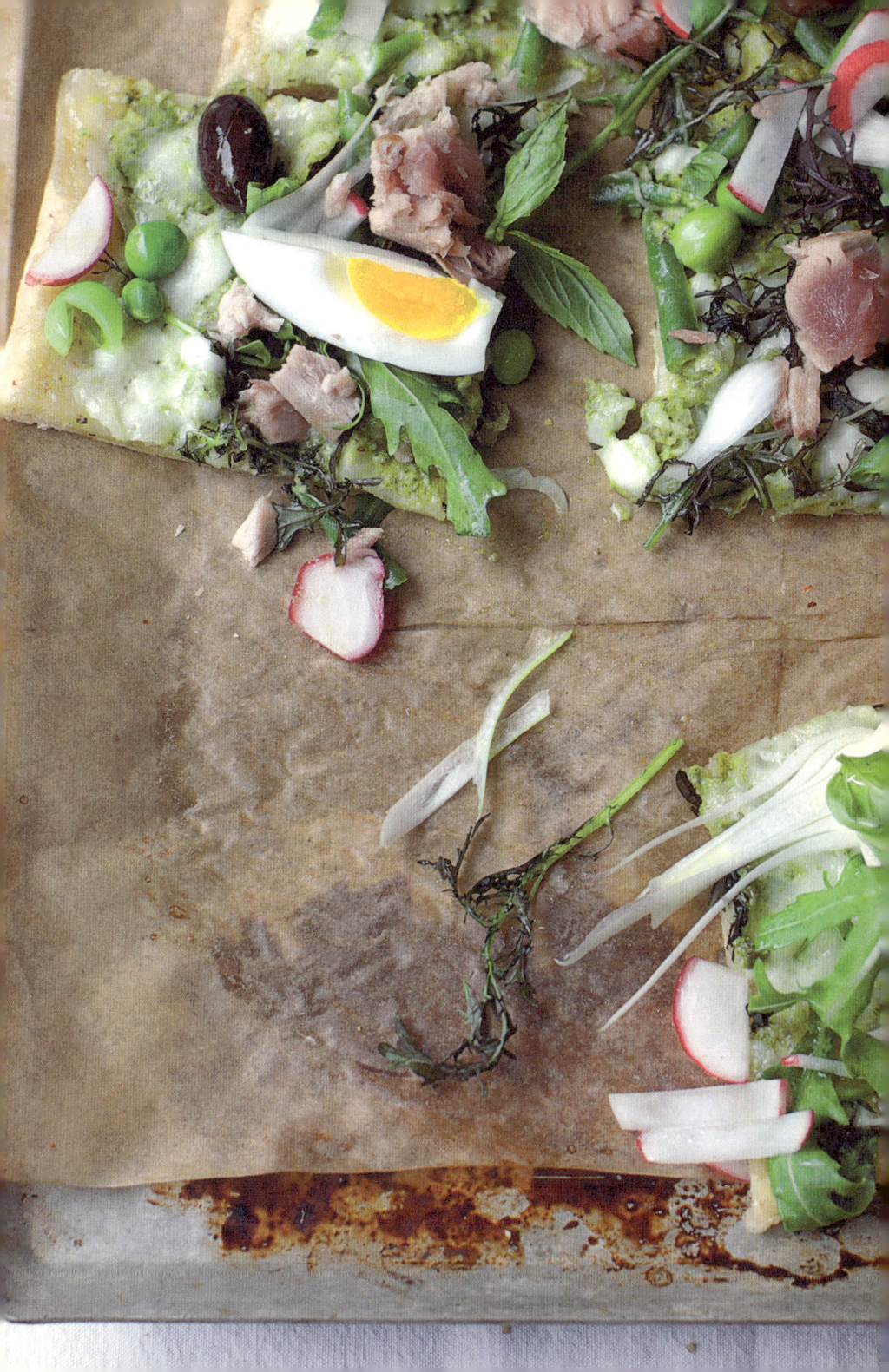

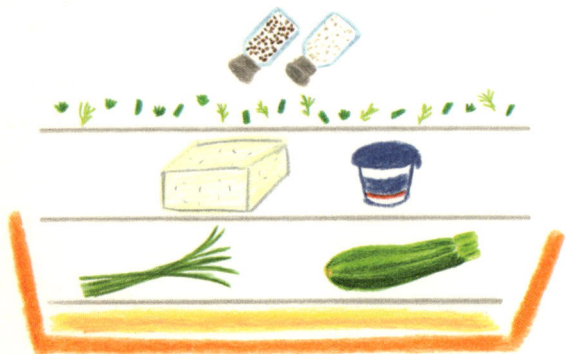

PÂTE
150 g de farine de riz
100 g de farine de pois chiches
1 cuillerée à soupe de Maïzena®
4 cuillerées à soupe d'huile d'olive
1 bonne pincée de sel

GARNITURE
4 courgettes
½ botte de ciboulette
250 g de tofu soyeux
150 g de crème de riz
2 cuillerées à café de Maïzena®
1 cuillerée à soupe d'huile
thym, sel, poivre

POUR 4 PERSONNES - PRÊT EN 1 HEURE

QUICHE NOGLU

Réunir les ingrédients secs de la pâte, mélanger, ajouter l'huile et 150 ml d'eau bien froide, remuer avec un couteau et travailler la pâte (ajouter de l'eau si nécessaire). Filmer la boule de pâte et laisser reposer au frigo pendant 1 heure. Préchauffer le four à 190 °C. Faire cuire les courgettes coupées en cubes au four avec l'huile, du sel et du poivre, du thym pendant 15 minutes. Fouetter le tofu, la crème de riz, la Maïzena®, bien assaisonner. Baisser le four à 180 °C. Étaler la pâte dans un moule à tarte huilé. La précuire après l'avoir couverte de papier sulfurisé et de haricots secs, pendant 10 à 15 minutes, puis la garnir des courgettes mélangées à la crème. Parsemer de ciboulette et enfourner pendant 25 minutes.

CE QUI CHANGE
C'est une quiche végétale, sans gluten, sans lactose, sans œuf, donc parfaite pour ceux qui ne supportent pas (ou préfèrent éviter) ces produits. Le tofu apporte des protéines végétales.

CONSEILS
La pâte est moins élastique, un peu plus difficile à travailler et à étaler, donc ne pas hésiter à rafistoler le fond de tarte avec des petits bouts si besoin. Ne pas hésiter à forcer un peu sur l'assaisonnement de la garniture.

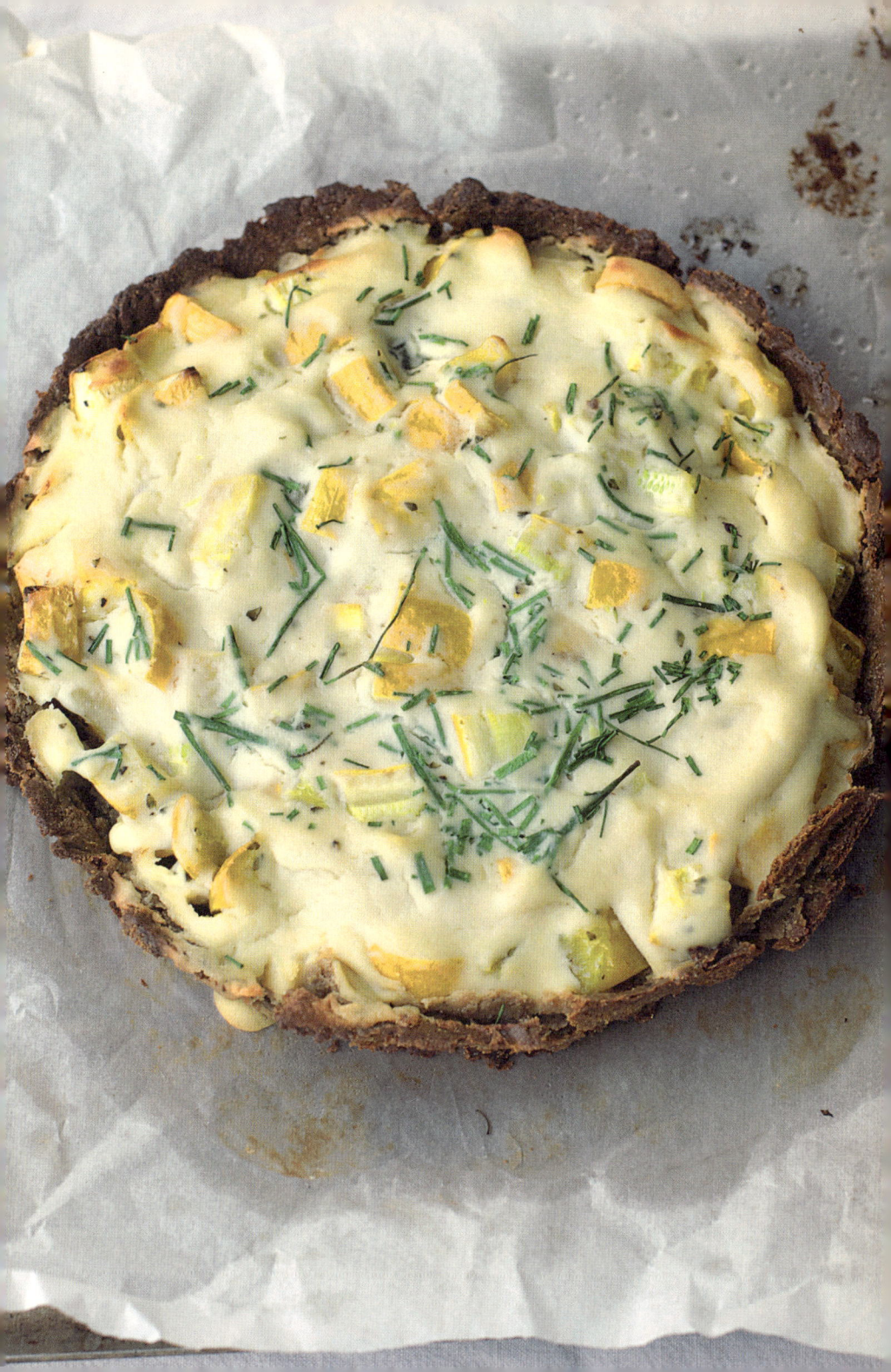

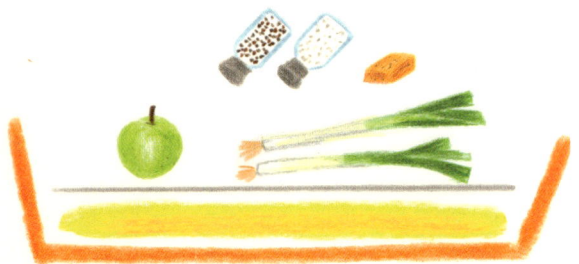

PÂTE	GARNITURE
200 g de farine de riz	2 poireaux
50 g de farine de châtaigne	1 pomme acide (type Canada)
1 bonne pincée de sel	150 g de tomme de vache affinée
100 g de beurre	150 g de yaourt à la grecque
	100 g de crème fraîche
	2 œufs
	1 cube de bouillon bio
	1 brin de thym
	muscade
	piment d'Espelette
	sel, poivre

POUR 4 PERSONNES - PRÊT EN 1 H 10

QUICHE POMME, POIREAU, CHÂTAIGNE

Mélanger les ingrédients secs de la pâte. Effriter le beurre coupé en morceaux, ajouter de l'eau froide, remuer avec un couteau et travailler la pâte (ajouter de l'eau si nécessaire). Filmer la boule de pâte et laisser reposer au frigo pendant 1 heure. Préchauffer le four à 180 °C. Étaler la pâte dans un moule beurré, pas trop grand, mais assez profon. La précuire couverte de papier sulfurisé et de haricots secs, pendant 10 ou 15 minutes.
Faire cuire les poireaux émincés avec le bouillon dilué dans un verre d'eau et le thym à couvert pendant 15 minutes. Égoutter.
Fouetter la crème, les œufs et le yaourt, assaisonner avec du sel, du poivre, de la muscade, du piment. Mélanger avec les poireaux. Ajouter la pomme râpée et le fromage coupé en cubes. Verser la garniture sur le fond de pâte et cuire 30 minutes, jusqu'à ce que la crème soit prise et le dessus un peu doré.

CE QUI CHANGE

C'est la nouvelle quiche aux poireaux. La farine de châtaigne est sans gluten – mais avec beaucoup de goût. La pomme râpée dans la garniture apporte une touche d'acidité qui marche bien avec un fromage un peu fort : c'est bien connu, une pomme par jour, c'est bon pour la santé.

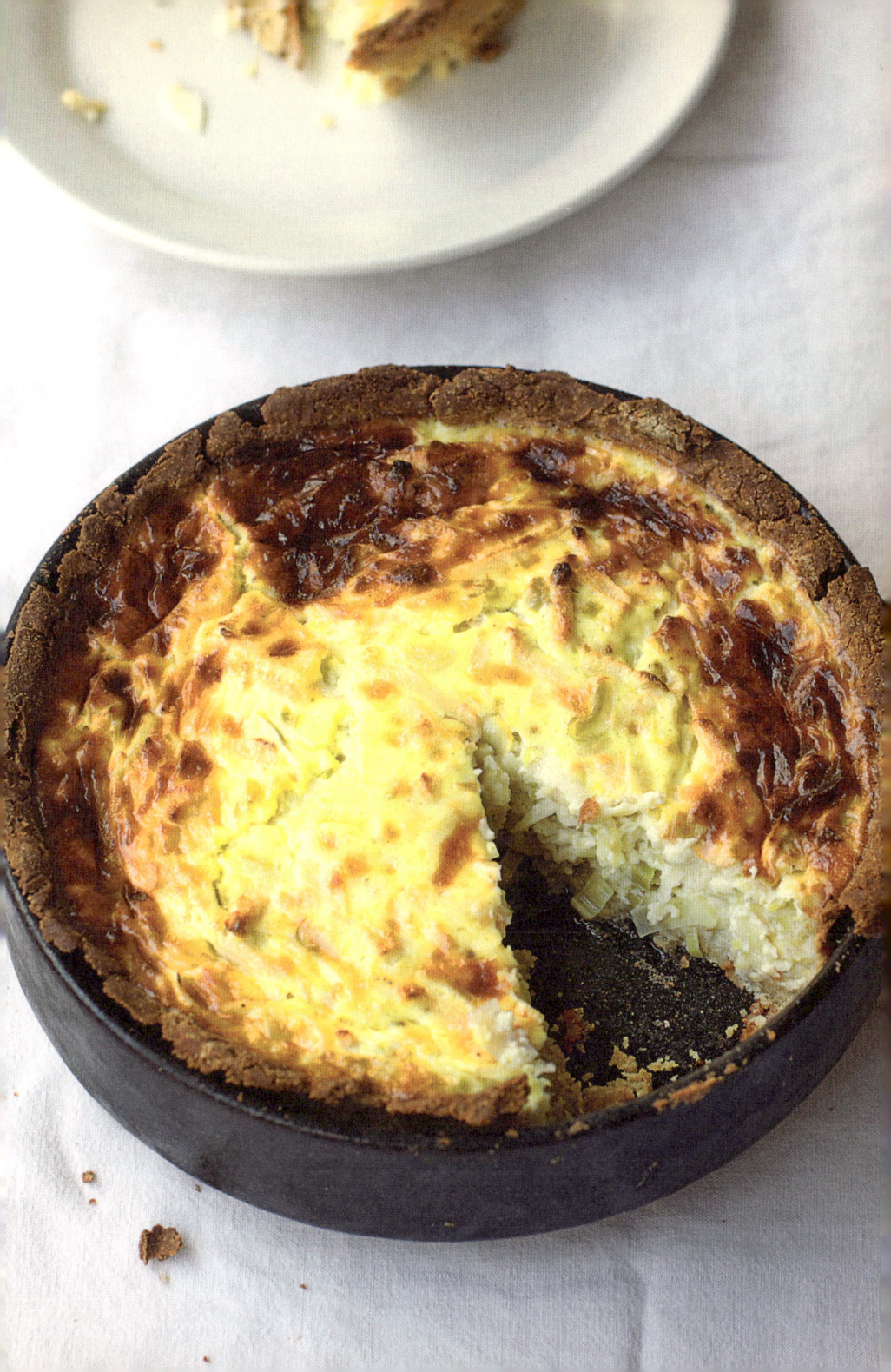

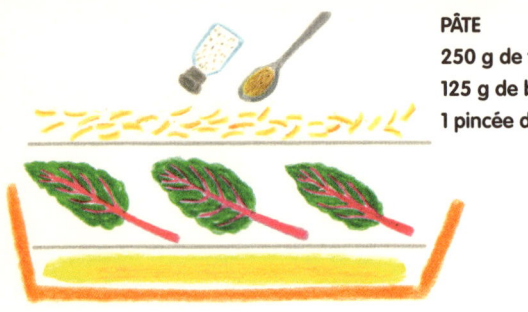

PÂTE
250 g de farine
125 g de beurre
1 pincée de sel

GARNITURE
1 botte de blettes colorées
3 cuillerées à soupe de purée de noisette
300 g de yaourt à la grecque
100 g de crème fraîche
1 œuf
200 g de tomme de chèvre
2 cuillerées à soupe d'huile
un peu de muscade
sel, poivre

POUR 6 PERSONNES - PRÊT EN 1 H 30

TARTE AUX BLETTES ET AUX NOISETTES

Mettre le beurre au congélateur 30 minutes. Le râper grossièrement dans la farine et le sel. Ajouter 6 cuillerées à soupe d'eau bien froide, remuer avec un couteau et travailler la pâte (ajouter de l'eau si nécessaire). Filmer la boule de pâte et laisser reposer au frigo au moins 1 heure. Préchauffer le four à 180 °C. Étaler la pâte dans un moule beurré. La précuire couverte de papier sulfurisé et de haricots secs, pendant 20 minutes, puis 5 à 10 minutes sans les haricots. Faire cuire les côtes de blettes hachées dans de l'eau bouillante salée pendant 4 minutes. Égoutter. Faire revenir les côtes et les feuilles hachées avec l'huile dans une poêle sur feu moyen, pendant 7 minutes en remuant. Mélanger la purée de noisette avec 5 cuillerées à soupe de yaourt. Saler et poivrer. Fouetter la crème avec le yaourt restant et l'œuf, assaisonner avec du sel, du poivre et de la muscade. Étaler le mélange aux noisettes sur le fond de pâte. Répartir les blettes, verser le mélange œuf-crème-yaourt, râper le fromage et cuire 20 minutes.

CE QUI CHANGE
La purée de noisette joue le même rôle qu'une crème d'amande dans une tarte sucrée : elle fait le lien entre la pâte et la garniture de légumes – tout en apportant les bienfaits des oléagineux, tout en bons gras protecteurs de l'organisme. Une tarte très vertueuse donc, riche, grâce aux blettes, en vitamine C, potassium, magnésium…

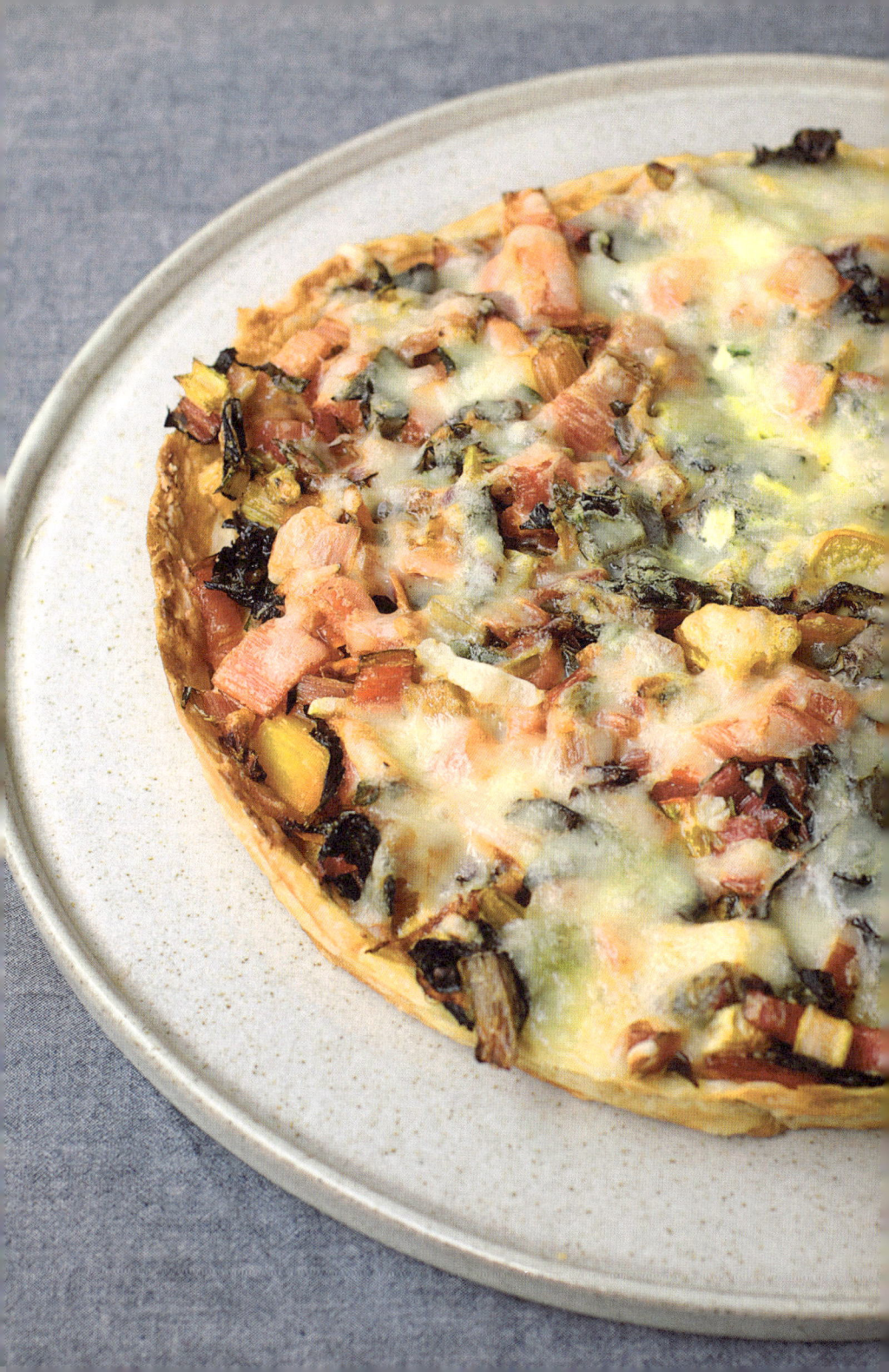

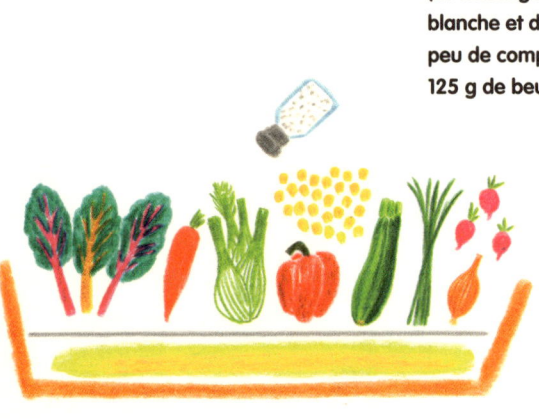

PÂTE
250 g de farine
(un mélange de
blanche et d'un
peu de complète)
125 g de beurre salé

GARNITURE
400 g de légumes
variés (petites carottes,
courgette, oignon,
fenouil, épinards,
radis, maïs, poivron…)
3 œufs
150 ml de crème
liquide entière
150 g de fromage
blanc
brins de ciboulette
piment & muscade
2 gousses
de cardamome
sel, poivre

POUR 4 PERSONNES - PRÊT EN 2 HEURES (DONT 1 H DE REPOS)

TARTE MULTILÉGUMES

Mettre le beurre au congélateur 30 minutes. Le râper grossièrement dans la farine et le sel. Ajouter 4 cuillerées à soupe d'eau froide. Remuer le tout avec un couteau et travailler la pâte (ajouter de l'eau si nécessaire). Filmer la boule de pâte et laisser reposer au moins 1 heure au frigo. L'étaler et en foncer un moule beurré.
Préchauffer le four à 180 °C. Blanchir les légumes coupés en cubes de 1 cm pendant 4 minutes dans de l'eau bouillante bien salée. Les égoutter et les plonger dans de l'eau avec des glaçons. Fouetter la crème, le fromage blanc, les œufs. Saler, poivrer, ajouter le piment, la muscade, les graines de cardamome, puis la ciboulette hachée. Précuire la pâte couverte de papier sulfurisé et de haricots secs pendant 20 minutes. Garnir le fond de tarte de légumes, verser l'appareil et faire cuire 25 à 30 minutes.

CE QUI CHANGE
L'idée est de faire une quiche peu riche, sans fromage et avec peu de crème, mais très chargée en légumes. Leur variété (en goûts, couleurs, textures) apporte l'intérêt gustatif !

VARIATION
Cette tarte s'accommode bien d'un appareil au tofu, sans crème ni œufs.

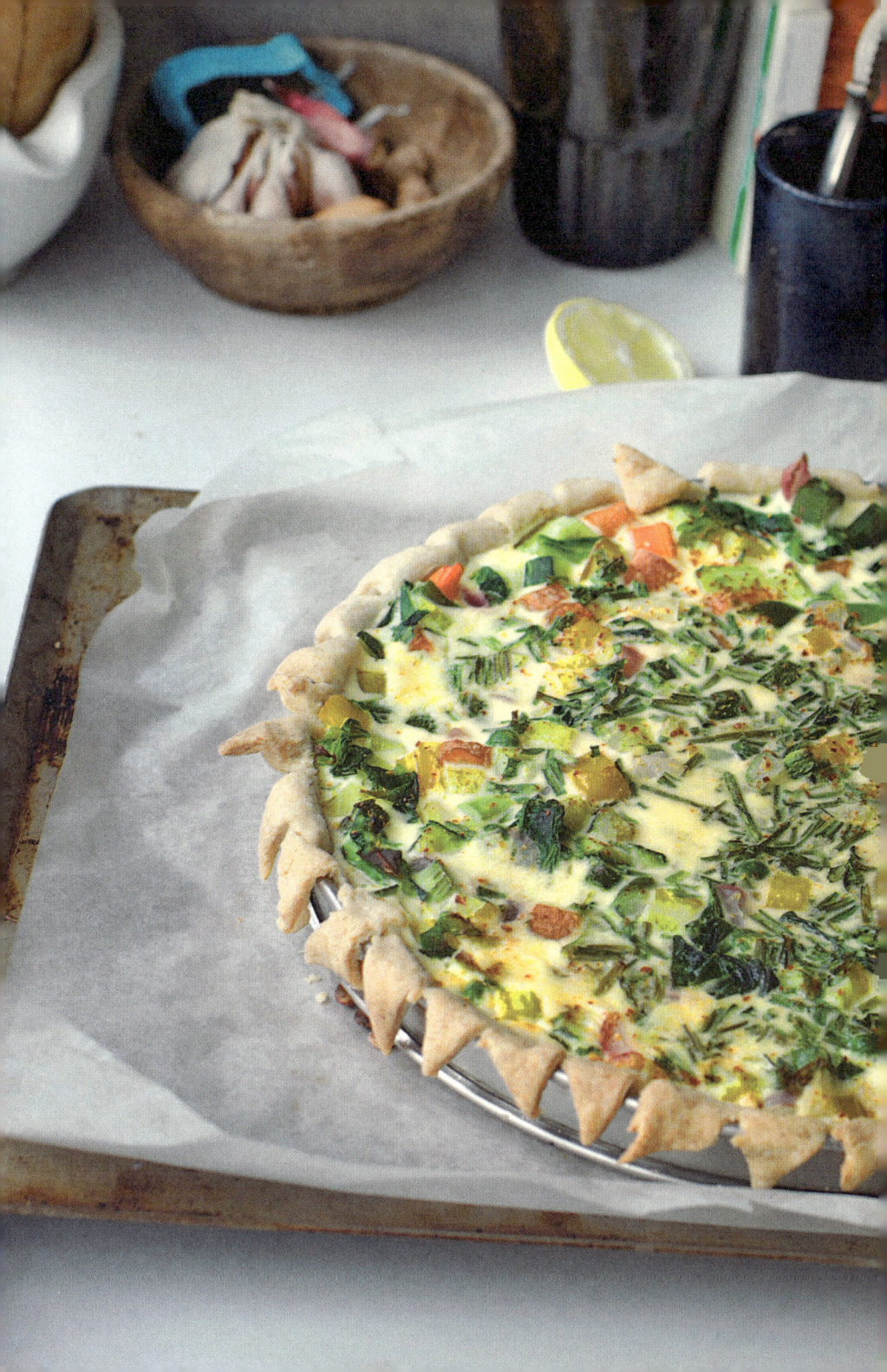

PASTA, NOUILLES, RIZ
CE QUI CHANGE DANS CETTE MÉTHODE

– Le type d'**accommodement** : on dépasse la simple sauce et on accommode avec des légumes, des légumineuses, des pestos… ; on fait par exemple des sauces tomates enrichies en légumes.
– On modifie les **proportions pasta ou riz / accommodement**, pour que le repas soit plus complet qu'une grosse assiette de féculents.
– **Pour le risotto :** on varie la céréale.
– **Pour les nouilles asiatiques :** une cuisson très rapide, d'autres goûts, d'autres assaisonnements que ceux des pasta classiques.

COMMENT COMPOSER UNE ASSIETTE DE PÂTES

Pour un dîner en semaine, on sait tous se concocter un bon plat de pâtes en improvisant… Voici quelques conseils pour étendre et varier son répertoire et faire d'un plat de pâtes tout simple, un repas plus recherché !

LA MÉTHODE

 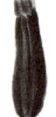 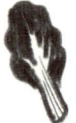

Des pâtes

Autour de 100 g par personne (poids cru). On peut tenter les pâtes complètes. Elles ont un côté un peu rébarbatif et ont besoin de sauces ou de garnitures au goût un peu fort et/ou onctueux : légumes verts, pestos un peu corsés, champignons, piment, lard, crème…

Des légumes

25-30 g. Au choix :
Légumes rôtis : courge, courgette, aubergine…
Légumes en purée qui forment une sorte de sauce, à allonger avec de l'huile d'olive, du coulis de tomate, de la ricotta ou un autre fromage frais.
Légumes verts poêlés avec de l'ail et des anchois qui se défont dans l'huile pour former une sauce : épinards, chou émincé…

Des légumes à feuilles jetés tels quels dans les pâtes avec des assaisonnements, ou préalablement poêlés si les feuilles sont un peu plus fermes (comme celles des blettes) : 70-100 g.

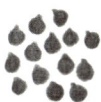 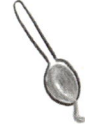

Des légumineuses

Des pois chiches (avec du zeste de citron, de l'huile d'olive ou de la crème, du parmesan), des haricots et du coulis de tomate : 30 g.

De la sauce

1 à 2 cuillerées à soupe.
Pestos, classiques ou différents (avec des amandes, des graines de courges, des fanes de radis…) ;
Sauce tomate mixée avec des légumes cuits (courgette, carotte) ;
Ou simplement de l'**huile d'olive.**

COMMENT COMPOSER DES NOUILLES SAUTÉES (OU UN RIZ SAUTÉ)

C'est une autre manière, particulièrement gourmande, simple et pratique, de faire du riz ou des pâtes un repas complet, et qui change. L'idée est de procéder sur feu assez fort, au wok ou dans une poêle, en remuant continuellement les ingrédients.

LA MÉTHODE

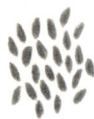 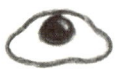 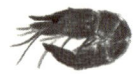

Le riz / les nouilles

On fait cuire le riz et on laisse refroidir (le riz complet ainsi que le riz gluant marchent aussi) ou les nouilles (nouilles somen, udon, nouilles chinoises de riz plates, nouilles chinoises aux œufs…). On les remue bien pour les détacher et les mélanger aux autres ingrédients : 100 à 200 g de nouilles ou riz cuit par personne (soit à peu près la moitié en cru).

Un œuf

C'est par lui qu'on commence : on le bat comme pour le brouiller, à feu vif, dans un peu d'huile. Compter 1 œuf pour 2 personnes comme point de départ (à augmenter si l'on n'a pas d'autres protéines sous la main).

Des protéines

Des lamelles de poulet, par exemple, qu'on fait dorer : de 100 à 150 g pour 2 suffisent. Du bœuf, des crevettes, du jambon, du tofu, etc. font aussi l'affaire

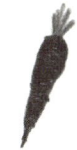 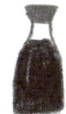

Des légumes

Carottes, courgettes, petits pois, pois mange-tout… coupés en bâtonnets si nécessaire : 250 à 300 g en tout, mais on peut augmenter largement cette proportion (500 g, 700 g) si on veut plutôt des légumes aux nouilles (ou au riz) que des nouilles (ou du riz) aux légumes.

Un assaisonnement

Sauce soja, pincée de sucre, gingembre et ail râpés… Il faut un élément liquide et des ingrédients aromatiques, 2 cuillerées à soupe environ. On peut aussi ajouter du lait de coco, un peu de bouillon et baisser le feu pour obtenir un plat un peu plus cuit, plus « humide » : 100 ml environ.

COMMENT COMPOSER UN RISOTTO, SARRASOTTO OU AUTRE

Si on sait faire un risotto, on saura faire selon la même technique un orgeotto, un épeautrotto : ça ne sera jamais lié comme un véritable risotto au riz rond, car ces céréales libèrent moins d'amidon. Mais le résultat est intéressant à découvrir.

LA MÉTHODE

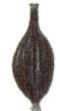 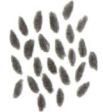 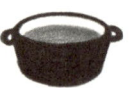

Une base aromatique

Une échalote suée dans le beurre ou l'huile.

Des céréales

Riz rond pour la version traditionnelle, mais aussi orge, sarrasin, épeautre, pâtes langues d'oiseau… : 40-50 g.

Du bouillon

Bouillon de poulet ou de légumes, maison ou cube bio dilué dans de l'eau avec des épices : 200-300 ml.

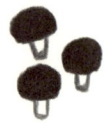 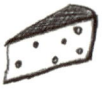 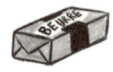

Une garniture

Légumes (petits pois, asperges, betterave cuite, poireau, champignons…), jambon, saucisse… : 50 g en tout.

Du fromage

Parmesan, comté, ou tout autre fromage qui fond, pour les protéines : 20-30 g ; on peut s'en passer si l'on veut limiter le gras.

Un liant

Beurre, parmesan de nouveau, mascarpone, crème… Mais là aussi, on peut s'en passer.

COMMENT COMPOSER UN BOL DE NOUILLES ASIATIQUES

On peut composer facilement des bols complets et délicieux à mi-chemin entre les nouilles sautées et la salade, qui constituent un plat complet très frais. L'avantage, c'est que les nouilles cuisent très vite (on les rince ensuite à l'eau froide). Le liquide ou la sauce suffit à les détacher.

LA MÉTHODE

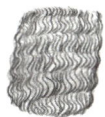 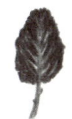 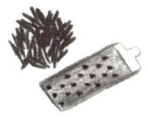

Des nouilles

L'idéal : les soba, avec leur bon goût de sarrasin. Mais aussi les nouilles fines de soja (nouilles cellophanes) ou les nouilles de riz. Environ 50 g.

Des légumes

À feuilles : cresson, mizuna, blettes cuites… Une belle poignée, presque 100 g pour 1 personne.
Rôtis : courge, céleri-rave, carotte… 150-200 g.

Des crudités râpées

Carotte, fenouil, radis… 150-200 g.

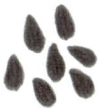 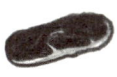 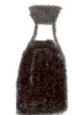

Un truc craquant

Amandes torréfiées, graines de courge… 1 cuillerée à soupe.

Des herbes
Coriandre, ciboulette, aneth… 6-7 brins.

Une protéine

Saucisse grillée en tranches, jambon, tofu… 50-100 g.

Une sauce

Citron vert-soja (avec une pointe de sucre ou de miel) : 1 cuillerée à soupe.

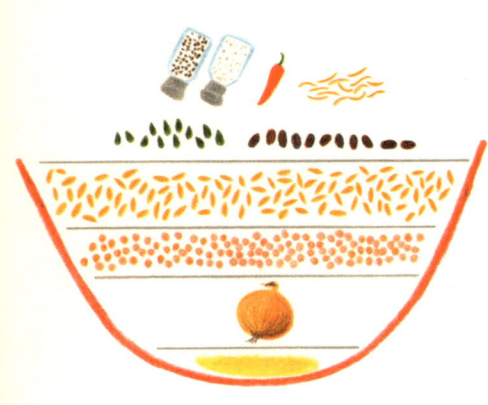

150 g de riz long complet
60 g de lentilles corail
80 g de fruits séchés (raisins, abricots hachés, cranberries…)
50 g de fruits secs (amandes, noix de cajou, graines de courge…)
30 g de beurre
1 oignon
un peu de cidre (ou vin blanc ou jus de raisin)
1 pincée de zeste d'orange finement râpé
1 bonne pincée de piment
sel, poivre

POUR 4 PERSONNES - PRÊT EN 1 HEURE

PILAF LENTILLES, RIZ ET FRUITS SECS

Faire revenir l'oignon haché avec le beurre dans une cocotte jusqu'à ce qu'il soit transparent. Ajouter le riz et les lentilles rincés, le piment, le zeste d'orange, saler et poivrer. Ajouter les fruits séchés trempés dans le cidre et égouttés. Mélanger, ajouter 2 volumes d'eau, porter à ébullition, puis baisser le feu. Couvrir et faire cuire un peu moins longtemps que le temps indiqué sur le sachet de riz. Parsemer d'amandes ou des autres fruits secs hachés.

CE QUI CHANGE

L'ajout de légumineuses enrichit un simple bol de riz en protéines, tandis que les oléagineux et les fruits séchés apportent du goût, de l'énergie, du bon gras… Servir ce pilaf en accompagnement ou bien, avec des légumes, en plat principal (quitte à manger le même jour un repas plus protéiné avec poisson ou viande). Sa texture change des riz collants : ce mode de cuisson permet de garder les grains bien détachés, fermes.

VARIATION

On peut « tricher » et utiliser un reste de riz cuit, en le mélangeant avec l'oignon revenu dans le beurre et les fruits, et en passant le tout 10 minutes au four pour bien lier et réchauffer.

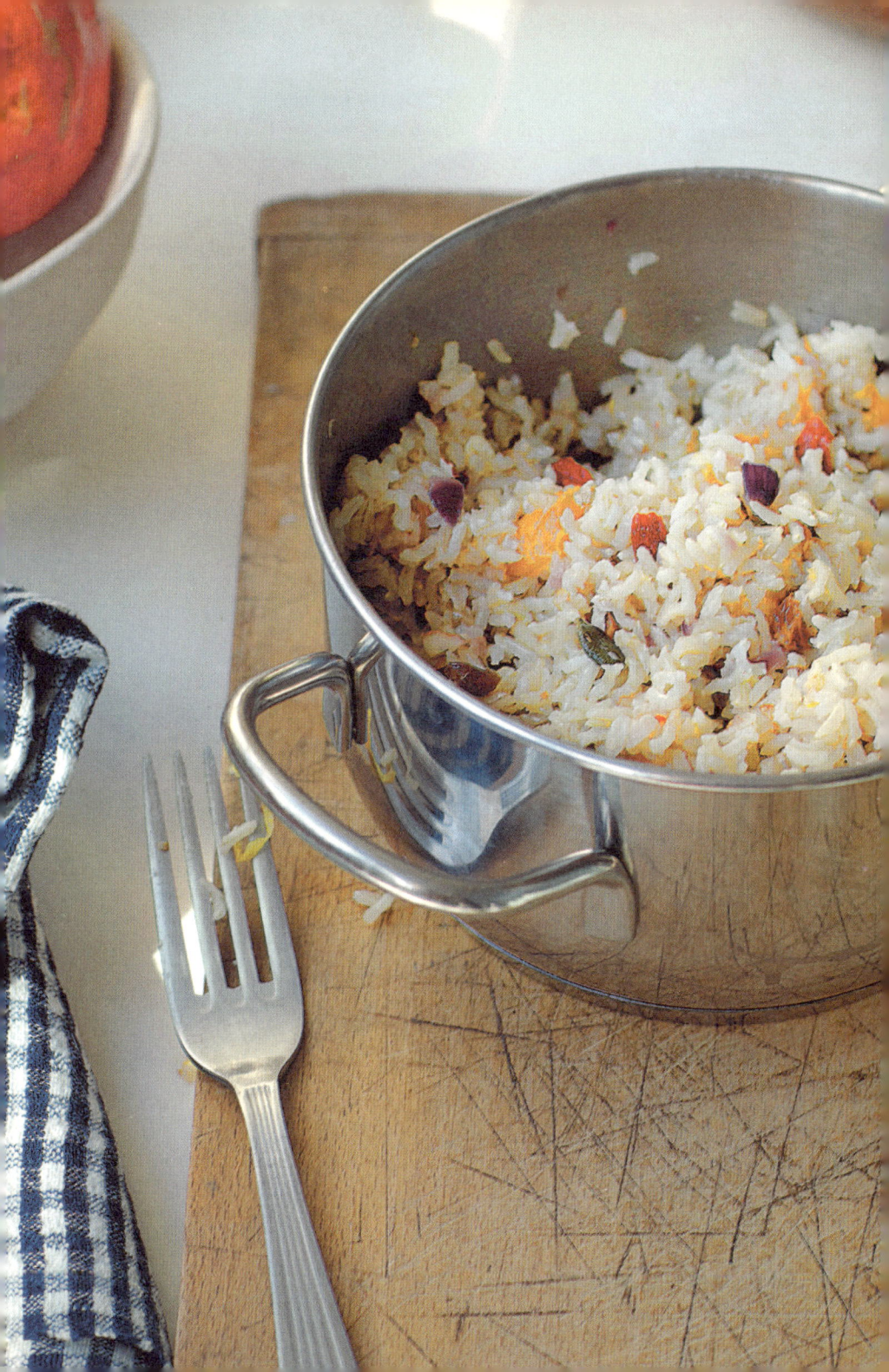

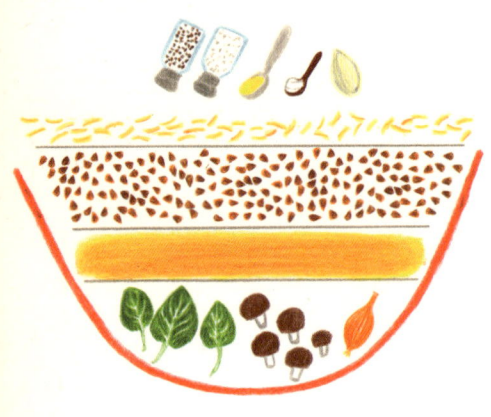

150 g de sarrasin grillé kasha
150 g de champignons
300 g d'oseille
1 litre de bouillon (2 cubes bio)
40 g de parmesan ou de comté
1 cuillerée à soupe de crème fraîche
3 cuillerées à soupe d'huile d'olive
1 échalote
1 gousse d'ail
sel, poivre, beurre

POUR 3 PERSONNES, EN ACCOMPAGNEMENT - PRÊT EN 35 MINUTES

RISOTTO DE SARRASIN

Faire cuire les feuilles d'oseille (garder 3 feuilles de côté) avec un peu de beurre dans une petite casserole à feu doux, jusqu'à ce qu'elles «tombent». Les mixer avec la crème, du sel et du poivre. Faire dorer les champignons tranchés dans un peu d'huile à feu assez vif, pendant 5 minutes. Hors du feu, ajouter l'ail râpé. Faire revenir l'échalote émincée avec un peu d'huile, jusqu'à ce qu'elle soit transparente. Ajouter le sarrasin rincé, remuer délicatement. Ajouter le bouillon chauffé, louche par louche, en remuant délicatement et en attendant à chaque fois qu'il soit absorbé, jusqu'à ce que le sarrasin soit cuit. En fin de cuisson, ajouter les champignons, les feuilles d'oseille déchirées, la crème d'oseille et du fromage râpé.

CE QUI CHANGE

La céréale change, mais pas la méthode – même si l'effet final n'est pas le même, car les céréales n'ont pas toutes cette propriété du riz rond de coller tout en restant *al dente*. Cette recette ne vise pas à remplacer un «vrai» risotto – mais plutôt à proposer une manière de cuisiner le sarrasin, céréale «pauvre» qu'il est bon de réhabiliter sous ses différentes formes et qu'on peut, selon les régions, acheter localement : geste écolo.

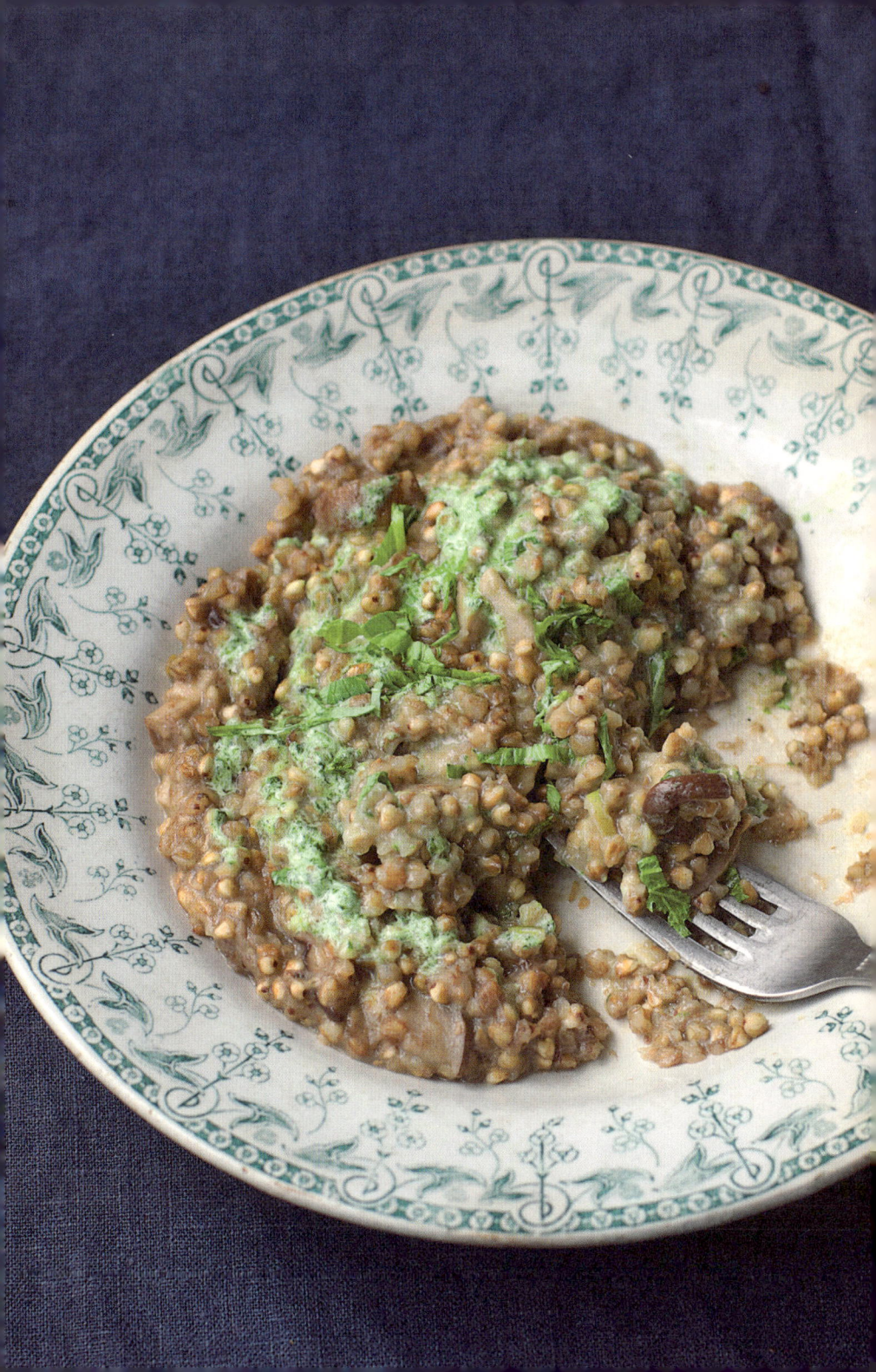

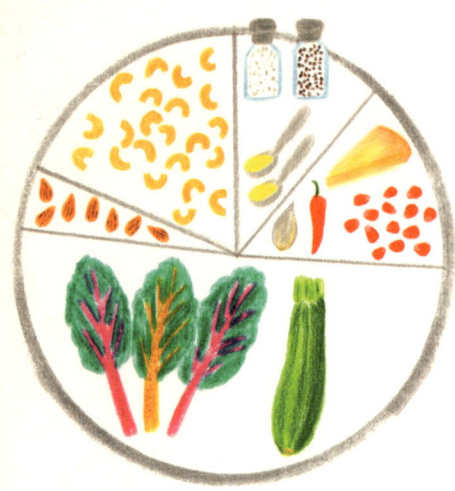

250 g de pâtes complètes
1 botte de blettes
1 courgette
1 gousse d'ail
1 cuillerée à soupe d'amandes (ou de purée d'amande)
2 cuillerées à soupe d'huile d'olive
un peu de piment
sel, poivre
quelques grains de grenade
parmesan

POUR 2 PERSONNES - PRÊT EN 30 MINUTES

PÂTES COMPLÈTES AUX BLETTES

Plonger les côtes de blettes coupées en tronçons 4 minutes dans de l'eau bouillante salée. Égoutter. Plonger les feuilles hachées 2 minutes dans l'eau bouillante, puis bien les égoutter. Mixer les feuilles avec 1 cuillerée d'huile, les amandes ou la purée d'amande, du sel et du poivre, un peu de piment, l'ail râpé et 1 cuillerée des côtes cuites. Goûter et assaisonner si nécessaire. Faire cuire la courgette coupée en cubes et les côtes de blettes avec l'autre cuillerée d'huile dans une poêle pendant 8 minutes. Faire cuire les pâtes *al dente*, les accompagner de sauce et de légumes, de parmesan et de quelques grains de grenade.

CE QUI CHANGE

Vrai cocktail nutritif avec les pâtes complètes (de préférence bio pour éviter les pesticides), les blettes (potassium, magnésium, vitamines) cuisinées en pesto, les amandes qu'on ne présente plus, l'ail idem et la touche crue, vitaminée et antioxydante de la grenade.

VARIATIONS

Ajouter 2 ou 3 anchois dans la sauce si on aime.
Faire rôtir la courgette au four pendant 15 minutes à 190 °C.

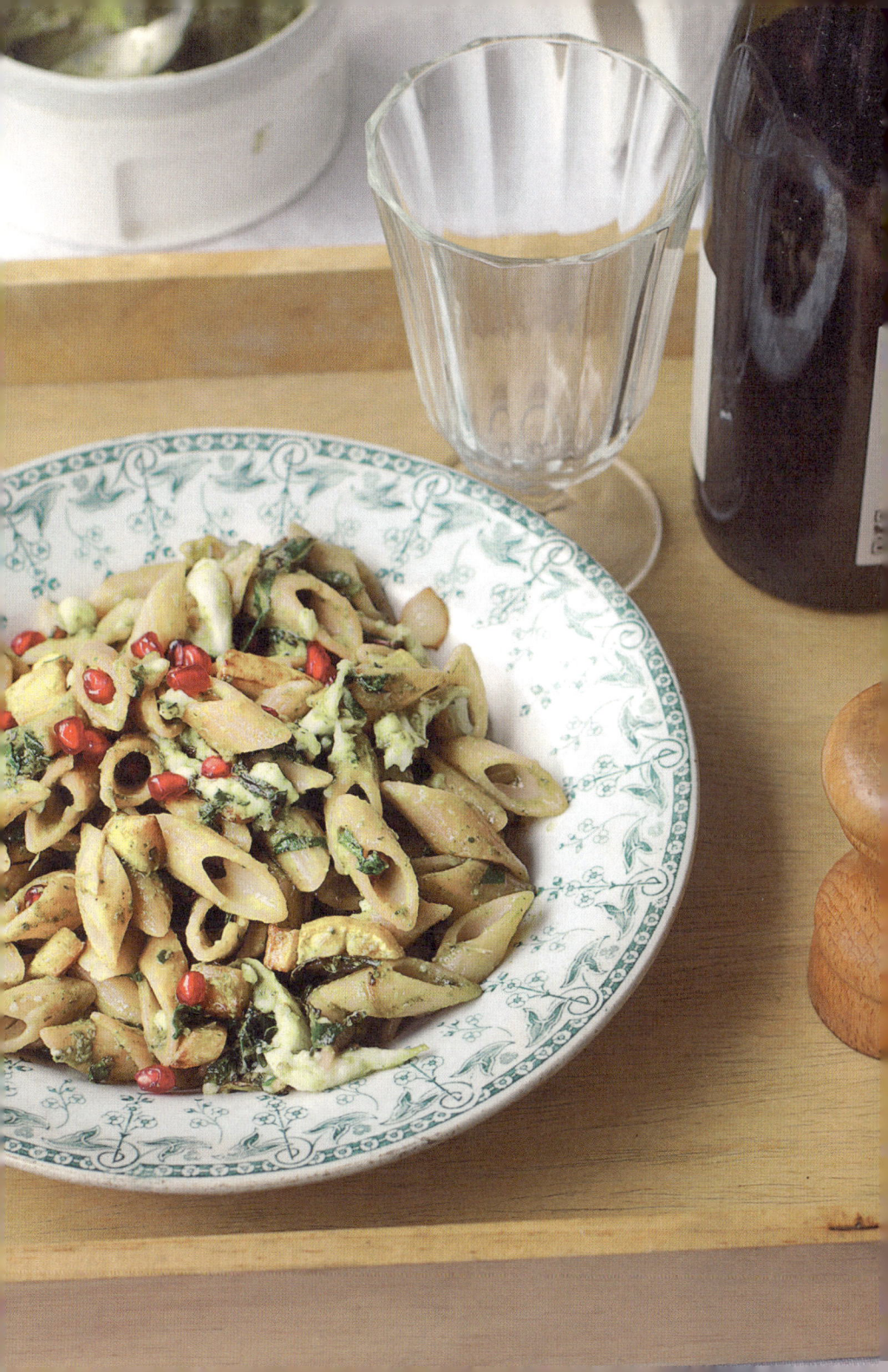

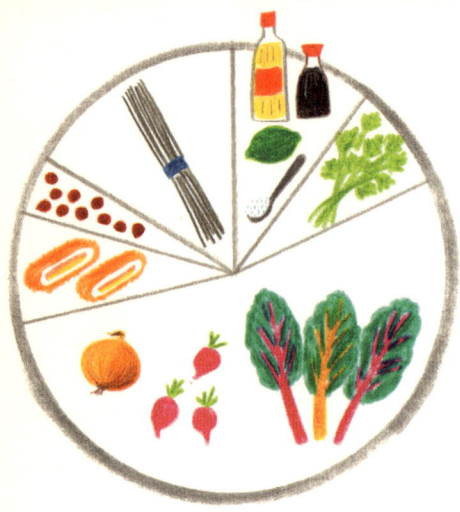

1 faisceau de
nouilles soba
1 cordon bleu tout fait
1 petite botte
de blettes
2 oignons
de printemps
3 radis
1 cuillerée à soupe
d'huile d'olive
1 poignée de noisettes
grillées
quelques brins
de persil plat

SAUCE
50 ml de sauce soja
50 ml de mirin
(alcool de riz)
un peu de jus
de citron vert
1 cuillerée à café
de sucre

POUR 2 PERSONNES - PRÊT EN 30 MINUTES

DÉLICE DE SOBA

Jeter les côtes de blettes hachées dans de l'eau bouillante bien salée. Égoutter au bout de 4 minutes. Faire cuire les côtes et les feuilles hachées avec l'huile, dans une poêle sur feu moyen, en remuant pendant 7 minutes. Faire cuire les soba en suivant les instructions du paquet et rincer à l'eau froide.
Mélanger les ingrédients de la sauce, goûter et ajuster à son goût.
Disposer les soba dans deux assiettes creuses. Verser un peu de sauce. Ajouter les blettes, puis le cordon bleu cuit et coupé en lamelles. Recouvrir d'oignons et de radis émincés très finement. Parsemer de noisettes et de feuilles de persil.

CE QUI CHANGE

Les Japonais ont inventé cette façon gourmande de manger du sarrasin (ou blé noir) : les nouilles soba, acoquinées ici à des feuilles bien vertes (bonnes pour le corps et la peau) et à un peu de *junk food* sous forme de cordon bleu. Preuve que tout peut se mélanger, tout est question d'équilibre global.

VARIATIONS

On peut utiliser du jambon, de la saucisse, du poulet, du tofu… à la place du cordon bleu.

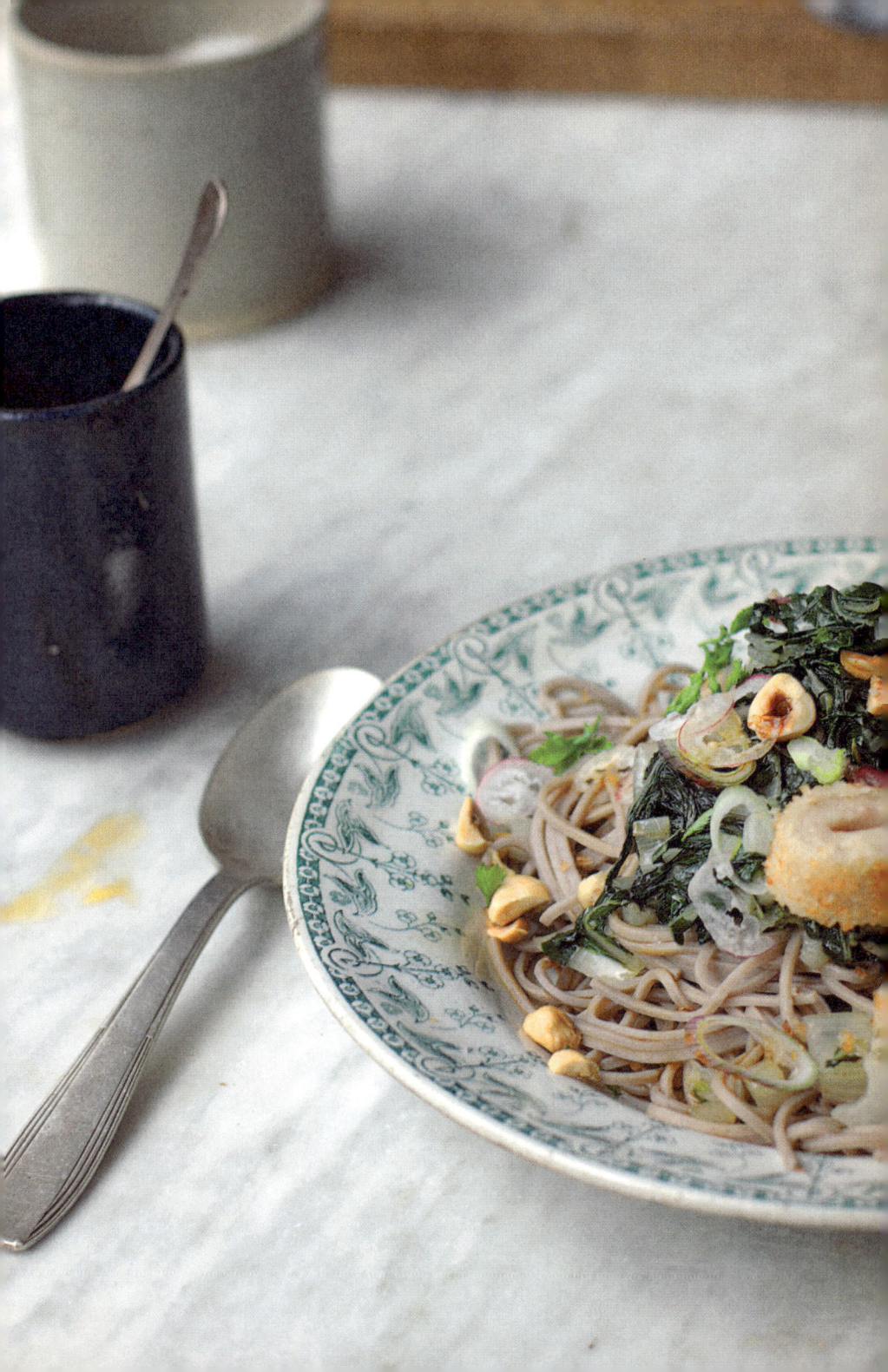

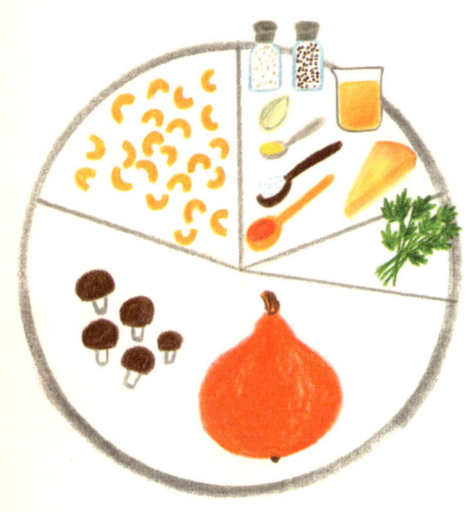

400 g de pâtes
courtes ou 500 g
de pâtes fraîches
parmesan

CHAMPIGNONS
200 g de
champignons de Paris
1 gousse d'ail
quelques brins
de persil plat
1 cuillerée à soupe
d'huile d'olive

PURÉE DE POTIMARRON
1 petit potimarron
1 cuillerée à soupe
de coulis de tomate
1 cuillerée à soupe
de ricotta
un peu de bouillon
(un cube bio)
3 gousses d'ail
2 cuillerées à soupe
d'huile d'olive
sel, poivre du moulin

POUR 4 PERSONNES - PRÊT EN 1 H 15

PÂTES D'AUTOMNE

Préchauffer le four à 180 °C. Faire rôtir au four le potimarron coupé en cubes de 4 cm avec l'huile d'olive, les gousses d'ail écrasées au couteau (non épluchées), du sel et du poivre pendant 30 minutes. Mixer en éliminant les gousses d'ail. Mélanger 200 g de purée de potimarron, la ricotta et le coulis de tomate. Goûter pour rectifier l'assaisonnement. Ajouter un peu de bouillon pour obtenir une consistance assez coulante (plus qu'une purée, mais moins qu'une soupe). Faire cuire les pâtes. Faire dorer les champignons coupés en tranches avec 1 cuillerée à soupe d'huile et 1 pincée de sel dans une poêle sur un feu assez fort, pendant 5 minutes. Hors du feu, ajouter le persil plat haché et l'ail râpé finement aux champignons et bien remuer. Accompagner les pâtes de sauce au potimarron, des champignons et de copeaux de parmesan.

CE QUI CHANGE

La sauce à base de légumes rôtis est une façon de manger davantage de légumes – même en hiver. La proportion de pâtes par rapport à la «sauce» et aux champignons peut être personnalisée, en fonction de votre envie de manger une belle assiette de pâtes aux légumes, ou plutôt une assiette de légumes aux pâtes.

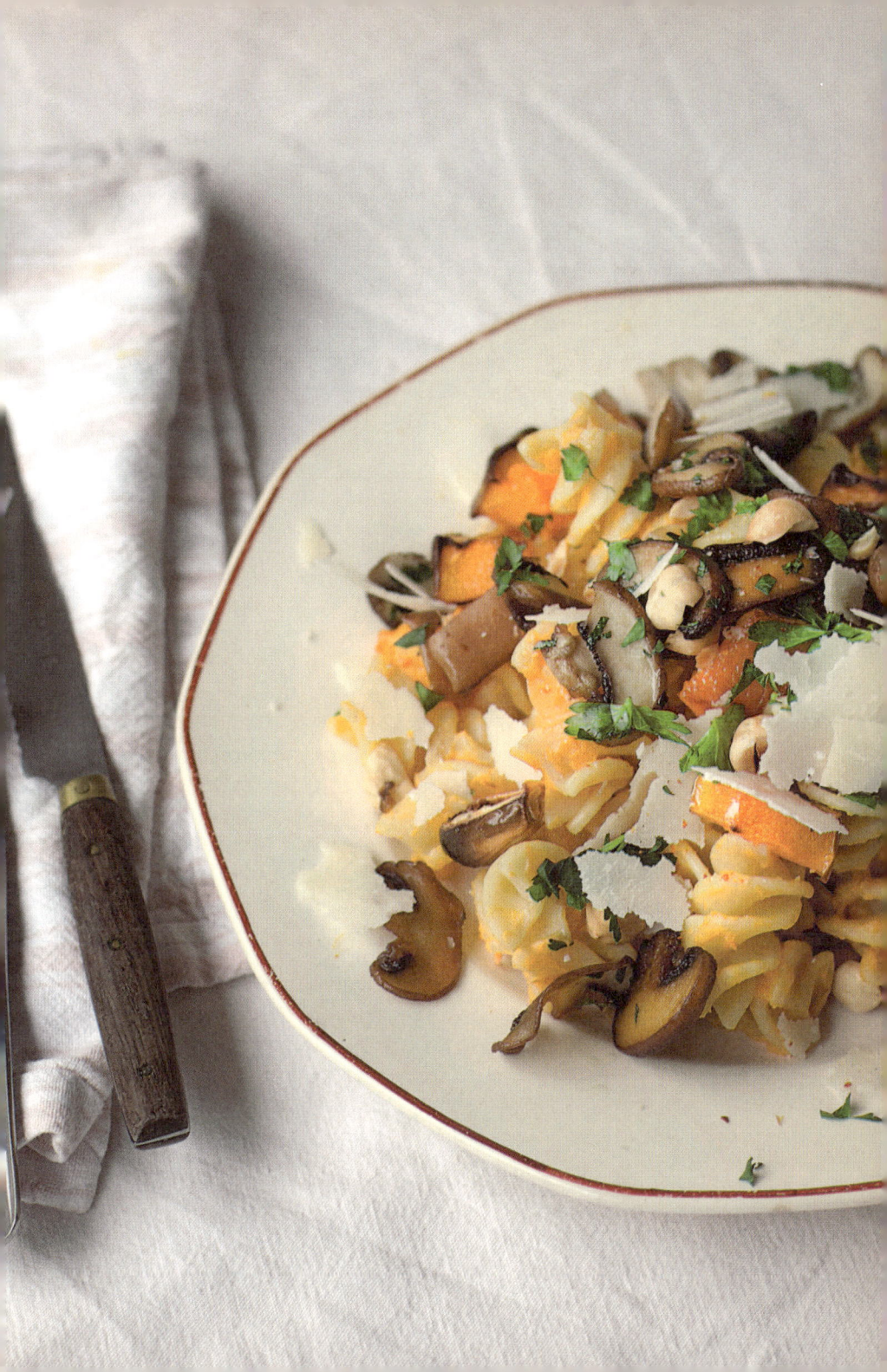

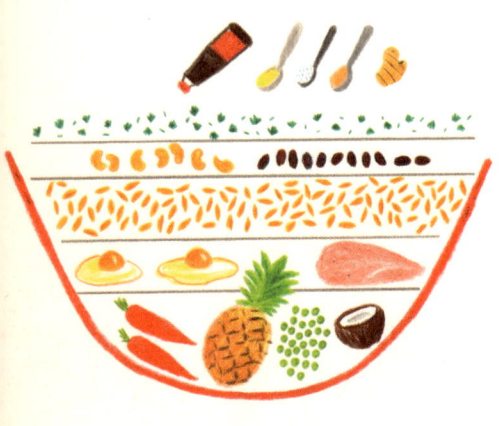

1 ananas
2 petites carottes
75 g de petits pois
150 g de riz basmati (poids sec), déjà cuit et refroidi
150 g de blanc de poulet
2 œufs
30 g de noix de cajou hachées
1 trait de sauce d'huître (ou de sauce soja)
1 cuillerée à café de garam masala

1 pincée de sucre
2 cuillerées à soupe d'huile neutre
1 petit morceau de racine de gingembre (2 cm)
quelques brins de coriandre
2 cuillerées à soupe de noix de coco râpée

POUR 2 PERSONNES - PRÊT EN 20 MINUTES

RIZ SAUTÉ À L'ANANAS

Faire prendre les œufs avec l'huile dans une grande poêle sur feu vif, en les remuant sans cesse. Ajouter le poulet en lamelles assez fines, remuer le temps de dorer, 1 ou 2 minutes. Ajouter les carottes en dés et les petits pois, remuer 1 ou 2 minutes. Ajouter le garam masala, le sucre et bien remuer. Ajouter l'ananas coupé en cubes, remuer, puis le riz et remuer soigneusement. Ajouter la sauce d'huître et le gingembre râpé, cuire encore 1 ou 2 minutes. Ajouter les noix de cajou et remuer. Servir le riz dans les demi-ananas évidés, parsemés de coriandre ciselée et de noix de coco râpée.

CE QUI CHANGE

D'abord, c'est une idée pour utiliser et donc ne pas gâcher un reste de riz (qui peut être blanc ou complet). Ensuite, c'est une idée de plat du soir en semaine, pour changer des pâtes par exemple, qui est rapide à préparer, divertissant dans sa présentation (succès familial assuré) et varié dans son contenu et ses apports nutritifs (œuf et poulet pour les protéines, légumes, noix, gingembre…). De plus, il n'est pas très gras.

VARIATION

Si on n'a pas d'ananas, on fait un riz sauté plus simple avec de l'œuf, du jambon, des petits pois, du soja, du gingembre…

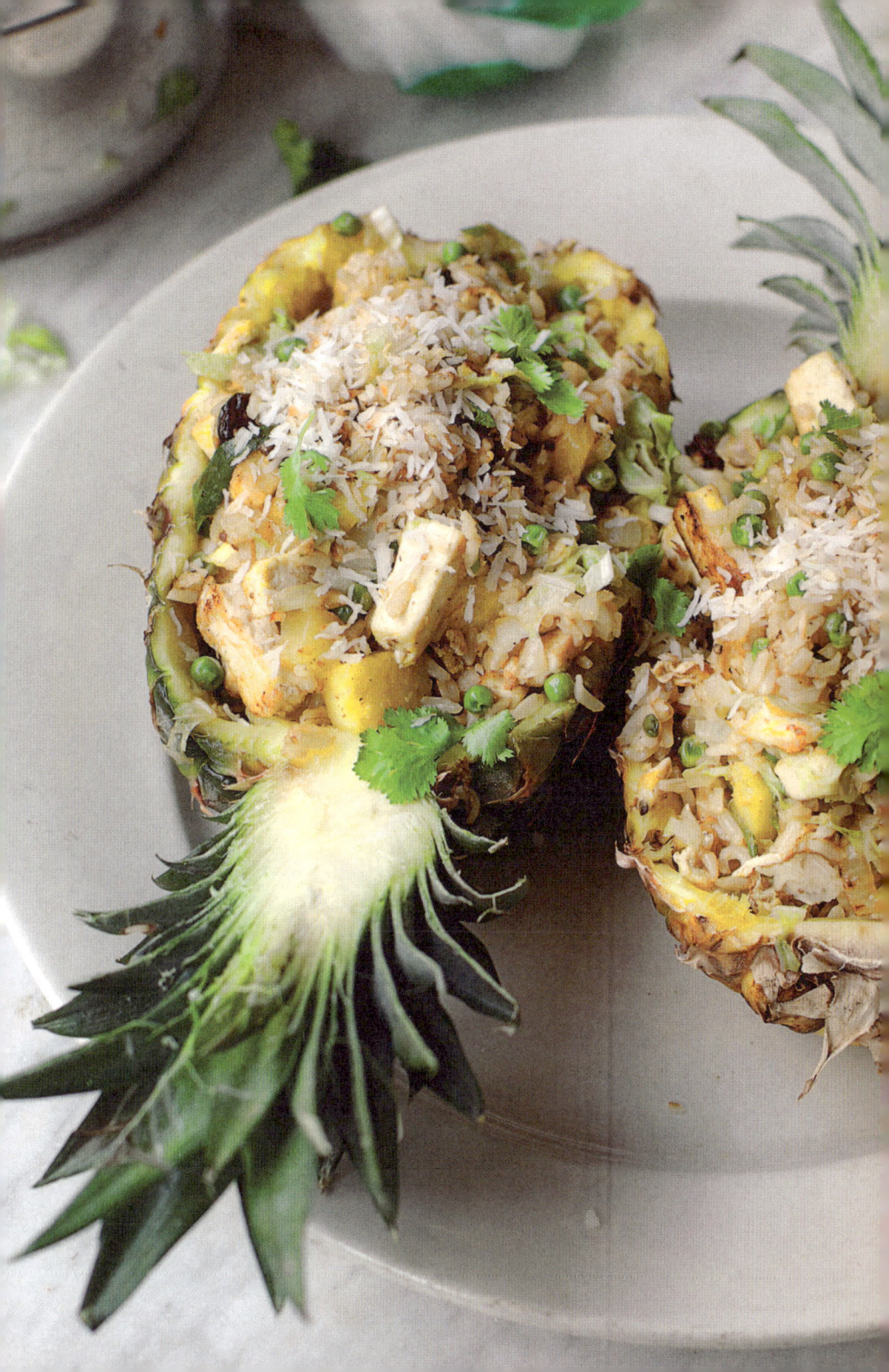

BOULETTES, BEIGNETS & CIE
CE QUI CHANGE DANS CETTE MÉTHODE

– **On change de la viande !** Les boulettes à la viande ou au poisson, on connaît : il suffit d'avoir de la viande ou du poisson hachés, des aromates (herbes, ail, épices, oignon, sauce…), un liant (œuf, chapelure ou mie de pain trempée dans un peu d'eau ou de lait) et éventuellement de quoi les paner (un peu de chapelure ou de farine). **Celles aux légumes, aux légumineuses ou aux céréales** sont faites selon le même principe.
On peut aussi faire un mix des deux.
– **La cuisson légère** dans peu d'huile (même pour les beignets) ou au four pour les boulettes (encore moins d'huile).

COMMENT COMPOSER DES BOULETTES DE LÉGUMES

Quelques conseils pour composer des boulettes personnalisées.

LA MÉTHODE

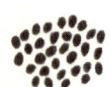 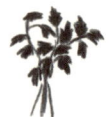 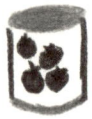

La base

Les fèves, lentilles, haricots, pois chiches peuvent être écrasés à la fourchette ou mixés. **Les céréales** peuvent être mixées, ou bien utilisées cuites, telles quelles ; ça marche mieux avec les petits grains qui ont tendance à coller entre eux : millet, boulgour… **Les légumes :** hachés ou en purée, il servent aussi de liant (patate douce, courge…) : 500 g en tout.

Des herbes

Menthe, coriandre, aneth : environ ½ botte… 1 oignon haché (ou passé au robot), de l'ail (1 gousse) et du gingembre (1 dé) râpés, des épices (1 cuillerée à café).

Un liant

Un ingrédient qui humecte le tout et le tient ensemble : 1 œuf, de 100 à 150 ml de coulis de tomate, de 100 à 150 g de ricotta…

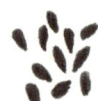

En option : de la chapelure

Biscottes, petites graines, flocons… : de 50 à 100 g.

COMMENT COMPOSER DES ROULÉS

C'est comme un sandwich, mais en très frais et moins « étouffe-chrétien ». Ou comme une salade, mais portable !

LA MÉTHODE

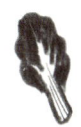

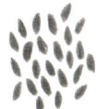

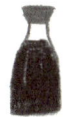

Des feuilles

Une farce

Une sauce

Pour enrouler les ingrédients : grandes feuilles de chou ou de blettes (qu'il faut blanchir, c'est-à-dire cuire 1 ou 2 minutes dans l'eau bouillante salée pour les assouplir), dont on enlève les côtes trop dures. Ou des feuilles de nori (celles des maki) ou de riz (à humecter rapidement entre deux torchons humides avant utilisation).

On peut faire un rouleau consistant avec le riz prédominant et juste quelques crudités au centre, ou bien faire une salade enroulée (un peu plus difficile à manger).

Une base consistante
Du riz cuit et assaisonné (le riz rond complet ou semi-complet fonctionne bien, ou un autre riz qui colle un petit peu mais pas trop).

Des crudités ou des légumes cuits
coupés en bâtonnets (concombre, carotte, radis, avocat…).

Sauce soja-citron vert avec une pointe de sucre ou la sauce au matcha de la recette de rouleaux au chou, p. 178, par exemple. Pour tremper.

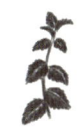

En option dans la farce

Des herbes.
Des proéines (poulet, tofu…).

COMMENT COMPOSER
DES BEIGNETS LÉGERS

Une bonne technique pour déguster plein de légumes verts de manière ni rébarbative ni affreusement grasse. Mieux que le KFC.

LA MÉTHODE

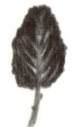

Des légumes à feuilles

Il en faut beaucoup, hachés : 300 g.

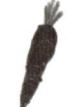

Des légumes râpés ou émincés

Choisir des légumes qui ne demandent pas trop de cuisson (carottes par exemple) : 50 g.

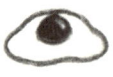

Des œufs

2 œufs, pour lier.

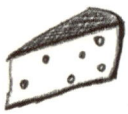

Du fromage

Pour la gourmandise, du fromage frais et du fromage qui fond : 50 g.

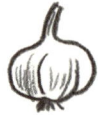

Un assaisonnement

Ne pas oublier les *usual suspects* pour parfumer : herbes, ail, épices, poivre, piment, sel, sauce Worcestershire… par pincées ou gouttes.

COMMENT COMPOSER DES MAXI-CRÊPES

Un mix original entre crêpe et légumes qui séduit notamment les enfants. Avec une salade, une maxi-crêpes constitue un repas complet et sain.

LA MÉTHODE

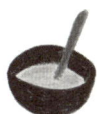 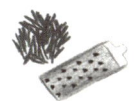 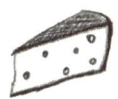

La pâte

Préparer une **pâte à crêpes classique non sucrée**, en remplaçant partiellement la farine blanche par de la farine d'épeautre.

Les légumes

Légumes râpés (carotte, courgette, fenouil, brocoli…).

Du fromage

Du fromage qui se râpe (comté, cheddar…), qui s'émiette (bleu, feta…), ou du fromage frais (chèvre, vache…).

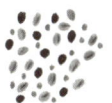

Les petits +

Une petite poignée de **flocons d'avoine**, quelques **graines** torréfiées.

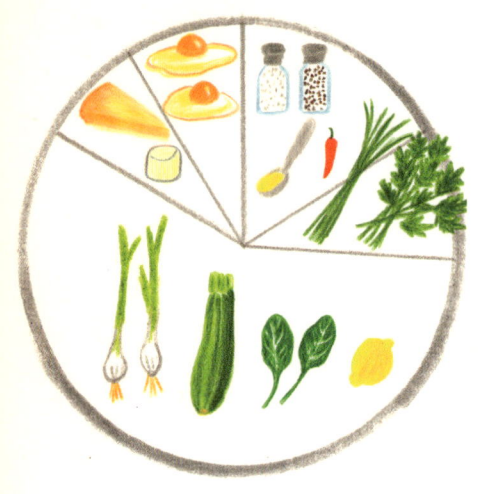

1 courgette moyenne
300 g d'épinards
2 oignons
de printemps
1 citron
1 petite gousse d'ail
3 œufs
30 g de fromage
à pâte dure
(parmesan, comté,
cantal, cheddar)
75 de fromage «frais»
(mozzarella, feta,
chèvre ou vache)
quelques brins
de persil plat

4 cuillerées à soupe
d'huile d'olive
piment d'Espelette
sel, poivre

POUR 15 « BEIGNETS » - PRÊT EN 20 MINUTES

« BEIGNETS » OMELETTE-ÉPINARDS

Mélanger les épinards en lanières, la courgette râpée, l'ail râpé finement et un peu de zeste de citron dans un grand saladier, saler, poivrer et pimenter. Ajouter le fromage râpé et le fromage frais coupé en morceaux ou émietté. Ajouter les oignons avec le vert et le persil hachés. Ajouter les œufs un à un et bien mélanger. Former des sortes de galettes avec le mélange, en prélevant des cuillerées. Les poser délicatement dans une poêle avec l'huile chaude. Baisser un peu le feu. Cuire chaque côté pendant 2 ou 3 minutes. Procéder en plusieurs fournées. Égoutter les beignets cuits sur du papier absorbant.

CE QUI CHANGE

C'est une sorte d'omelette inversée : il y a plus de garniture que d'œuf.
Ce plats apporte les protéines et la verdure nécessaires à un bon équilibre.
Le mot « beignet » suggère quelque chose d'un peu gras, mais il ne s'agit pas de grande friture, il faut juste un fond d'huile au fond d'une poêle.
C'est une manière très gourmande de manger des légumes verts.

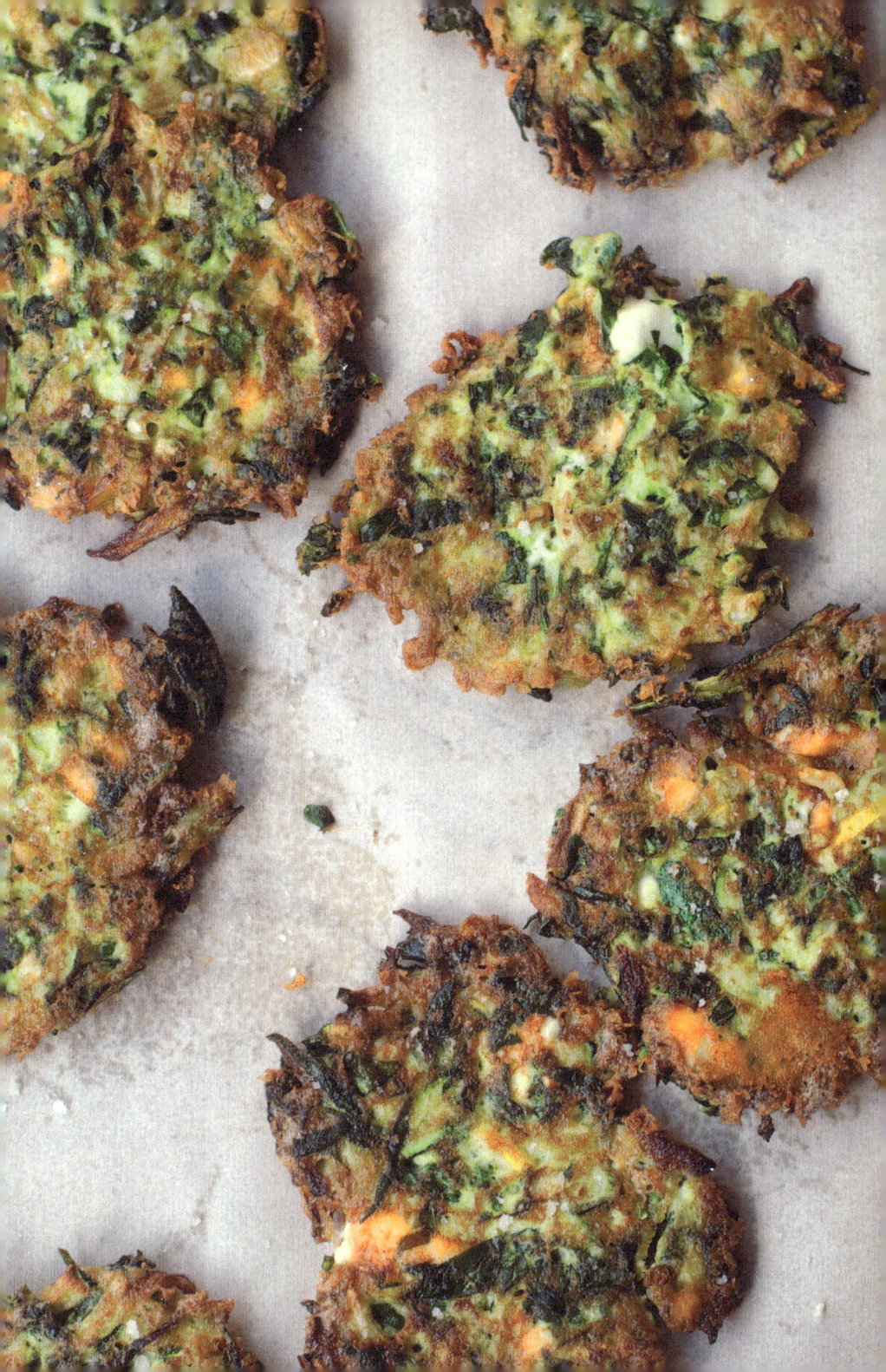

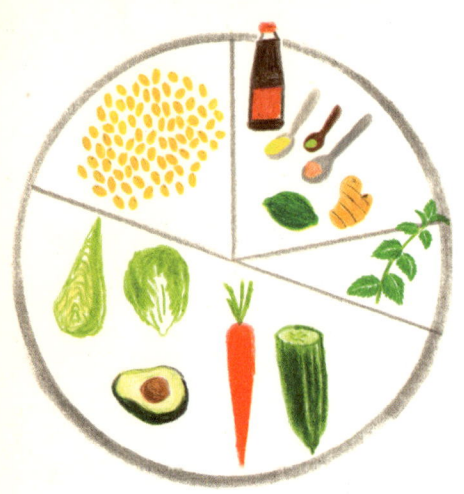

1 reste de riz rond complet cuit
6 belles feuilles de chou vert
¼ de concombre
1 carotte
½ avocat
1 citron
10 feuilles de menthe
2 feuilles d'ail des ours (facultatif)
sel

SAUCE
1 petit morceau de gingembre (1 cm)
1 pincée de thé matcha
½ cuillerée à soupe de pâte miso
½ cuillerée à soupe de sauce soja
1,5 cuillerée à soupe d'huile d'olive
quelques gouttes d'huile de sésame
1 cuillerée à soupe d'eau

POUR 6 ROULEAUX - PRÊT EN 20 MINUTES

ROULEAUX AU CHOU

Râper finement le gingembre et mélanger tous les ingrédients de la sauce. Blanchir les feuilles de chou (retirer les côtes trop épaisses) pendant 1 minute dans de l'eau bouillante salée. Les égoutter et laisser refroidir. Assaisonner le riz avec un petit peu de sauce. Faire les rouleaux en plaçant au centre de chaque feuille de chou un tas de riz et un peu de chaque autre ingrédient (concombre, carotte et avocat citronné en lamelles, feuilles de menthe et ail des ours...). Rouler. Accompagner de la sauce.

CE QUI CHANGE

C'est un snack-salade nourrissant, sain et bon. Comme un rouleau de printemps fait maison, il a tout pour constituer un encas équilibré : le riz pour rassasier, les crudités pour les vitamines, le chou cuit pour les fibres. À emporter en snack ou à manger en entrée à la place d'une salade classique.

PRODUITS

L'ail des ours, qu'on trouve assez difficilement et seulement au printemps, est une feuille sauvage dont le goût prononcé ressemble à celui de l'ail. La pâte miso est un condiment japonais très salé que l'on trouve dans les magasins asiatiquess (voir page 48).

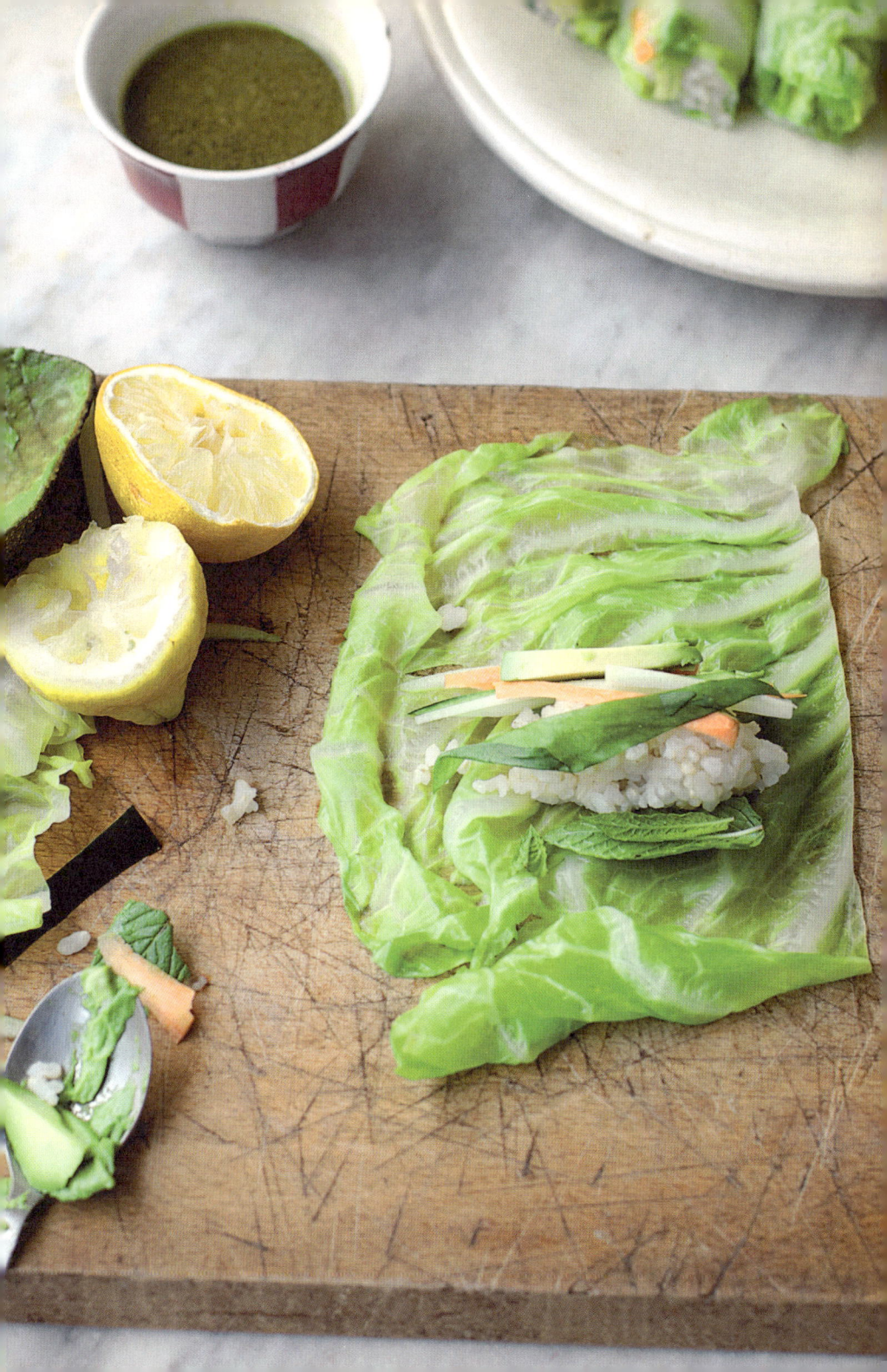

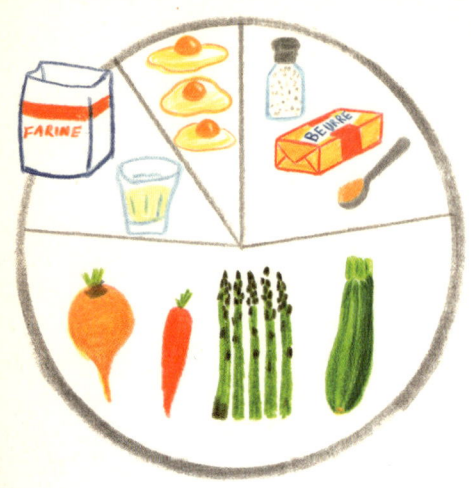

PÂTE
3 œufs
100 g de farine
(type 65)
300 ml de lait

GARNITURE
1 carotte
1 courgette
1 petit morceau
de betterave
jaune (facultatif)
12 petites asperges
sauvages
30 g de beurre

1 pincée de curry
et/ou de piment
sel, poivre

POUR 2 PERSONNES (4 GALETTES) - PRÊT EN 25 MINUTES

MAXI-CRÊPE AUX LÉGUMES

Fouetter les œufs et la farine, ajouter le lait petit à petit, bien fouetter pour éliminer les grumeaux, assaisonner généreusement. Ajouter à la pâte la carotte et la courgette grossièrement râpées et la betterave plus finement râpée. Mettre presque tout le beurre à fondre dans une poêle. Le verser dans la pâte et remuer. Verser une louche de pâte dans la poêle chaude beurrée. Placer 3 asperges sur la crêpe, en les enfonçant un peu. Faire cuire 3 minutes, retourner, puis finir la cuisson. Les maxi-crêpes doivent être un peu plus épaisses que les crêpes normales. Recommencer en beurrant la poêle entre 2 crêpes. Accompagner d'une salade.

CE QUI CHANGE

Encore un « tout en un » où les légumes sont intégrés à une recette très gourmande : on a le bénéfice nutritionnel des légumes et le plaisir de la crêpe. C'est une méthode qui marche bien pour faire manger des légumes aux enfants. Mais c'est aussi un plat rapide et complet pour les grands : on a les protéines avec les œufs et le lait, l'énergie avec la farine, les vitamines avec les légumes. Pour un dîner complet, l'accompagner d'une soupe ou d'une salade.

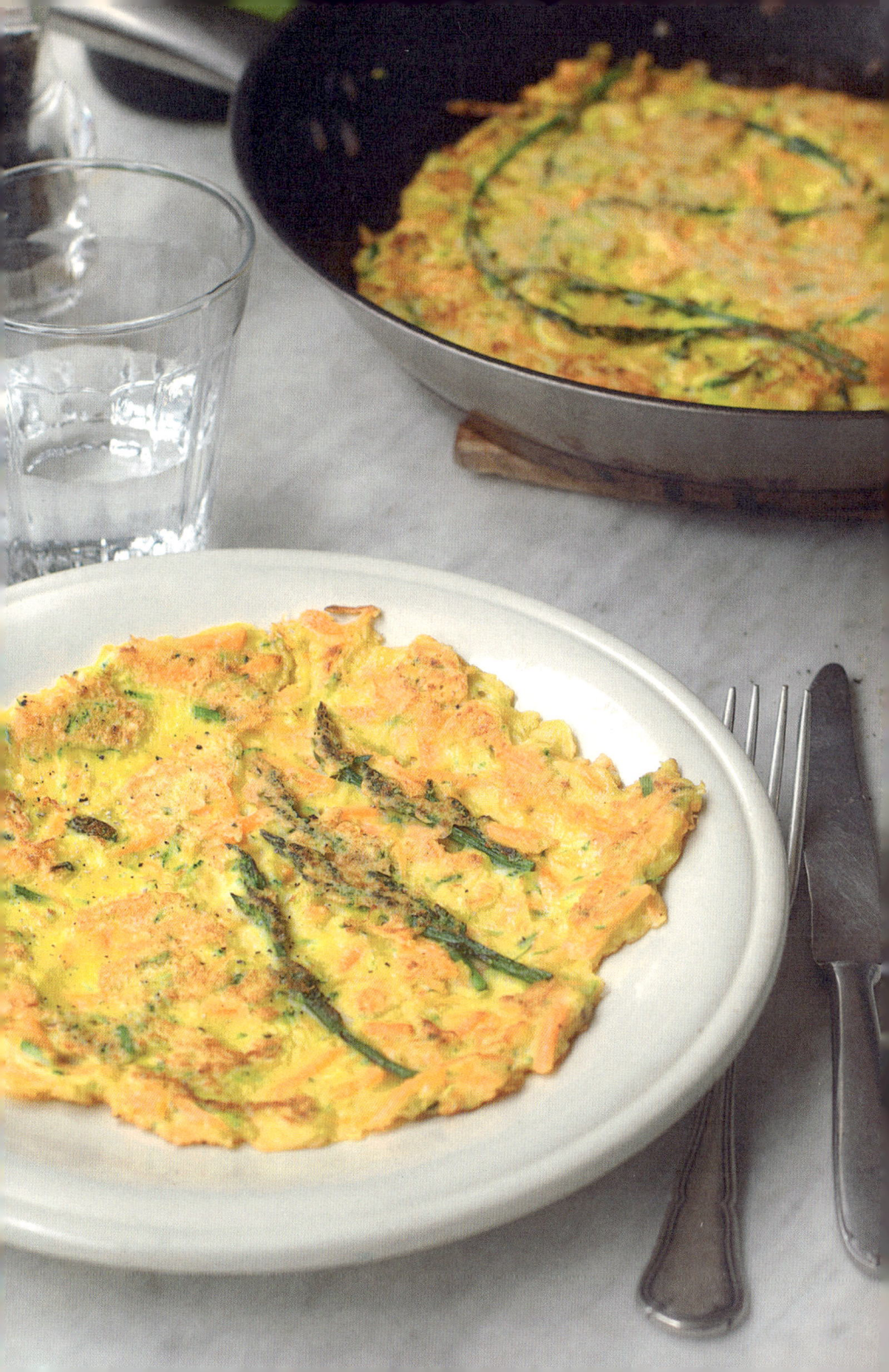

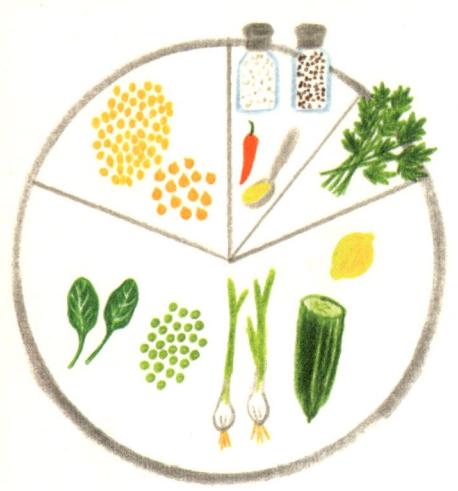

PALETS
100 g de millet
60 g de pois
chiches en boîte
3 oignons
de printemps
1 poignée de
pousses d'épinards
8 brins de persil plat
2 cuillerées à soupe
d'huile d'olive
piment d'Espelette
sel, poivre

PETIT MÉLANGE
½ concombre
40 g de petits pois
1 citron

POUR 2 PERSONNES - PRÊT EN 40 MINUTES

PALETS MILLET POIS

Faire cuire le millet. Le mélanger avec les pois chiches, les feuilles de 4 brins de persil plat hachées, 2 oignons de printemps finement hachés, le zeste de la moitié du citron finement râpé, les épinards finement hachés, du sel, du poivre, du piment et 1 cuillerée à café d'huile d'olive. Écraser le tout à la fourchette. Former de petits palets. Mélanger le concombre, l'oignon et le persil restants, le tout finement haché, avec les petits pois (s'ils sont très frais, pas besoin de les cuire ; sinon, les cuire 5 minutes). Assaisonner avec 2 cuillerées à café d'huile d'olive, du sel, du poivre et un peu de jus de citron.
Faire dorer les palets avec l'huile restante, dans une poêle sur feu moyen à fort, 4 minutes de chaque côté. Ne pas en faire cuire trop à la fois ; les garder au chaud au fur et à mesure sous une feuille d'aluminium.
Accompagner les palets du petit mélange et de tranches de citron.

CE QUI CHANGE

Une façon amusante d'essayer le millet – petites graines jaunes qui ont tendance à se coller ensemble (le choisir cultivé pas trop loin de chez soi s'il y a !). Les pois chiches apportent à la fois du liant et des protéines. Le petit mélange cru donne de la vivacité et des vitamines qui complètent les apports des légumes contenus dans les boulettes.

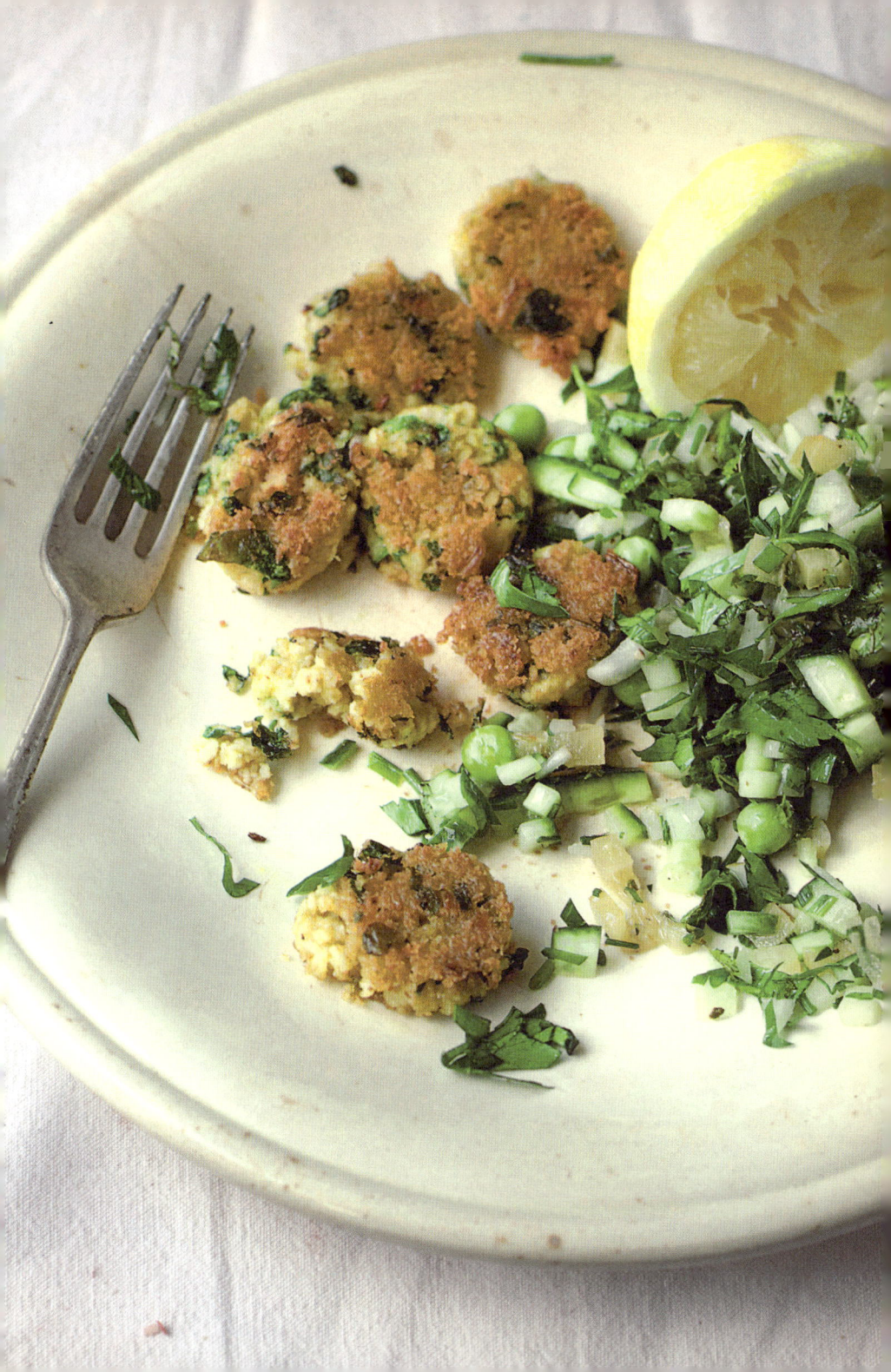

MIJOTÉS DE LÉGUMES
CE QUI CHANGE DANS CETTE MÉTHODE

– Un mijoté rapide, en **30 minutes**.
– Un **plat de légumes réconfortant** qui n'a même pas l'air végétarien.
– Un plat qui peut contenir des **protéines** sous forme de légumineuses.
– Il suffit d'accompagner d'une céréale et de crudités pour avoir un **repas complet**.

COMPOSER UN MIJOTÉ DE LÉGUMES

C'est très simple. Mettre les ingrédients dans l'ordre. Faire cuire 30 minutes, pas plus, à couvert et à feu doux. Puis ajouter les légumes feuilles.

LA MÉTHODE

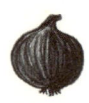

Une base « aromatique »

On fait suer un oignon haché dans un peu d'huile avec une pincée de sel, jusqu'à ce qu'il soit transparent, pendant 5 à 7 minutes. On ajoute de l'ail et du gingembre râpés, on mélange pendant 1 minute.

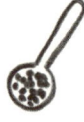

Des épices

Un mélange indien (curry, garam masala…) ou mexicain, ou un mélange maison fait d'épices torréfiées, puis moulues. On mélange pendant 1 minute encore. Les épices sont importantes pour ce genre de plat.

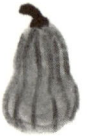

Des légumes

Dans un ordre adapté à leur temps de cuisson : on peut ajouter les légumes racines coupés en cubes ou les courges au début, on les mélange avec la base aromatique, il leur faudra 20-30 minutes de cuisson en tout.

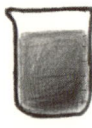

Un liquide de cuisson

Du coulis de tomate, du lait de coco, ou les deux, ou encore du bouillon.

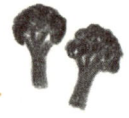

Des légumes verts

Les brocolis, les courgettes, le fenouil, les petits pois : ils cuisent en moins de 10 minutes.

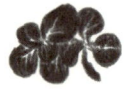

Des légumes feuilles

On les ajoute à la fin. Ils cuisent vite.

EN OPTION

2 cuillerées de poudre d'amandes ou de cajou, ou d'une purée d'oléagineux, dans la base aromatique. Pour enrichir la sauce en goût et en texture.

Ajouter d'autres légumes préalablement rôtis ou sautés, comme l'aubergine, voire les courges qu'on peut rôtir au four. On les ajoute en même temps que les légumes verts.

Saupoudrer le plat d'herbes, de coco râpée torréfiée…

LE TRUC EN +

Accompagner le plat d'un petit «chutney» pour le dynamiser, condiment maison fait d'herbes fraîches, oignon haché, olives, citron confit, piment, yaourt, coco, etc. : en assortissant les goûts aux épices du plat et en prévoyant que le mélange contrebalance le goût du mijoté (on le fait doux et onctueux si le plat est pimenté, ou au contraire piquant si le mijoté est plutôt doux).

Ajouter des légumineuses cuites pour rendre le plat plus protéiné.

VARIANTES

Faire un «dal», c'est-à-dire un curry de lentilles en ajoutant des lentilles corail dans la base aromatique en même temps que le liquide. Elles cuisent en 20 minutes.

Si on ne veut pas d'un mijoté végétarien, on se sert de ces recettes très aromatiques et on ajoute **de la viande** en adaptant le temps de cuisson. Ou on sert le mijoté avec une viande grillée.

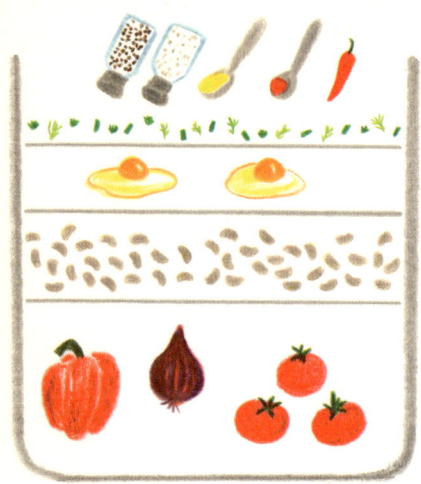

4 œufs
½ poivron
1 boîte de tomates
½ boîte de haricots
(noirs, rouges,
ou blancs)
1 oignon rouge
1 gousse d'ail
1 bonne pincée
d'origan séché
½ cuillerée à café
de paprika
piment ou Tabasco®
1 cuillerée à soupe
d'huile d'olive

quelques brins
de persil plat
sel, poivre

POUR 4 PERSONNES - PRÊT EN 30 MINUTES

CHAKCHOUKA

Faire revenir l'oignon et le poivron finement hachés, avec l'huile dans une poêle chaude, jusqu'à ce qu'ils soient tendres et légèrement colorés. Ajouter l'ail râpé et le piment finement émincé, bien remuer. Mettre le paprika, l'origan, remuer, puis les tomates (pelées et grossièrement coupées) et les haricots (bien égouttés). Laisser mijoter cette sauce 10 minutes, saler et poivrer, puis casser les œufs un à un dans le mélange. Laisser cuire à feu doux le temps que le blanc prenne bien (on peut le mélanger délicatement avec la sauce sans casser le jaune). Parsemer de persil haché.

CE QUI CHANGE

Avec des ingrédients courants, on peut se composer quelque chose de sain, nourrissant et modulable selon son appétit. Les œufs apportent des protéines bien sûr, complétées par celles des légumineuses (en option). On ajoute des tomates et des petits légumes à volonté dans la sauce. À compléter avec du pain ou des céréales cuites (riz, quinoa…).

VARIATIONS

C'est une base de sauce tomate épaisse qu'on garnit comme on veut : saucisse piquante, boudin noir, pain, céréales cuites (millet, quinoa)…

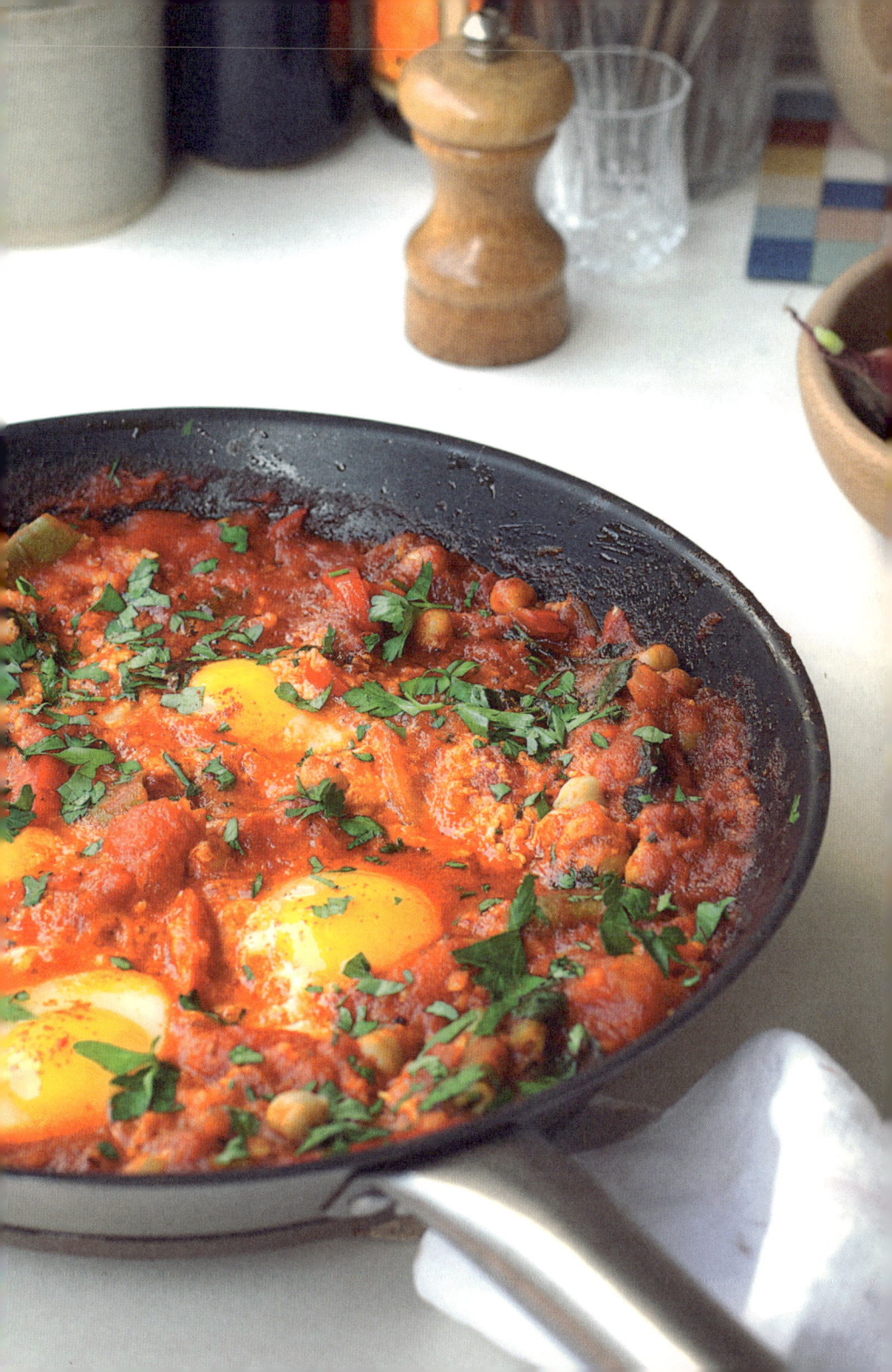

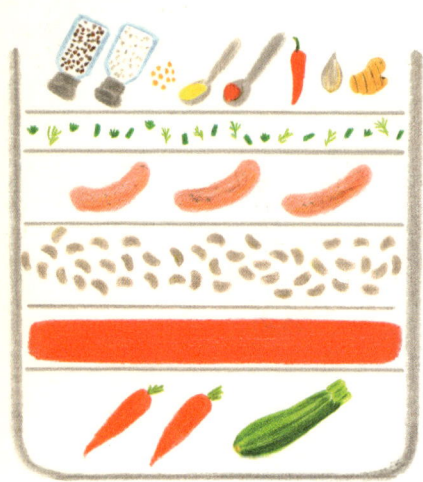

3 saucisses de Toulouse
1 boîte de 300-400 g de haricots rouges
2 boîtes de tomates
300 g de potiron
4 carottes
3 courgettes jaunes
2 oignons
4 gousses d'ail
laurier, thym
1 cuillerée à café d'origan séché
1 petit morceau de gingembre (2 cm)
1 cuillerée à café de paprika
½ cuillerée à café de coriandre en graines
2 cuillerées à soupe d'huile neutre
sel, poivre, piment

ACCOMPAGNEMENT
½ botte de coriandre fraîche
4 cuillerées à soupe de crème fraîche
guacamole
cantal râpé

POUR 4 À 6 PERSONNES - PRÊT EN 40 MINUTES (1 H TOUT «FAIT MAISON»)

CHILI CON LÉGUMES ET SAUCISSES

Préchauffer le four à 190 °C. Y mettre à rôtir le potiron, les courgettes et les carottes en gros morceaux dans un plat à four avec 3 gousses d'ail écrasées, 1 cuillerée à soupe d'huile, du sel et du poivre, du thym pendant 25 minutes.
Faire colorer un peu les oignons hachés avec de l'huile dans une cocotte sur feu moyen pendant 8 minutes. Ajouter l'ail et le gingembre râpés, remuer, ajouter les graines de coriandre écrasées, le paprika, du piment, bien remuer. Puis ajouter les tomates, l'origan, le laurier, saler, poivrer. Ajouter les haricots égouttés et laisser mijoter 10 à 15 minutes.
Faire cuire les saucisses dans une poêle, les couper en morceaux. Les ajouter dans la cocotte, ainsi que les légumes rôtis, couvrir et laisser mijoter 10 à 15 minutes.
Accompagner de coriandre fraîche, de crème, de guacamole et de cantal râpé.
Pour tout «fait maison», utiliser 200 g de haricots rouges, noirs ou blancs secs : la veille, les faire tremper dans de l'eau froide. Le lendemain, les rincer et les faire cuire dans de l'eau 40 minutes avec 1 carotte, 1 gousse d'ail, 1 branche de céleri.

CE QUI CHANGE
Un chili enrichi en légumes : con carne (ici de la saucisse en morceaux plutôt que de la viande) y con légumes, donc plus complet et moins roboratif. Il y a plusieurs sources de protéines, des légumes, et ce plat devient idéal si on le sert avec un peu de guacamole (vive l'avocat et son gras très protecteur de l'organisme) et un riz.

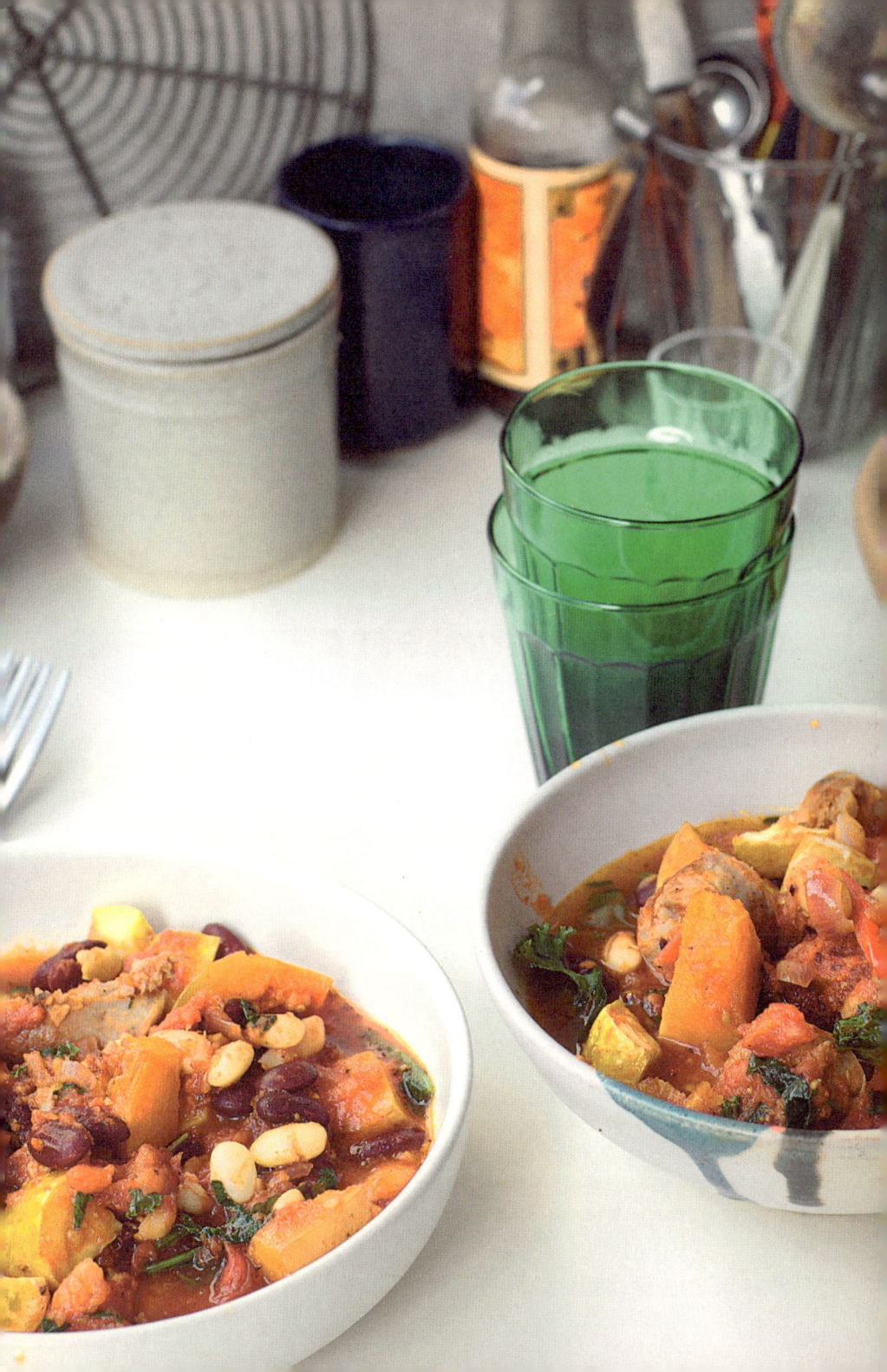

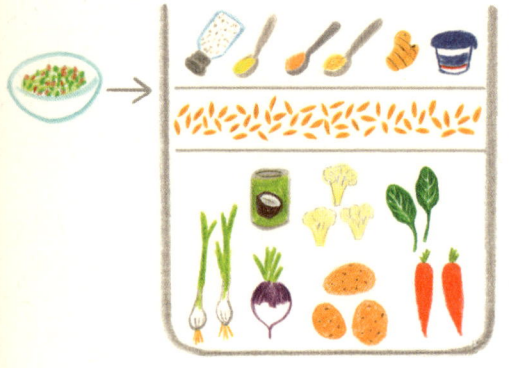

3 carottes
4 petites pommes de terre
1 jeune navet
5 fleurettes de chou-fleur
100 g d'épinards
2 oignons de printemps
1 petit morceau de gingembre (2 cm)
2 cuillerées à café de curry
1 cube de bouillon de légumes bio
150 ml de lait de coco
1 yaourt à la grecque
1 cuillerée à soupe d'huile neutre
2 cuillerées à soupe d'amandes en poudre
120 g de riz basmati
sel

CHUTNEY
1 botte de menthe ou de coriandre
1 cuillerée à soupe de noix de coco râpée
1 citron vert
1 oignon de printemps
sucre, sel

POUR 4 PERSONNES - PRÊT EN 1 HEURE

CURRY AUX LÉGUMES ET CHUTNEY FRAIS

Faire suer les oignons hachés (sans coloration) avec un peu d'huile et une pincée de sel dans une cocotte à feu doux. Au bout de 7 minutes, ajouter les légumes (sauf les épinards), coupés en dés de 3 cm. Augmenter un peu le feu, remuer souvent et les laisser dorer un peu. Ajouter le gingembre râpé, remuer 1 minute, ajouter le curry, remuer. Mixer le lait de coco, le yaourt, le bouillon délayé dans 100 ml d'eau chaude, les amandes en poudre et verser dans la cocotte, sur feu moyen. Bien remuer. Verser de l'eau à hauteur des légumes. Couvrir et laisser cuire à feu doux pendant 25-30 minutes (ils doivent être tendres à la pointe d'un couteau). Vers la fin, ajouter les épinards hachés grossièrement et remuer (si ce sont de jeunes pousses, pas besoin de cuisson, sinon compter quelques minutes).
Faire cuire le riz. Mixer la menthe ou la coriandre avec un peu de zeste de citron râpé, un peu de jus de citron, l'oignon, la noix de coco, 1 pincée de sel et 1 pincée de sucre. Ajouter un peu d'eau ou de yaourt pour allonger si nécessaire. Assaisonner.

CE QUI CHANGE

On a un plat sans viande très équilibré grâce à la variété des légumes, au riz et au bon gras du lait de coco. La sauce est enrichie avec des amandes en poudre, intéressantes du point de vue du goût et de la texture et pour les bienfaits des oléagineux. Le « chutney » cru, bien vif, relève le tout et apporte les vitamines des herbes fraîches.

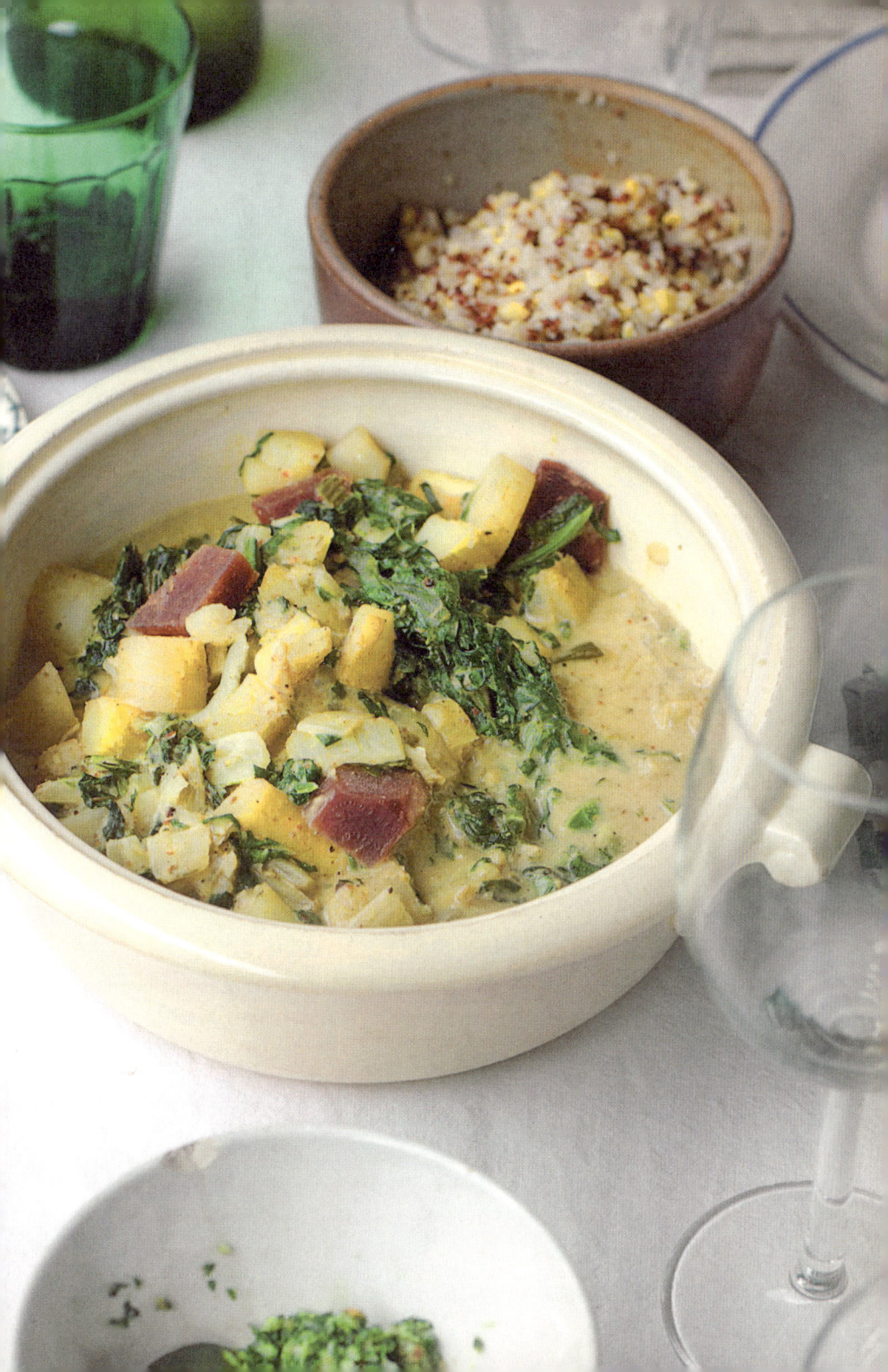

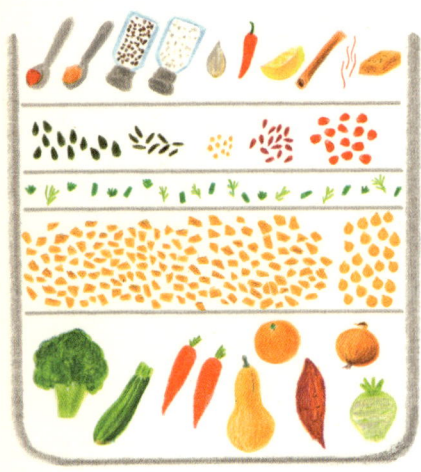

4 carottes	2 cuillerées à soupe de baies de goji
1 courge butternut	1 pincée de safran
2 courgettes	1 bâton de cannelle
1 patate douce	3 cubes de bouillon bio
1 morceau de céleri-rave	4 cuillerées à soupe d'huile d'olive
1 tête de brocoli	300 g de boulgour
2 oignons	1 morceau de grenade
2 gousses d'ail	graines de courges torréfiées, sel, poivre
1 orange	
1 boîte de pois chiches	
1 boîte de tomates	MINI-CHUTNEY
1 morceau de gingembre (3 cm)	½ botte de persil plat
1 cuillerée à café de ras el-hanout	½ botte de coriandre citron confit un peu de piment

POUR 6 PERSONNES - PRÊT EN 1 H 15

SUPER-COUSCOUS DE LÉGUMES

Faire revenir les oignons émincés avec 2 cuillerées d'huile, dans un très grand faitout pendant 5 minutes. Ajouter l'ail et le gingembre râpés, remuer. Ajouter le ras el-hanout, remuer, puis ajouter tous les légumes coupés en gros morceaux, bien remuer pendant 5 minutes. Ajouter les cubes de bouillon et assez d'eau pour couvrir les légumes. Verser les tomates, les pois chiches, un morceau de zeste d'orange prélevé à l'économe. Porter à ébullition, réduire à frémissement, ajouter la cannelle, le safran, les baies de goji. Laisser frémir à découvert pendant 30 minutes. Préparer le boulgour selon les instructions du paquet, l'assaisonner avec un peu d'huile, du sel et du poivre. Pour le chutney, mixer ensemble les herbes lavées et égouttées, le citron confit, un peu de piment et d'huile pour lier. Accompagner les légumes de leur bouillon (vérifier l'assaisonnement), du mini-chutney au citron confit et du boulgour agrémenté de grenade et de graines de courge.

CE QUI CHANGE

Couscous légumes, certes, mais avec une grande diversité d'ingrédients et de parfums pour des goûts intéressants et des apports nutritionnels riches et variés : différentes sortes de légumes (racines ou verts), épices protectrices (safran, gingembre), légumineuses riches en protéines (petits pois), oléagineux, grenade antioxydante et vitaminée…

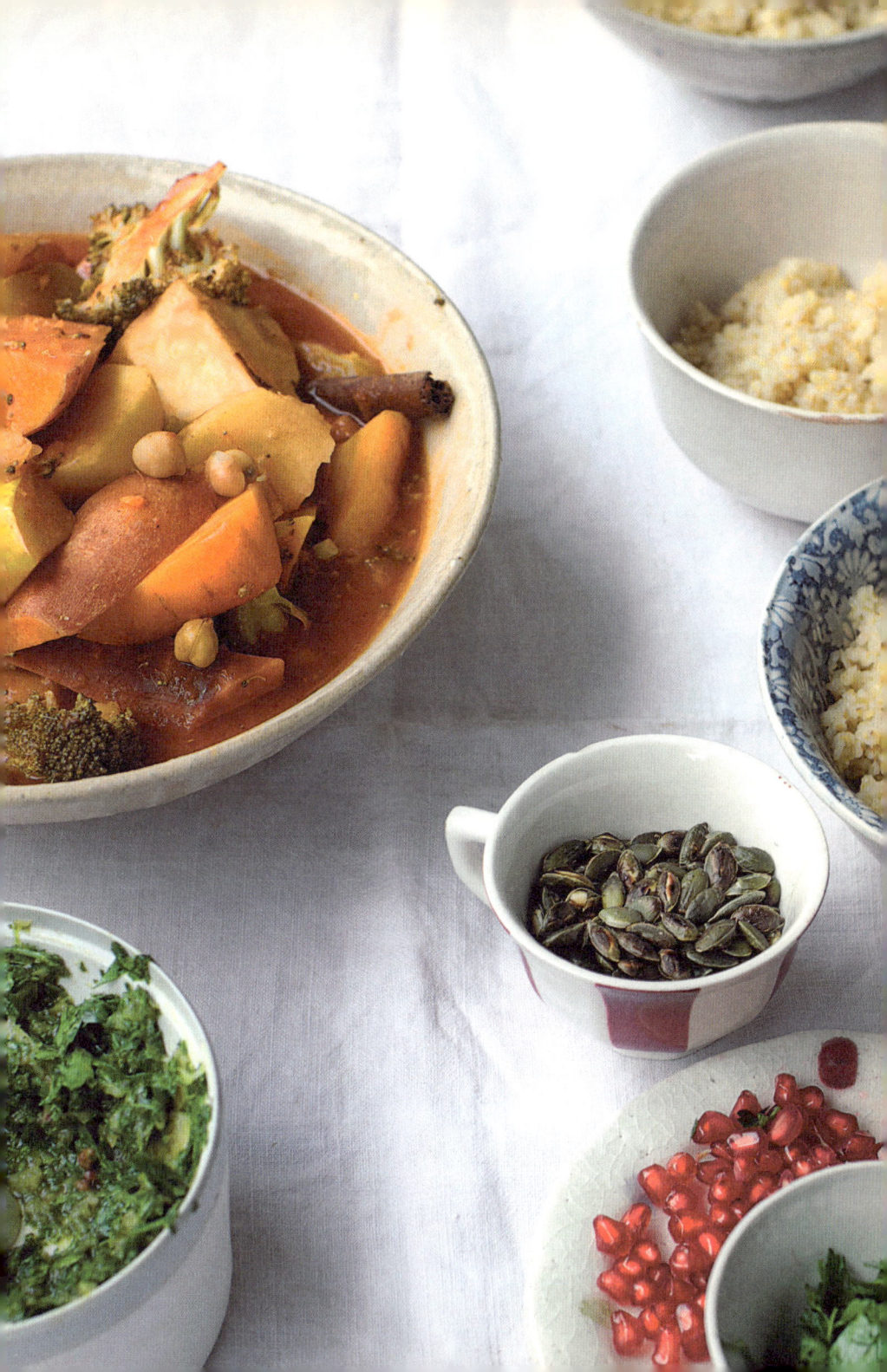

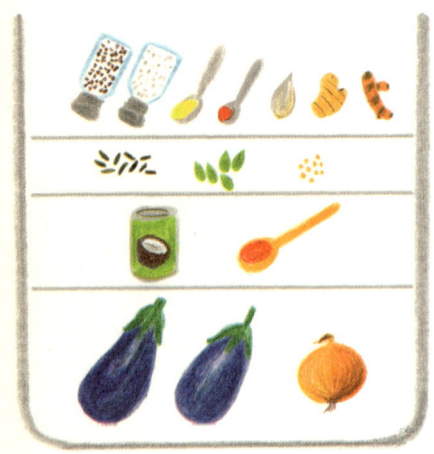

4 aubergines
200 ml de lait de coco
200 ml de coulis
de tomate
½ cuillerée à café
de graines de cumin
1 pincée de graines
de coriandre
6 gousses
de cardamome
piment en poudre
1 pincée de paprika
1 morceau
de gingembre (2 cm)
1 morceau de racine
de curcuma (3 mm)

2 oignons
1 gousse d'ail
de l'huile d'olive
sel, poivre
coriandre

POUR 4 PERSONNES - PRÊT EN 1 HEURE

KORMA D'AUBERGINES

Faire dorer les aubergines coupées en cubes avec l'huile à feu moyen, en plusieurs fois et en remuant souvent. Elles doivent être bien dorées de tous côtés, mais pas complètement cuites.
Faire légèrement colorer les oignons hachés avec 1 cuillerée à soupe d'huile et une pincée de sel, pendant 6 minutes. Décortiquer et éliminer les gousses de cardamome et en écraser les graines dans un mortier ainsi que les graines de coriandre et de cumin. Ajouter aux oignons l'ail, le curcuma et le gingembre râpés, remuer pendant 1 minute. Ajouter le piment et le paprika, remuer encore. Ajouter le lait de coco et le coulis de tomate. Mixer ce mélange jusqu'à obtenir une sauce pas trop lisse. La remettre dans la cocotte, ajouter les aubergines, bien remuer et laisser mijoter à couvert, à feu doux, pendant 30 minutes. Accompagner d'herbes hachées et d'un riz complet aux lentilles corail.

CE QUI CHANGE

C'est un accompagnement exotique qui change de l'aubergine en ratatouille. Le lait de coco est riche, certes, mais son gras est réputé être bon pour la santé. Globalement c'est un plat assez riche. On peut aussi décider d'en faire une sauce pour un bol de riz et ainsi ne pas en manger trop. Par ailleurs, ce korma d'aubergine peut servir de base à un plat non végétarien, avec de l'agneau ou du poulet par exemple.

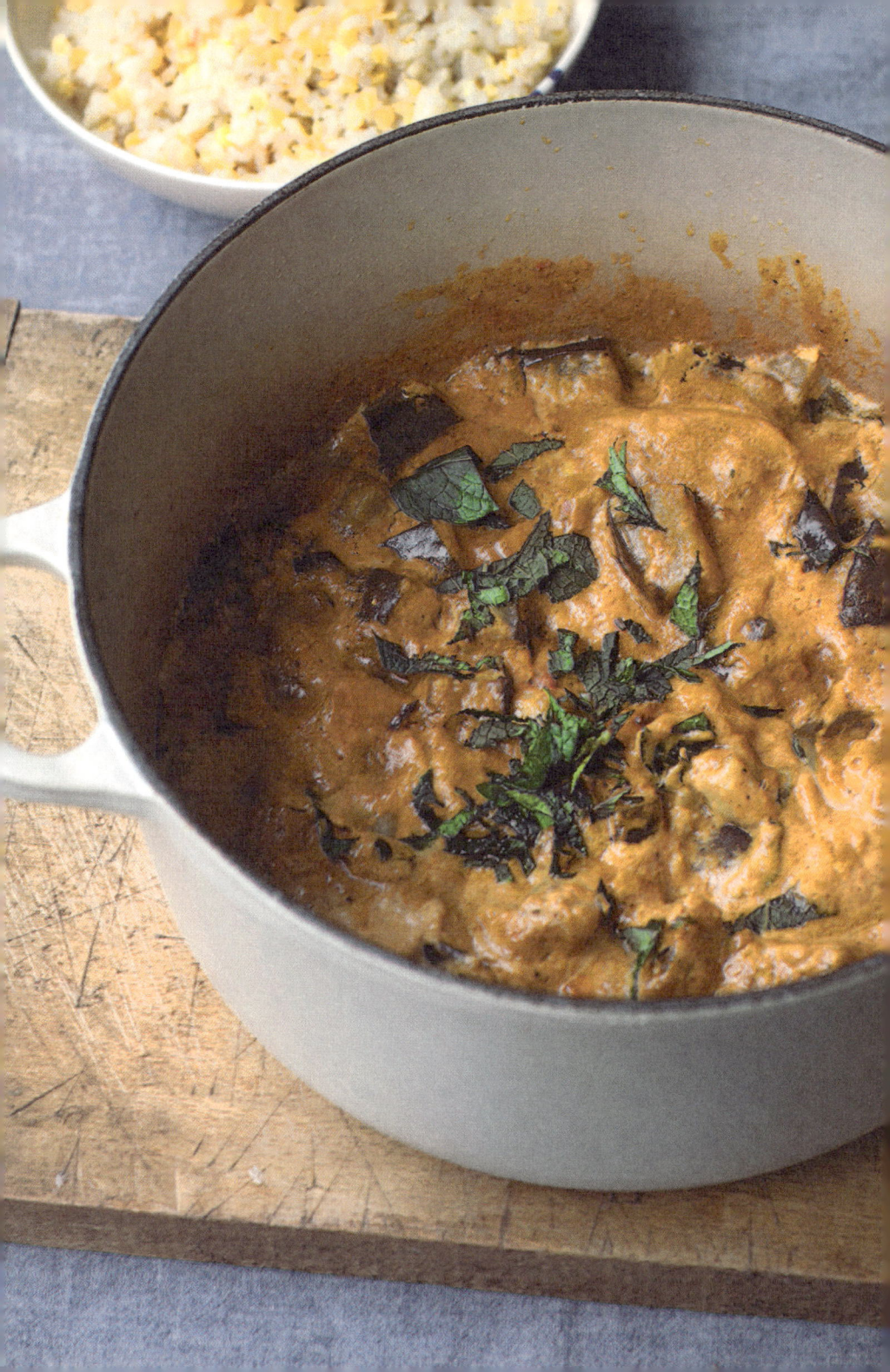

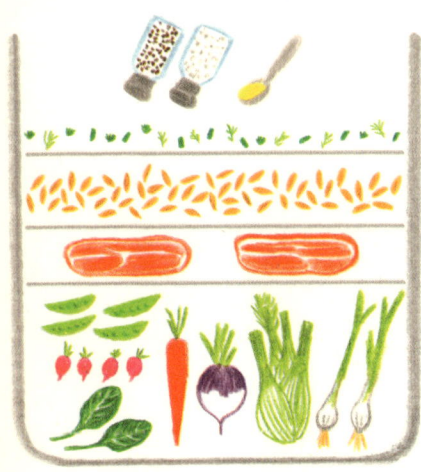

750 g de légumes variés (carottes, fenouil, pois gourmands, petits pois, épinards, radis, jeunes navets, oignons de printemps…)
150 g de petit épeautre mondé
100 g de poitrine fumée
1 cuillerée à soupe d'huile d'olive
quelques brins de persil plat
sel, poivre

POUR 4 PERSONNES - PRÊT EN 50 MINUTES

COCOTTE DE LÉGUMES

Faire dorer la poitrine taillée en lamelles avec un peu d'huile, dans une cocotte sur feu moyen, pendant 4 minutes. Ajouter l'huile restante et les légumes coupés en morceaux de même taille (sauf les légumes à feuilles) et bien mélanger pendant 5 minutes. Assaisonner, puis baisser le feu, fermer le couvercle et laisser cuire 8 minutes. Ajouter les épinards et le persil à la fin, bien remuer. Mélanger avec le petit épeautre cuit.

CE QUI CHANGE

C'est un plat hyper riche en légumes mais aussi rassasiant grâce au petit épeautre. Et la cuisson est intéressante : les légumes cuisent à l'étouffée, c'est-à-dire avec peu de gras et peu de liquide, ppuisqu'ils cuisent dans leur propre eau. Du coup ils restent très colorés, *al dente*, et conservent une grande partie de leurs vertus nutritives, y compris certains éléments un peu fragiles.

VARIATIONS

On peut faire ce plat sans la poitrine fumée et en remplaçant le petit épeautre par du riz. Autre option, ajouter un fruit dans le mélange de légumes (pomme, poire), ou bien râper un peu de pomme sur les légumes à la fin. Ce sera bon aussi avec un petit verre de cidre comme liquide de cuisson.

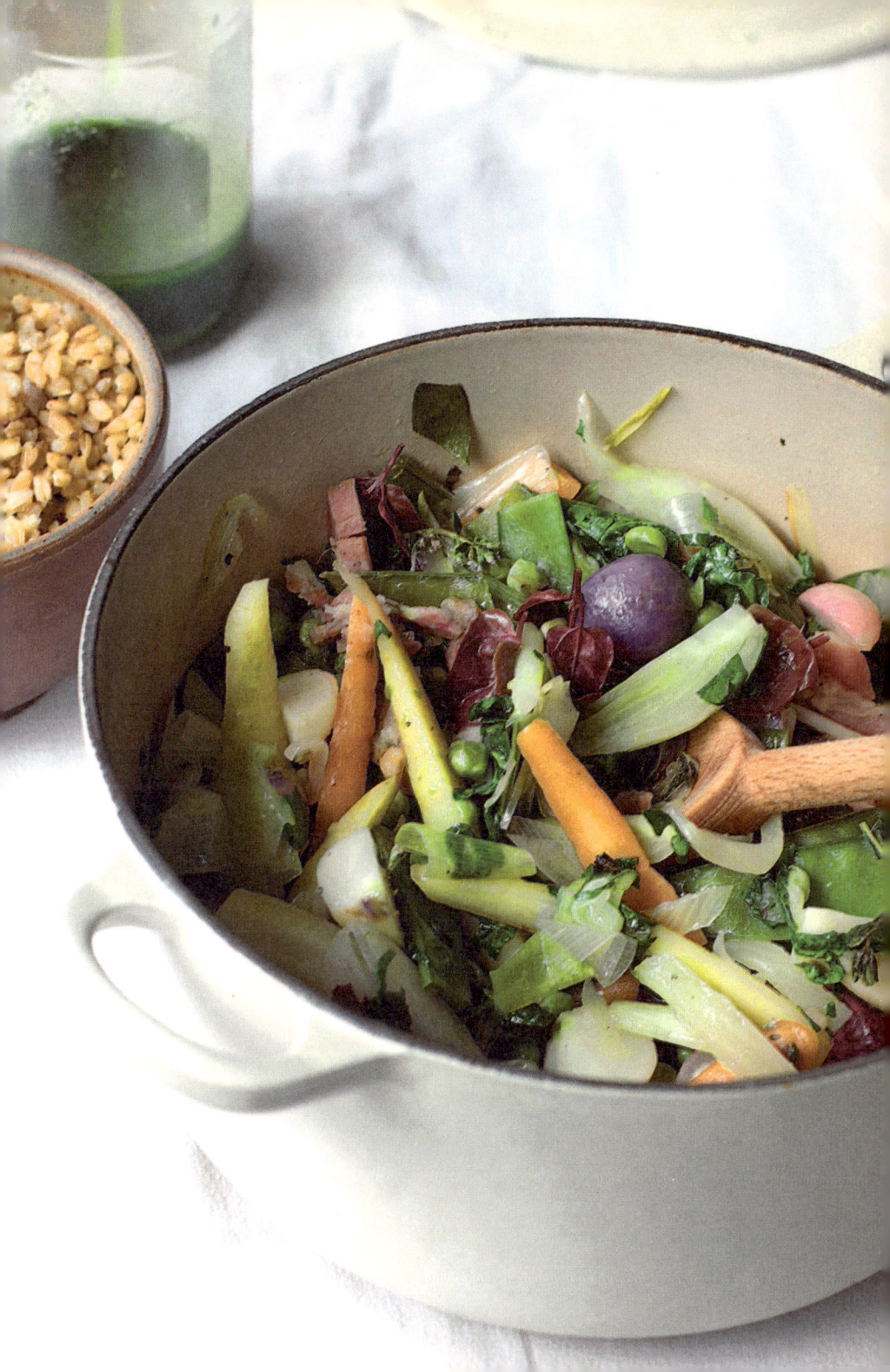

GRATINS
CE QUI CHANGE DANS CETTE MÉTHODE

Pas vraiment besoin de recette. On peut se contenter de différents restes, en complétant si besoin avec de nouveaux ingrédients et puis quelques détails pour faire la différence. Les possibilité sont infinies. Bien sûr, tout ne va pas avec tout, il faut se faire confiance pour créer des combinaisons qui tiennent la route : par exemple les légumes un peu sucrés (comme la courge) vont bien avec un peu d'acidité (tomate) ou de vert pour tempérer leur douceur.

COMMENT COMPOSER UN GRATIN

Empiler des couches d'ingrédients aux goûts et textures divers, ajouter un liant, puis quelque chose d'intéressant sur le dessus, passer au four pour tout faire fondre ensemble : c'est une manière de rendre meilleur un ensemble d'ingrédients qui, juxtaposés sur une assiette, auraient vite été ennuyeux.

LA MÉTHODE

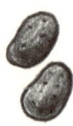 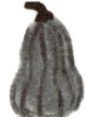 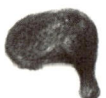

Une couche « solide »

Un féculent et/ou une légumineuse (pour un gratin plus riche en protéines). L'idéal est d'utiliser un reste. Assaisonner si besoin. Pour plus de fondant, mixer, entièrement ou partiellement, certains ingrédients cuits : par exemple des lentilles mixées apportent une touche crémeuse, contrebalancée par le croquant des lentilles entières. Pour 2 personnes : 200-250 g de céréales de féculents cuits.

Une couche végétale

Idéalement, un reste de légumes cuits : brocoli, courge au four, patate douce, chou poêlé… En plus, des légumes à feuilles comme des épinards, de la roquette (qui peuvent être mis directement, hachés, sans cuisson préalable), des blettes (mieux vaut les cuire avant). Les tomates peuvent être ajoutées crues, en tranches. 300 g pour les légumes « solides », 150 g pour les feuilles.

Une couche « protéinée »

Fromage frais du crémier, ricotta, mozzarella… Un reste de poulet haché, du tofu ou encore un reste de poisson… Environ 100 g, selon ce qu'on veut, selon ce qu'on a.

ET LA CUISSON ?

Compter 20 minutes à 190 °C, le temps de tout réchauffer et de laisser gratiner le dessus. Certains gratins, notamment ceux qui contiennent beaucoup de tomates, doivent être cuits plus longuement pour que les jus puissent s'évaporer et les goûts se concentrer.

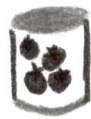 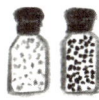 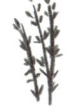 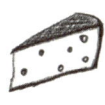

Du liant

La béchamel, ça marche… Sinon plus léger : un coulis de tomate de bonne qualité. Ou du bouillon, pour mouiller des légumes un peu secs. On peut combiner le bouillon ou la tomate avec de la purée d'oléagineux. Il faut mouiller à peu près au tiers de la hauteur du gratin. Verser cet élément liant sur les couches déjà posées ou bien le mélanger auparavant avec les légumes.

Des assaisonnements

Sel, poivre, piment, épices, huile d'olive, sauce soja, ail (ne serait-ce que pour frotter le plat). Mieux vaut assaisonner séparément chaque ingrédient qui va constituer une couche.

Du gratiné

Le fromage qui fond, c'est très bon, surtout si le reste est un peu austère. Autre solution : un mélange de chapelure assaisonnée, d'herbes hachées, avec un peu d'huile d'olive pour lier. Les petites graines (courge, tournesol…) sont aussi une possibilité, mais ne les ajouter par-dessus le gratin que 5-10 minutes avant la fin de la cuisson au four, sinon elles risquent de brûler.

6 mini-courges
100 g de pousses
d'épinards
2 cuillerées à soupe
de crème fraîche
20 g de beurre
quelques brins
de ciboulette
(ou de persil plat)
muscade
sel, poivre

POUR 3 PERSONNES - PRÊT EN 45 MINUTES

COURGE « MINIDOU » FARCIE

Préchauffer le four à 190 °C. Faire cuire les courges au four 20 minutes. Faire « tomber » les épinards pendant 5 minutes, avec un peu de beurre, dans une petite casserole sur feu doux. Les mixer.
Sortir les courges du four (elles doivent être partiellement cuites, déjà assez tendres), couper un capuchon et les évider en jetant les graines. Mélanger la chair en l'écrasant à la fourchette avec les épinards mixés, du sel, du poivre, de la muscade, la crème, les herbes hachées. Remplir les courges et enfourner pour 10 minutes.

CE QUI CHANGE
Une façon ludique de profiter de la grande variété des légumes de la famille des courges à l'automne. La base, c'est la chair de la courge – qui apporte vite une sensation de satiété – à laquelle on ajoute un peu ce qu'on veut ! Ici, des légumes verts, un peu de crème pour l'onctuosité. On peut remplacer la crème par du fromage frais pour un résultat plus léger.

VARIATIONS
Le principe est adaptable à d'autres courges, telles que les pâtissons. On fait ce qu'on veut pour la farce : rien n'empêche d'ajouter des lardons, du fromage, de la ricotta, du beurre, de la sauge…

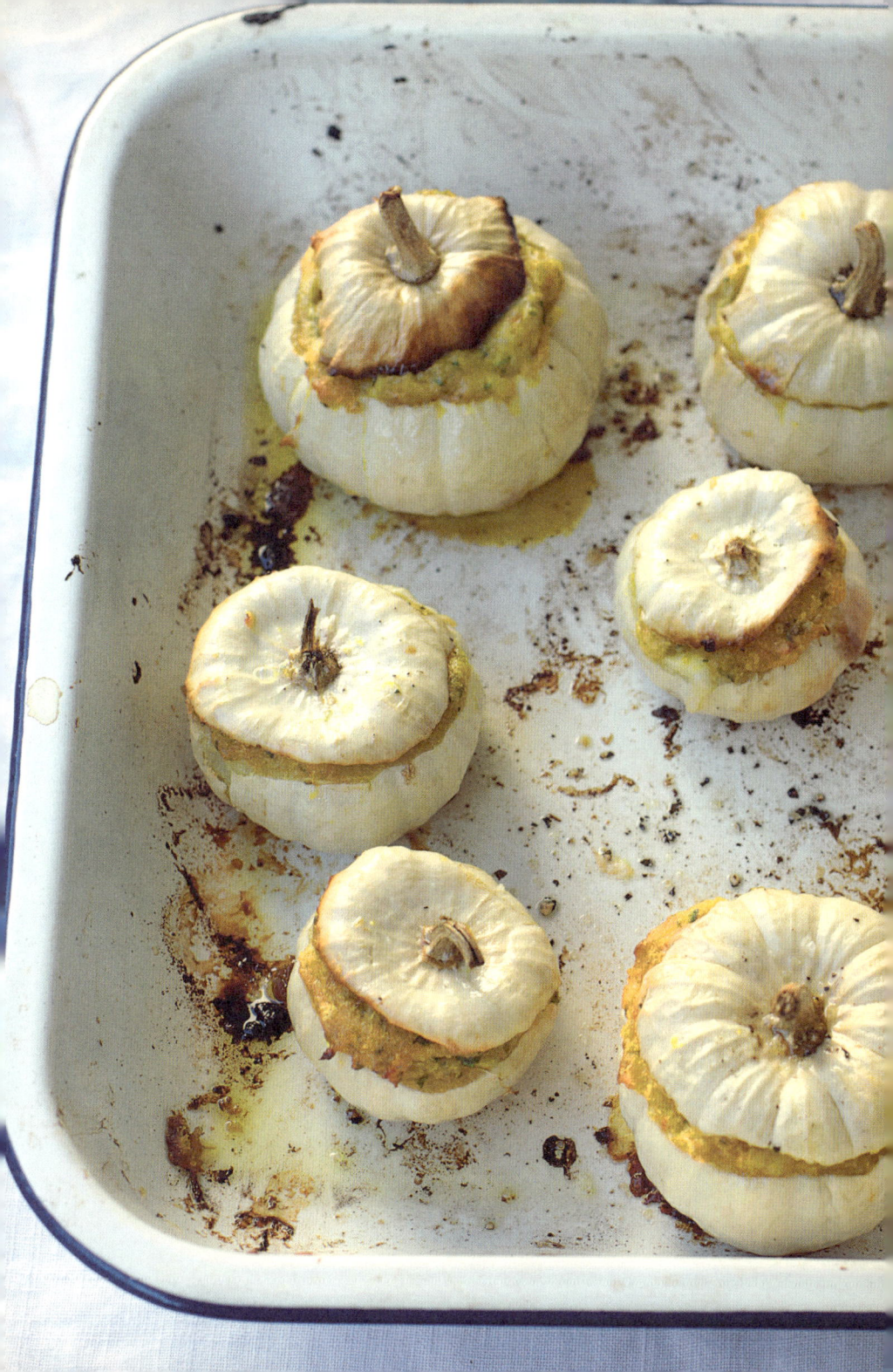

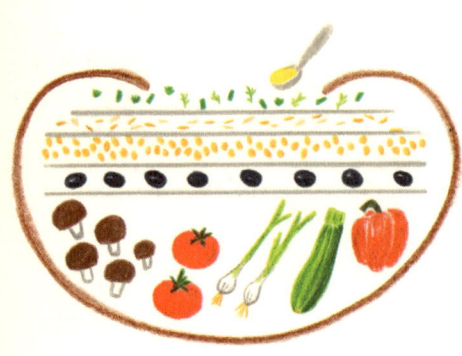

6 beaux champignons
2 courgettes
1 petit poivron rouge
2 tomates
80 g d'olives
60 g de quinoa
2 oignons de printemps
1 petite boîte de maïs
1 petite gousse d'ail
½ botte de persil plat
100 g de chapelure

3 branches de thym
2 cuillerées à soupe d'huile d'olive
sel, poivre

POUR 3 PERSONNES - PRÊT EN 50 MINUTES

CHAMPIGNONS FARCIS

Préchauffer le four à 190 °C. Faire cuire le quinoa selon les instructions du paquet. Couper les pieds des champignons et les hacher en dés. Disposer les champignons tête en bas dans un plat huilé, huiler légèrement toute leur surface. Les enfourner pendant 10 minutes. Dans une poêle chaude avec 1 cuillerée d'huile, faire cuire les oignons avec une pincée de sel pendant 3 minutes. Ajouter l'ail râpé, le thym, les pieds de champignons hachés, le poivron et les courgettes coupés en dés, le maïs, les tomates en dés, en remuant 3 minutes entre l'ajout de chaque ingrédient. Ajouter les olives, le quinoa, le persil haché. Retirer du feu. Assaisonner. Farcir les champignons, parsemer de chapelure et enfourner 20 minutes.

CE QUI CHANGE

Les champignons ont un côté presque « viande », avec leur goût profond. Ce plat est donc parfait pour un repas où l'on veut éviter la viande. La farce mêle légumes, ail et céréales complètes. Accompagné d'une salade, ces champignons farcis peuvent contrebalancer un repas trop riche en protéines.

VARIATION

Remplacer le quinoa par de l'amarante si on a envie d'essayer ses vertus énergétiques.

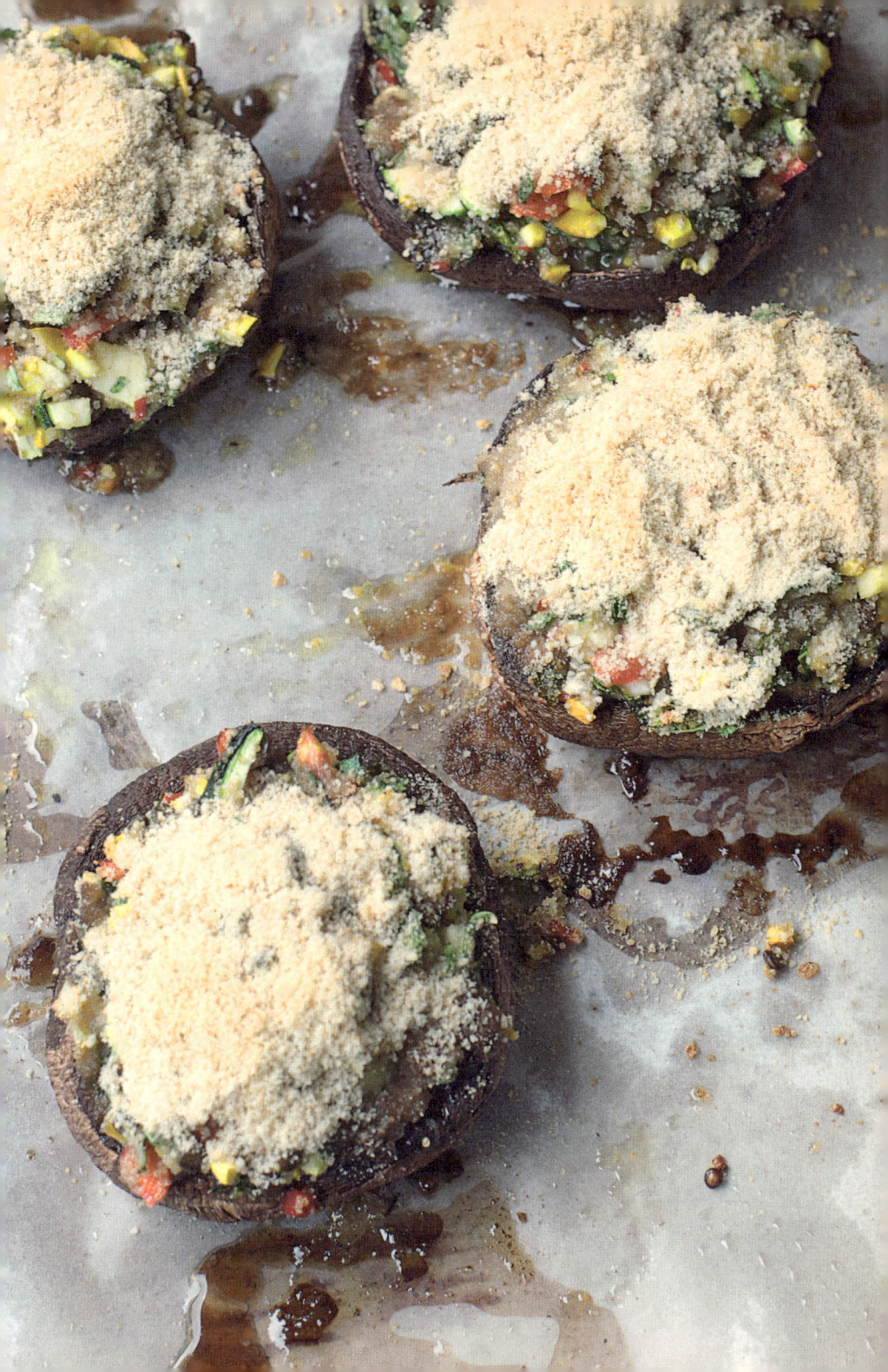

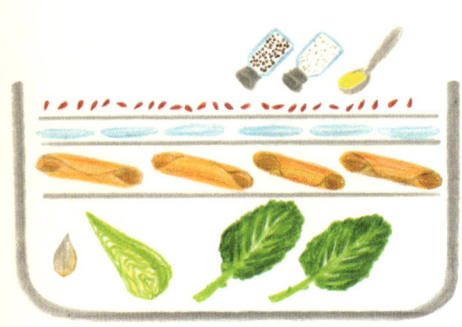

- 5 cannellonis
- 1 douzaine de feuilles de chou kale ou de chou vert
- 1 petite gousse d'ail
- 200 g de ricotta
- 100 g de mozzarella de bufflonne
- 1 poignée de baies de goji
- 1 cuillerée à soupe d'huile d'olive
- sel, poivre

POUR 2 PERSONNES - PRÊT EN 50 MINUTES

GRATIN DE CANNELLONIS CHOU RICOTTA

Préchauffer le four à 180 °C. Faire cuire les cannellonis un peu moins que le temps recommandé. Égoutter. Plonger 4 belles feuilles de chou 1 minute dans l'eau bouillante salée pour les assouplir, égoutter et plonger dans de l'eau glacée. Plonger le reste du chou lavé et haché grossièrement dans l'eau bouillante pendant 3 minutes, égoutter. Mixer avec la ricotta, l'ail râpé, un peu d'huile d'olive, du sel et du poivre. Farcir les cannellonis avec le mélange chou-ricotta, en ajoutant 3 baies de goji dans chacun d'eux. Farcir également les belles feuilles de chou, en les enroulant autour d'une cuillerée de farce. S'il reste de la farce, l'étaler au fond du plat huilé. Disposer tous les rouleaux dans le plat, répartir sur le dessus la mozzarella coupée en morceaux et enfourner 20 minutes.

CE QUI CHANGE

Avec tous ses légumes verts, ce plat remplace le gratin de pâtes classique. Composé pour moitié de pâtes, poir moitié de feuilles de chou, il est aussi plus léger. La farce est constituée de légumes riches en vitamines et antioxydants (on peut y mettre aussi des épinards) et de fromage frais, qui apoorte des protéines sans trop de gras. Les baies de goji sont le petit plus « super » : très protectrices de l'organisme sur le long terme, elles donnent de l'énergie sur le court terme. En apportant une touche gustative contrastée intéressante !

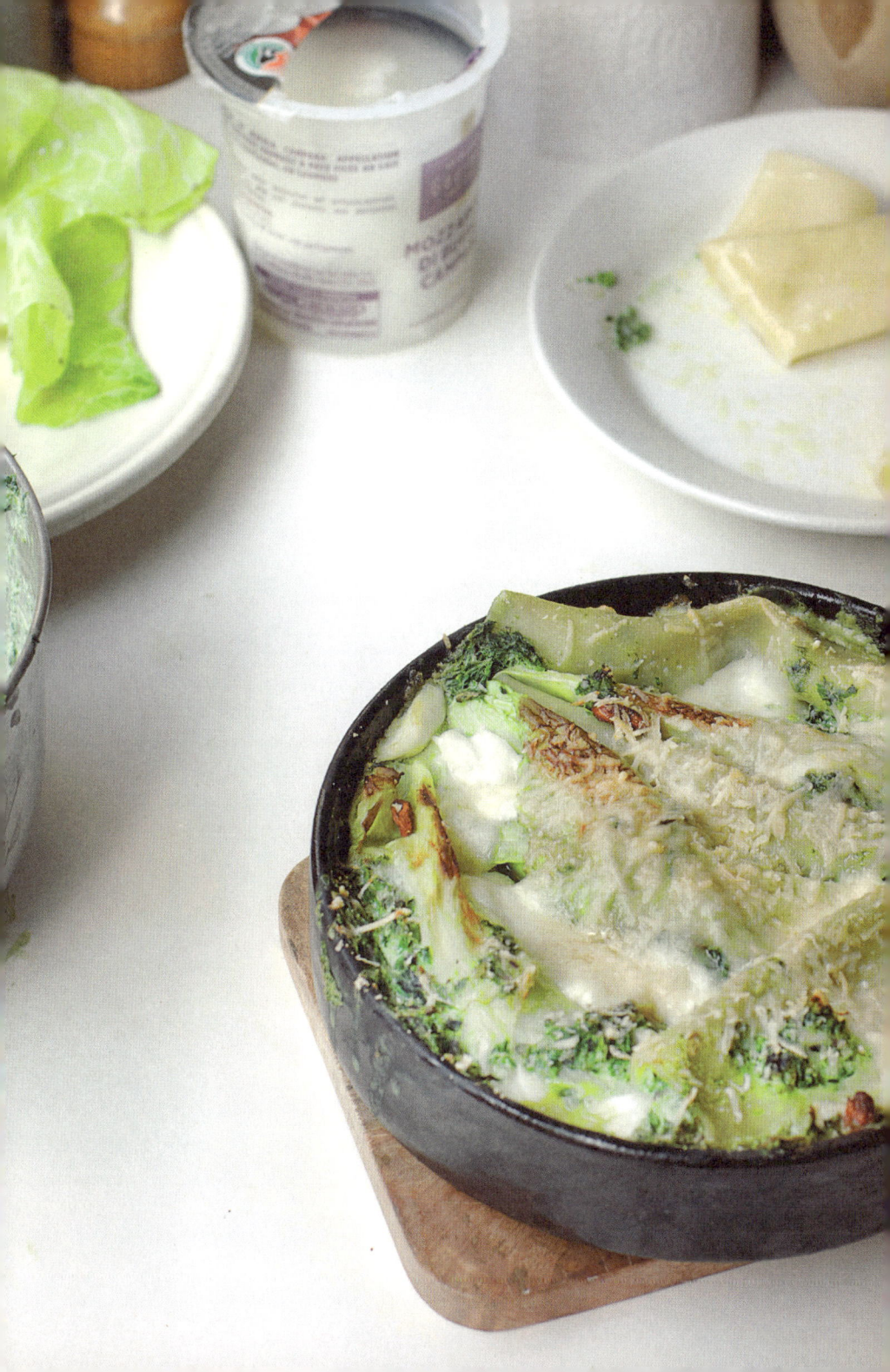

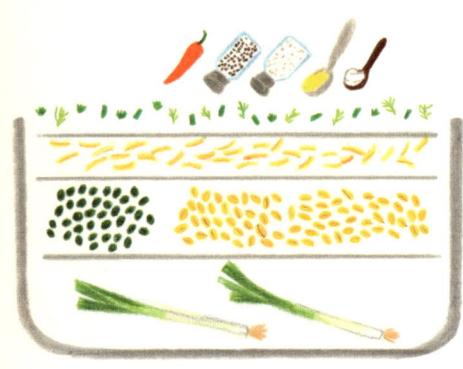

200 g de lentilles cuites
200 g d'orge perlé cuit
3 poireaux
1 cube de bouillon de légumes
100 g de comté
1 cuillerée à soupe de crème fraîche
1 branche de thym
2 cuillerées à soupe d'huile d'olive
piment d'Espelette
sel, poivre

POUR 2 PERSONNES - PRÊT EN 45 MINUTES

GRATIN LENTILLES POIREAUX ORGE

Mettre les poireaux finement émincés dans une grande casserole. Ajouter le bouillon dilué dans un verre d'eau, le thym et laisser frémir 10 minutes, à couvert. Il faut que les poireaux soient tendres, mais pas mous. Mélanger les poireaux avec la crème. Préchauffer le four à 180 °C. Mélanger les lentilles avec un peu d'huile, du piment d'Espelette, du sel et du poivre. Faire de même pour l'orge. Dans un plat à four légèrement huilé, alterner des couches de chaque ingrédient : orge, lentilles, poireaux. Râper le comté par-dessus, enfourner 20 minutes.

CE QUI CHANGE

Une bonne façon d'accommoder des restes ! Les poireaux sont peu cuits, dans peu de liquide, pour conserver un maximum de nutriments. Les céréales complètent les légumineuses, pour un bon apport en protéines.

CONSEIL

Choisir des poireaux de qualité et bien les assaisonner pour qu'ils aient beaucoup de goût.

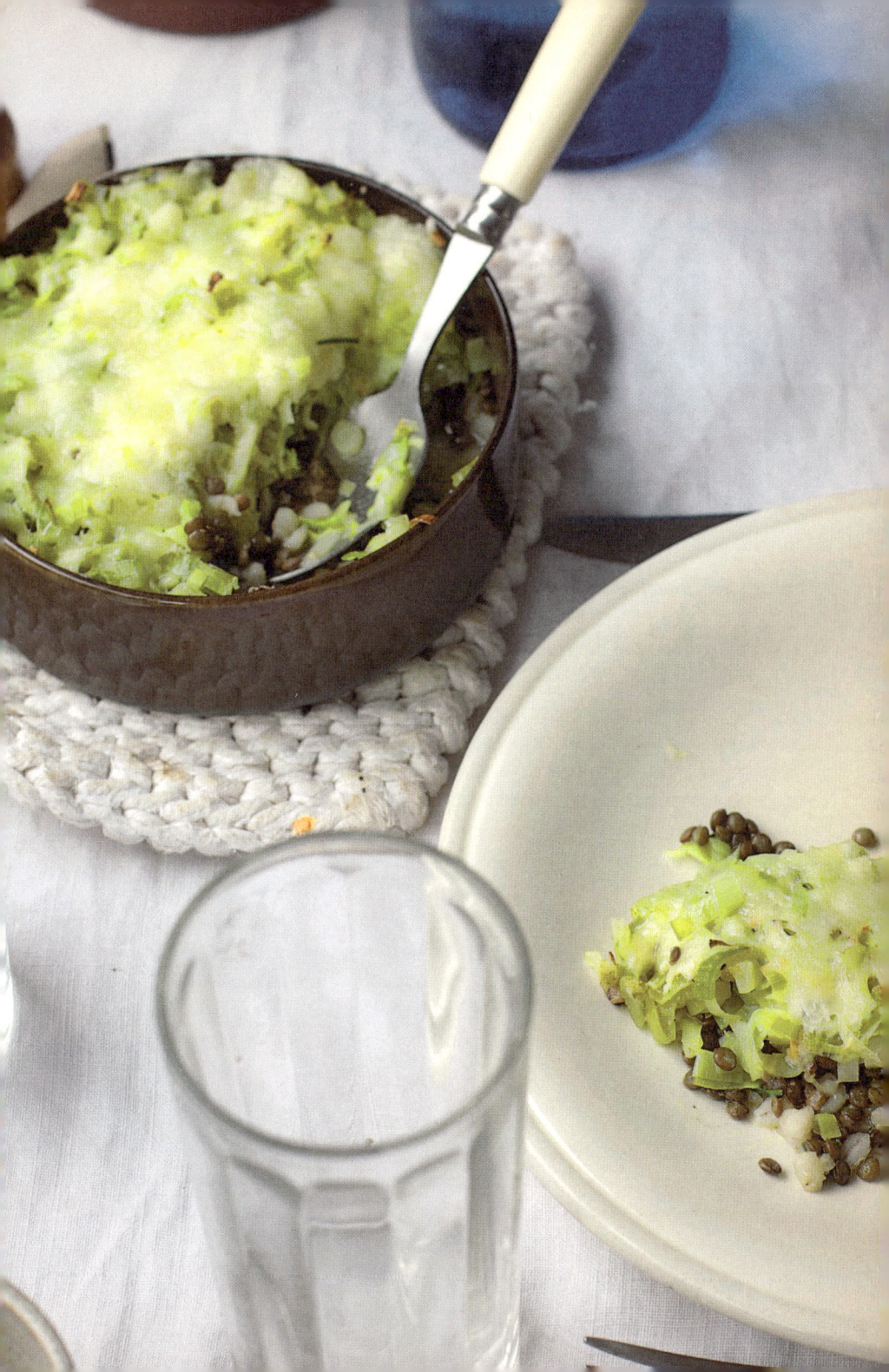

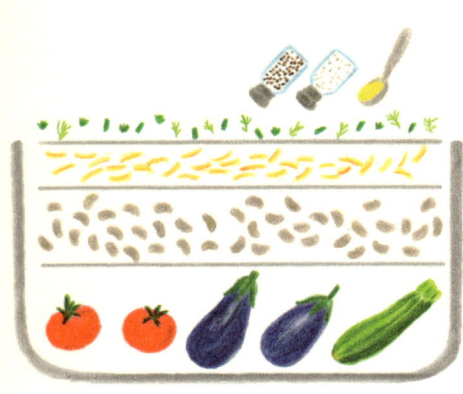

3 aubergines
2 courgettes
10 tomates mûres
(ou 2 boîtes)
200 g de mozzarella
de bufflonne
50 g de parmesan
1 boîte de 400 g
de haricots blancs
5 cuillerées à soupe
d'huile d'olive
quelques branches
de thym
6 gousses d'ail
6 brins de basilic
sel, poivre

POUR 4 PERSONNES - PRÊT EN 1 H 10

PARMIGIANA AUX HARICOTS BLANCS

Préchauffer le four à 200 °C. Étaler les aubergines coupées en tranches de 4 mm d'épaisseur sur des plaques recouvertes de papier sulfurisé, puis les badigeonner d'huile. Faire de même avec les courgettes coupées en tranches dans la longueur. Saler, poivrer, effeuiller le thym par-dessus, ajouter 3 gousses d'ail écrasées et coupées. Enfourner pour 20 minutes, surveiller et retourner les tranches à mi-cuisson. Il faudra 2 ou 3 plaques, les intervertir dans le four en cours de cuisson. Faire revenir 2 gousses d'ail tranchées finement avec 1 cuillerée à soupe d'huile, dans une cocotte sur feu très doux. Lorsque l'arôme de l'ail ressort, remuer, ajouter les tomates pelées et grossièrement hachées, les feuilles de basilic déchirées, du sel, du poivre. Remuer et laisser mijoter à découvert pendant 20 minutes. Écraser les haricots avec un peu de sel, de poivre et un peu de l'eau de la mozzarella. Dans un plat frotté d'une gousse d'ail et huilé, alterner des couches d'aubergine et courgette, de tomate, de mozzarella coupée et de haricots écrasés. Finir avec de la tomate, râper le parmesan dessus et enfourner 20 minutes à 180 °C.

CE QUI CHANGE

Ni vu ni connu, on glisse un peu de protéines végétales (les haricots), en plus des protéines du fromage dans un plat très gourmand et nourrissant. Parfait avec une petite salade, pour avoir un peu de cru à côté.

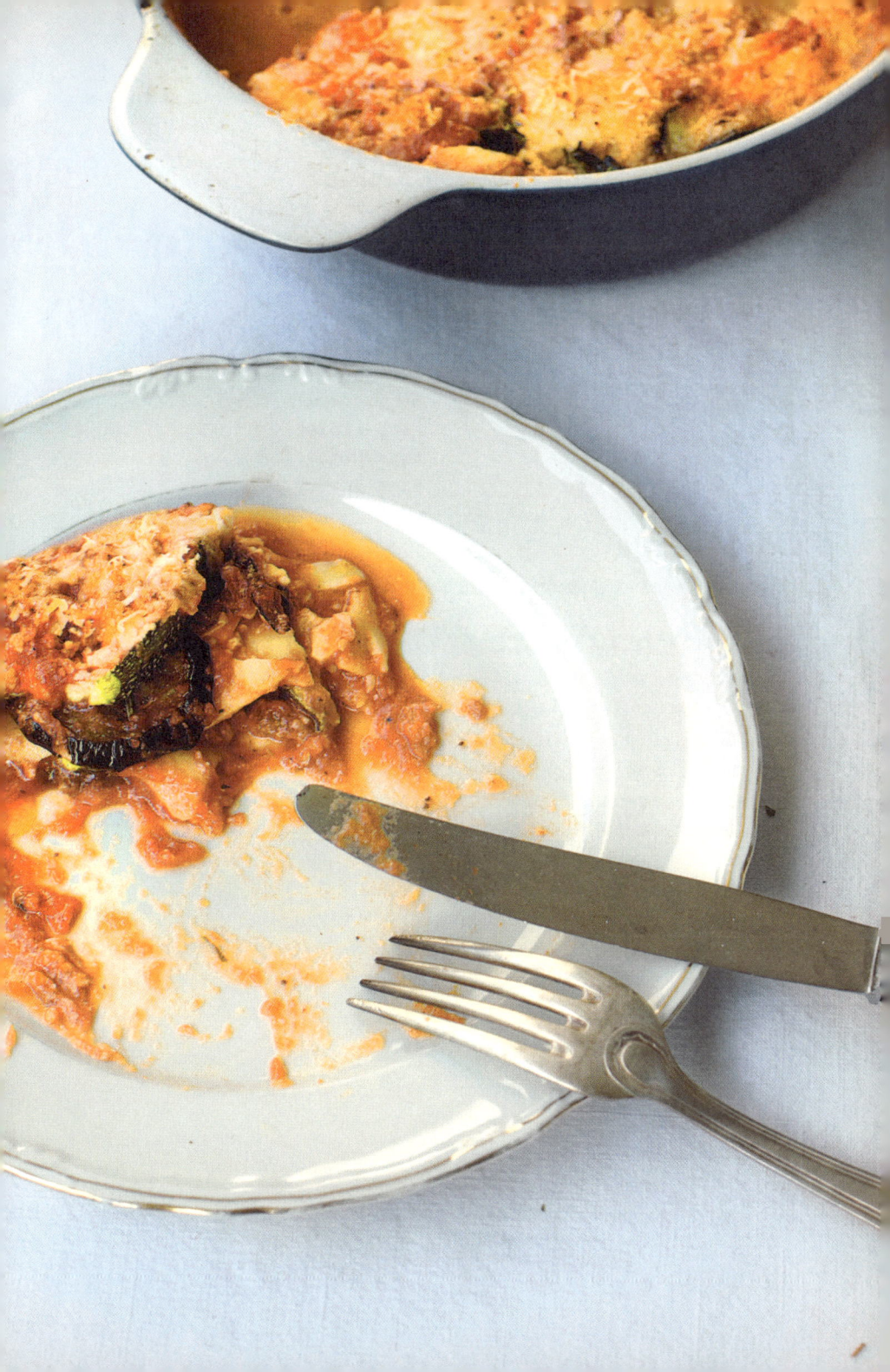

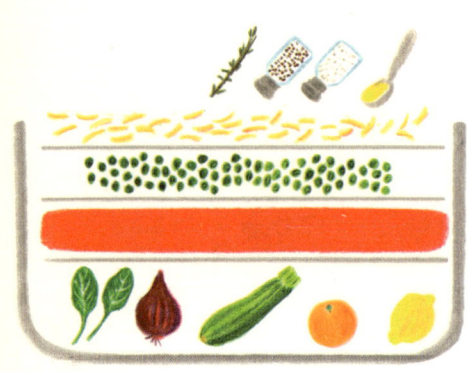

300 g de lentilles en conserve (ou 100 g de lentilles sèches)
1 courgette
1 oignon rouge
100 g de ricotta
1 boîte de 450 g de tomates
500 g d'épinards
1 citron
1 orange
100 g de fromage qui fond (comté, cantal, tomme…)
3 brins de menthe
2 cuillerées à soupe d'huile d'olive
sel, poivre

POUR 4 PERSONNES - PRÊT EN 30 MINUTES (1 H 10 TOUT FAIT MAISON)

GRATIN LENTILLES À LA RICOTTA

Mixer les lentilles avec les feuilles de menthe et 50 g de tomate. Ajouter la ricotta, l'oignon finement haché ainsi que la courgette râpée. Assaisonner. Ajouter une pincée de zestes d'orange et de citron très finement râpés. Préchauffer le four à 180 °C. Verser l'huile dans le mélange aux lentilles. Disposer une couche de lentilles au fond d'un plat huilé, verser dessus le restant de tomates, puis les épinards hachés, faire une autre couche de lentilles et parsemer de fromage grossièrement râpé. Enfourner 20 à 25 minutes.

Pour tout « fait maison », utiliser des lentilles sèches : mettre 100 g de lentilles rincées à cuire dans une bonne quantité d'eau froide avec des aromates (1 carotte, 1 gousse d'ail, 1 bout de céleri, du thym, du laurier). Porter à ébullition, puis cuire 20 minutes, ou un peu plus, à frémissement assez actif, à découvert. Égoutter et laisser tiédir.

CE QUI CHANGE

Les lentilles sont mixées en purée et remplacent ce qui pourrait être une couche de viande hachée dans un gratin. Tous les aromates (ail, menthe, oignon…) soutiennent le goût et apportent chacun leurs vertus.

CONSEIL

Ne pas lésiner sur les aromates et sur le fromage pour égayer ce plat.

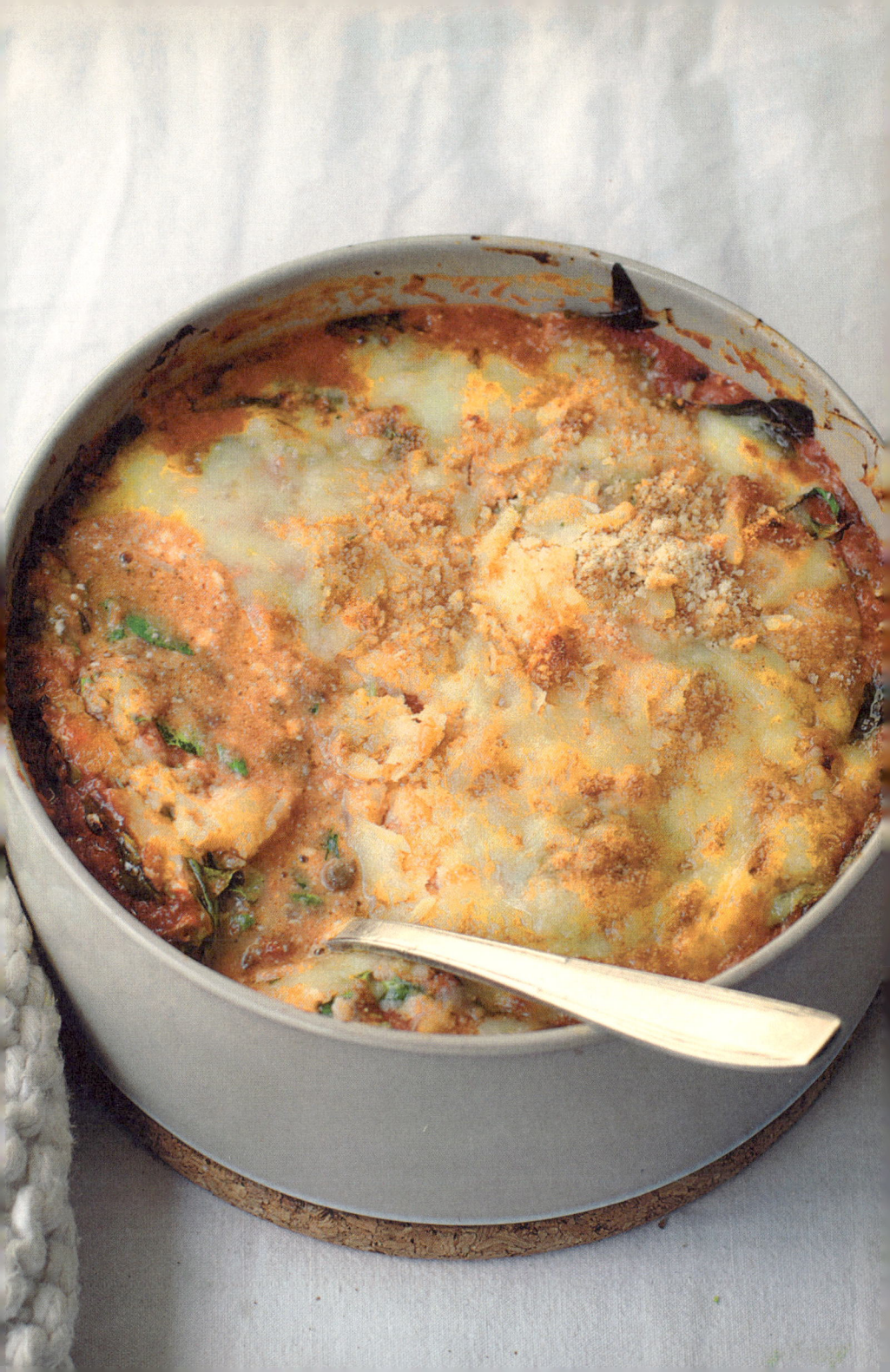

DESSERTS, GOÛTERS & PETITS DÉJEUNERS
CE QUI CHANGE DANS CETTE MÉTHODE

- **Pour les desserts aux fruits :** le plaisir du goût sucré sans la richesse des gâteaux ou des crèmes.
- **Pour les gâteaux :** on comprend comment faire varier chaque type d'ingrédient en respectant un équilibre. On ajoute en l'occurrence des ingrédients à forte valeur nutritive, ou avec des goûts différents.
- **Pour le reste :** on s'essaye aux barres de céréales maison et aux préparations ultra simples, moins riches que les gâteaux, mais qui changent des tartines : scones, crêpes…

COMMENT MANGER DES FRUITS EN DESSERT

Pour la note sucrée en fin de repas, pour les petits déjeuners ou les goûters, les fruits (combinés ou non avec des laitages) restent des valeurs sûres : avec quelques petites idées, on peut en faire des choses intéressantes, plus ou moins élaborées, en limitant le sucre et le gras.

DES IDÉES AVEC DES FRUITS FRAIS, CRUS

 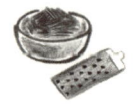 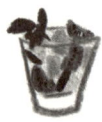

Carpaccios
Le simple fait de couper en tranches bien fines une pomme, un ananas, un kiwi, une mangue, une poire, une pastèque, une pêche, un melon (pas tous en même temps, en choisir un seul, voire deux qui vont ensemble), d'arroser de jus de citron, de parsemer d'une épice, d'un peu de sucre et de quelques noix rend le tout plus intéressant.

Fruits râpés
Pommes, poires, sur un bol de yaourt, de céréales…
Le changement de texture est le bienvenu.

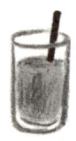

Lassis et smoothies
Avec les fruits mixés (kiwi-menthe, banane-framboise…).

Salades
De fraises au printemps, de pêches ou de melon en été (avec du basilic, de la menthe, des zestes) ou d'agrumes en hiver apportent un petit plus par rapport au fait de déguster telle quelle une orange ou un pamplemousse : pamplemousse-orange-clémentine et petits morceaux de gingembre confit, orange-cannelle et huile d'olive…

ET AVEC DES FRUITS CONGELÉS ?

Glace minute Mixer, seuls ou avec du yaourt : mangue, fruits rouges…
Ajouter des fruits rouges congelés à une compote, un crumble, un gâteau, un clafoutis, sans les décongeler avant la cuisson.

DES IDÉES AVEC DES FRUITS CUITS

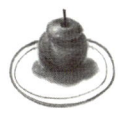

Fruits au four
Un fruit un peu ennuyeux, pas assez mûr ou trop, peut être transcendé par un petit passage au four : pommes, pêches, banane. On fend la peau, on y met un peu du jus d'une orange, un peu de sucre et quelques graines de cardamome. Cuire 10 à 15 minutes.

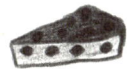

Clafoutis
C'est le dessert aux fruits simple et rapide par excellence. Il est moins riche qu'un gâteau, adaptable à loisir : on change le lait, on ajoute des purées d'oléagineux, on varie les fruits (frais, secs et réhydratés, poêlés)…

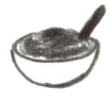

Compote
Couper les fruits en tranches fines ; les mettre dans une casserole avec un peu d'eau et du sucre si besoin. Pour parfumer : une gousse de vanille, un bâton de cannelle, des tiges de citronnelle écrasées, des zestes d'agrumes… Cuire à feu doux, à couvert, le temps qu'ils soient tendres. Mixer, ou pas. Déguster avec un yaourt grec ou de la crème qui trancheront avec le sucré des fruits.

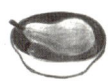

Fruits pochés
C'est chic, très bon et très simple. Mettre suffisamment d'eau dans une casserole. Sucrer à son goût (et selon les fruits : compter 2 cuillerées à soupe pour 500 ml d'eau pour des poires, 5 pour de la rhubarbe), porter à frémissement en remuant. Plonger les fruits et cuire jusqu'à ce qu'ils soient tendres (entre 5 et 15 minutes selon maturité).

COMMENT COMPOSER UN GÂTEAU

Un gâteau, c'est forcément assez riche en gras et en sucre. Dans la plupart des recettes, on peut diminuer la quantité de sucre, mais les proportions doivent quand même être respectées pour obtenir un résultat satisfaisant sur le plan de la texture… Choisir une recette de base qu'on aime bien – cake, gâteau au yaourt, moelleux au chocolat (voire gâteau vegan, sans gluten), puis, à partir de là, remplacer tout ou partie des composantes selon ses envies.

LA MÉTHODE

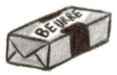 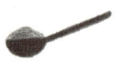 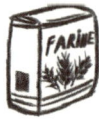

Les matières grasses

Le beurre reste quasi irremplaçable, mais l'huile (au goût neutre ou légèrement parfumée) fait bien l'affaire, notamment dans les gâteaux à la carotte et les gâteaux au yaourt. Le beurre de coco marche très bien dans tout, il est délicieux, il donne une texture fondante notamment avec du chocolat, mais il est assez cher.

Le sucre

On peut utiliser des sucres non raffinés, mais il faut tenir compte de leur goût qui va ressortir davantage (tandis que le sucre blanc est neutre).

La farine

On peut corser le goût en remplaçant une partie de la farine par une farine semi-complète ou encore la remplacer (tout ou partie) par des poudres d'amande ou de noisette. C'est plus riche, mais c'est bon.

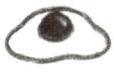 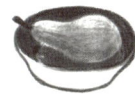 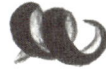

Les œufs
Ils restent une base quasi essentielle, à moins de passer dans le domaine de la cuisine végétalienne avec ses recettes et substituts spécifiques.

La levure et le sel
Basiques indispensables, pour la texture et le goût.

Les goûts
On peut customiser un gâteau en ajoutant des fruits pochés (poires), surgelés (framboises), poêlés (pommes) et bien sûr des noix, noisettes, raisins, pépites de chocolat, graines… Compter 50 g environ pour les fruits secs ou les pépites de chocolat et de 100 à 150 g pour les fruits.

Les petits goûts bonus : jus et zeste d'agrumes, chocolat en poudre qui peut remplacer une partie de la farine, épices…

COMMENT COMPOSER DES CRÊPES

Goûter parfait : moins riche qu'un gâteau, plus excitant qu'une tartine.

LA MÉTHODE

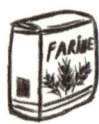 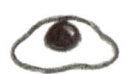 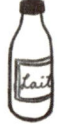

Farine

300 g.
Variations : châtaigne, sarrasin, épeautre pour remplacer tout ou partie du froment – sachant que les deux premières sont sans gluten.

Œufs

3-4.
Variation : sans œufs, ça marche aussi. On perd en onctuosité, mais celle-ci peut être compensée par une farine ou un lait au goût original.

Lait

750 ml.
Variations : remplacer le lait de vache par du lait d'amande, de riz, d'avoine, etc.

Accompagnement

Beurre, sucre (pas forcément beaucoup), confiture, jus de citron, purée d'oléagineux, pâte de chocolat…

COMMENT COMPOSER DES PANCAKES

Opter pour la version américaine, dont la pâte plus épaisse peut supporter des enrichissements : flocons d'avoine ou autres céréales, myrtilles, framboises, petites graines…

LA MÉTHODE

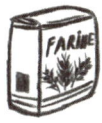 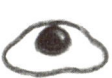 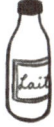

Farine + levure
300 g + 2 cuillerées à café.
Variations : faire des mix de farine.

Œufs
3.

Lait
300 ml.
Mêmes variations que pour les crêpes.

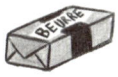

Accompagnement
Beurre, sirop d'érable, fruits, bacon…

Les +
Environ 50 g de petits fruits rouges, flocons, petites graines…

ET LES SCONES ?

Les scones ou welsh cakes sont plus consistants, ils constituent un intermédiaire idéal, plus nourrissants qu'une crêpe, moins riches qu'un gâteau. Ils sont un petit peu plus longs à préparer et demandent à être mangés assez vite après leur cuisson, mais ils se congèlent très bien crus : on peut en faire une belle quantité quand on a du temps et du courage, et les ressortir au cœur des périodes plus chargées…

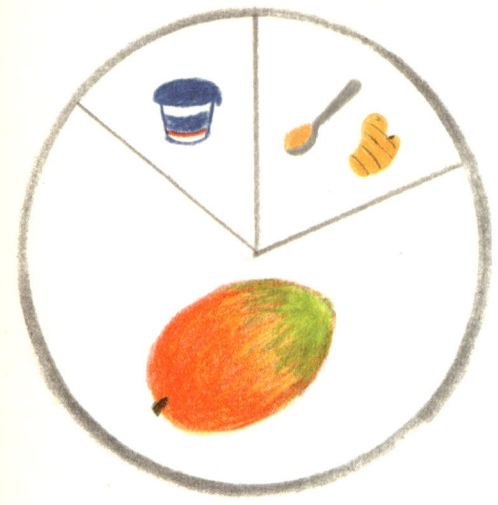

1 mangue (ou 300 g
de mangue surgelée)
1 yaourt au lait
de brebis
1 morceau
de gingembre (2 cm)
50 g de sucre
quelques feuilles
de menthe

POUR 4 PERSONNES - PRÊT EN 40 MINUTES

GLACE MANGUE BREBIS GINGEMBRE

Mettre la mangue coupée en tranches dans un sachet au congélateur (la veille ou 4 heures avant). Faire chauffer 50 ml d'eau, y verser le sucre, remuer jusqu'à dissolution. Ajouter le gingembre bien brossé et coupé en fines tranchettes, laisser le tout frémir pendant 30 minutes. Laisser refroidir et filtrer. Mixer la mangue (qui sort du congélo) avec le yaourt. Verser le sirop refroidi sur le dessus. Décorer avec quelques feuilles de menthe. Si on a une centrifugeuse ou un extracteur de jus, on peut faire un jus avec le gingembre puis le mélanger avec le sirop (eau et sucre chauffés et dissous), c'est plus rapide et le goût est plus fort.

CE QUI CHANGE

On mange de la «glace», mais largement à base de fruit, sans gras ou quasi, avec juste un peu de yaourt de brebis, avec son petit goût acide. Le gingembre est bien connu pour ses vertus protectrices tout au long de l'hiver. Voilà donc un bon petit dessert sain et facile, plus excitant qu'un simple yaourt, mais moins riche qu'une glace ou un gâteau.

VARIATIONS

On peut aussi se passer du yaourt et parsemer la glace d'amandes grillées…

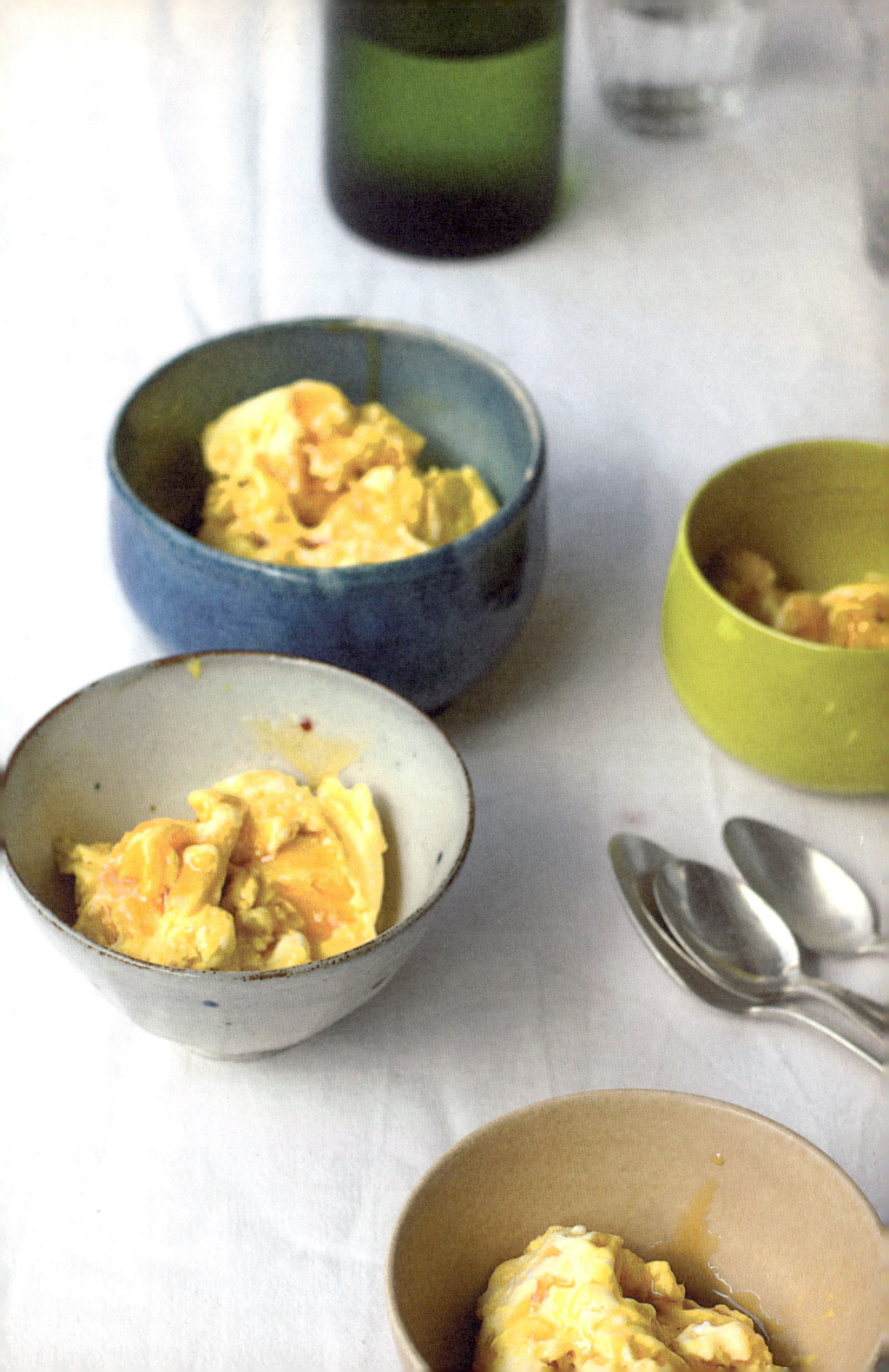

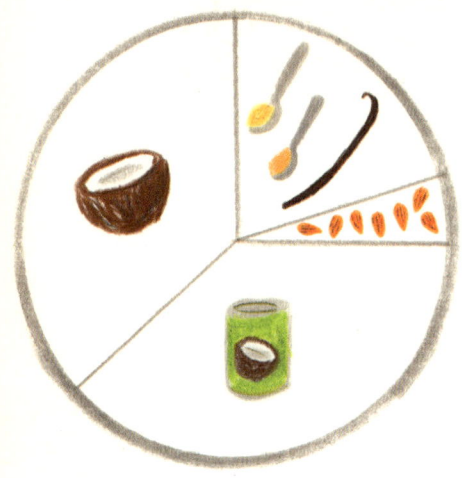

100 ml de lait de coco
2 cuillerées à soupe
de purée d'amande
100 ml d'eau de coco
2 cuillerées à soupe
de sucre
les graines de
1 gousse de vanille
1 cuillerée à soupe
d'amandes mondées
(ou de noix de cajou)

POUR 4 PERSONNES

ESQUIMAU EXPRESS

Mélanger tous les ingrédients avec les graines raclées de la gousse de vanille et les amandes (ou les noix) hachées. Faire prendre dans des moules à esquimau au congélateur pendant 4 heures.

CE QUI CHANGE

C'est une glace faite sur une base de purée d'amandes et de lait de coco, pour des apports en gras végétaux qui changent du lait ou de la crème. Ce n'est pas une «vraie» glace car elle n'a pas été faite en sorbetière, d'où la présence de petits cristaux. Mais ça fait une gourmandise amusante.

VARIATIONS

On peut varier les laits, les garnitures.
On peut aussi tremper les esquimaux congelés dans du chocolat fondu, puis les remettre au congélateur pour faire prendre le chocolat.

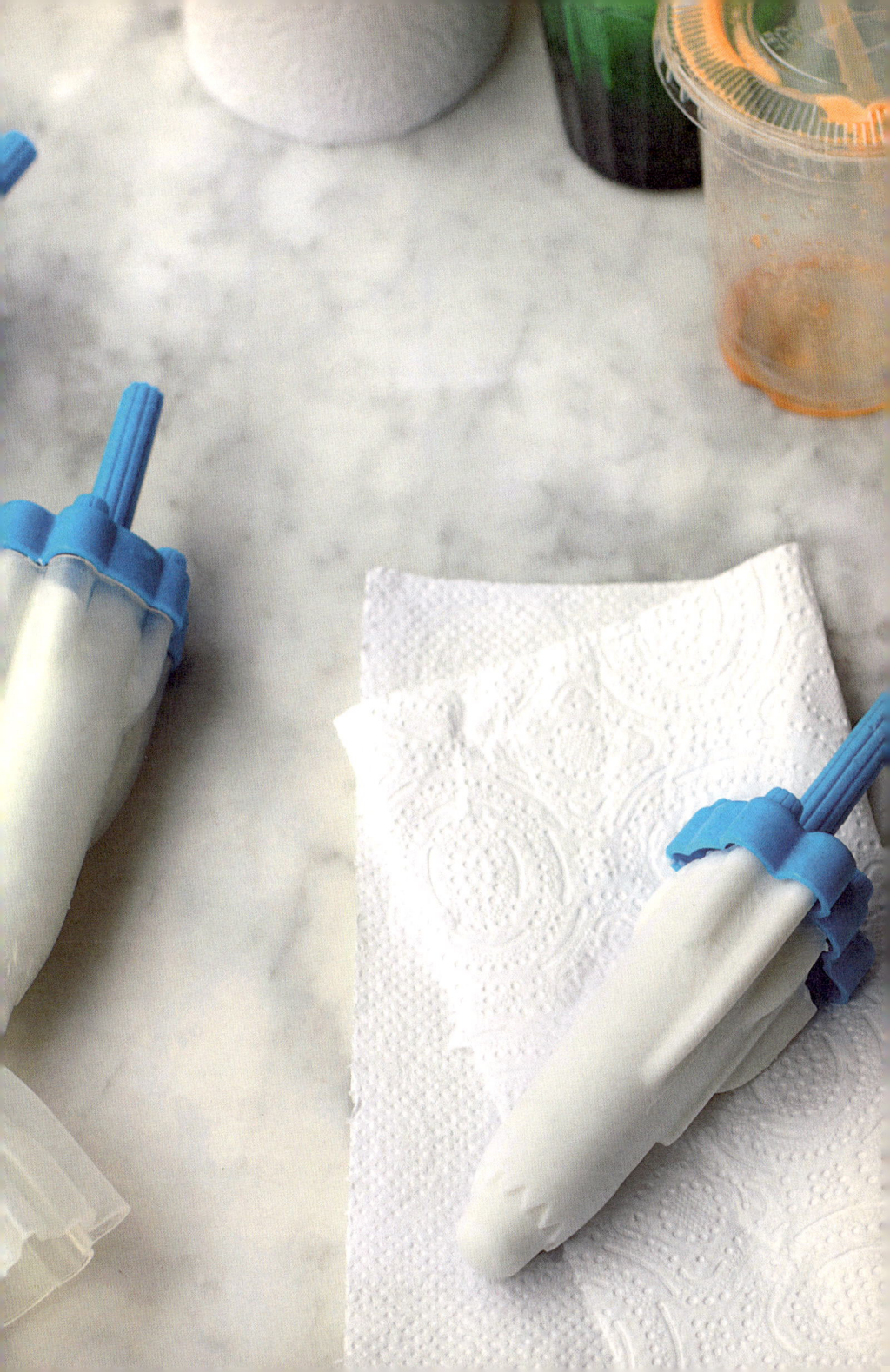

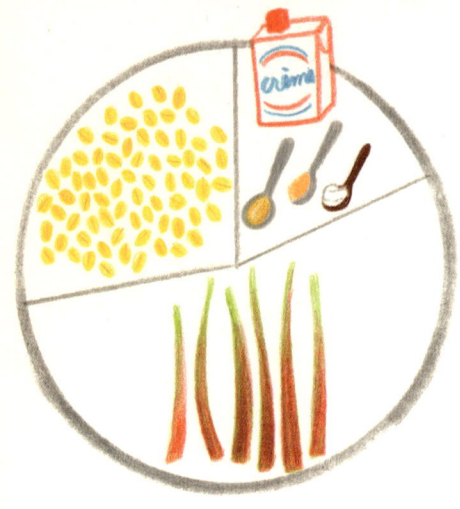

GLACE
6 branches
de rhubarbe
4 cuillerées à soupe
de sucre
2 cuillerées à soupe
de crème épaisse
1 cuillerée à soupe
de whisky

FLOCONS CARAMÉLISÉS
4 cuillerées
à soupe de petits
flocons d'avoine
1 cuillerée à soupe
de sucre

CHANTILLY
250 ml de crème
liquide entière
1 cuillerée à soupe
de sucre

POUR 4 PERSONNES - PRÊT EN 30 MINUTES

DESSERT GLACÉ À LA RHUBARBE

Porter doucement à ébullition 500 ml d'eau dans une casserole assez large avec 4 cuillerées à soupe de sucre, en remuant pour le dissoudre. Faire cuire à frémissement les tiges de rhubarbe coupées en tronçons de 5 cm dans ce sirop léger, pendant 8 à 10 minutes. Retirer les morceaux de rhubarbe à l'aide d'une écumoire et les garder. Ajouter le whisky dans le sirop. Laisser refroidir. Faire prendre ce sirop en sorbetière après l'avoir mélangé avec la crème épaisse. Mélanger les flocons d'avoine avec le sucre. Étaler sur une plaque à four et placer sous le gril préchauffé pendant quelques minutes. Surveiller : il faut juste que le sucre fonde et que les flocons soient légèrement torréfiés. Fouetter la crème en chantilly, ajouter le sucre. Accompagner la glace de rhubarbe et de chantilly et saupoudrer de flocons caramélisés.

CE QUI CHANGE

Un dessert fin et équilibré autour du fruit, du produit laitier et des céréales. On exploite le sirop de cuisson de la rhubarbe pour sucrer la glace (donc on ne gâche rien) : il est très parfumé mais peu sucré. Les flocons d'avoine apportent de bon nutriments et un côté gourmand car ils sont caramélisés.

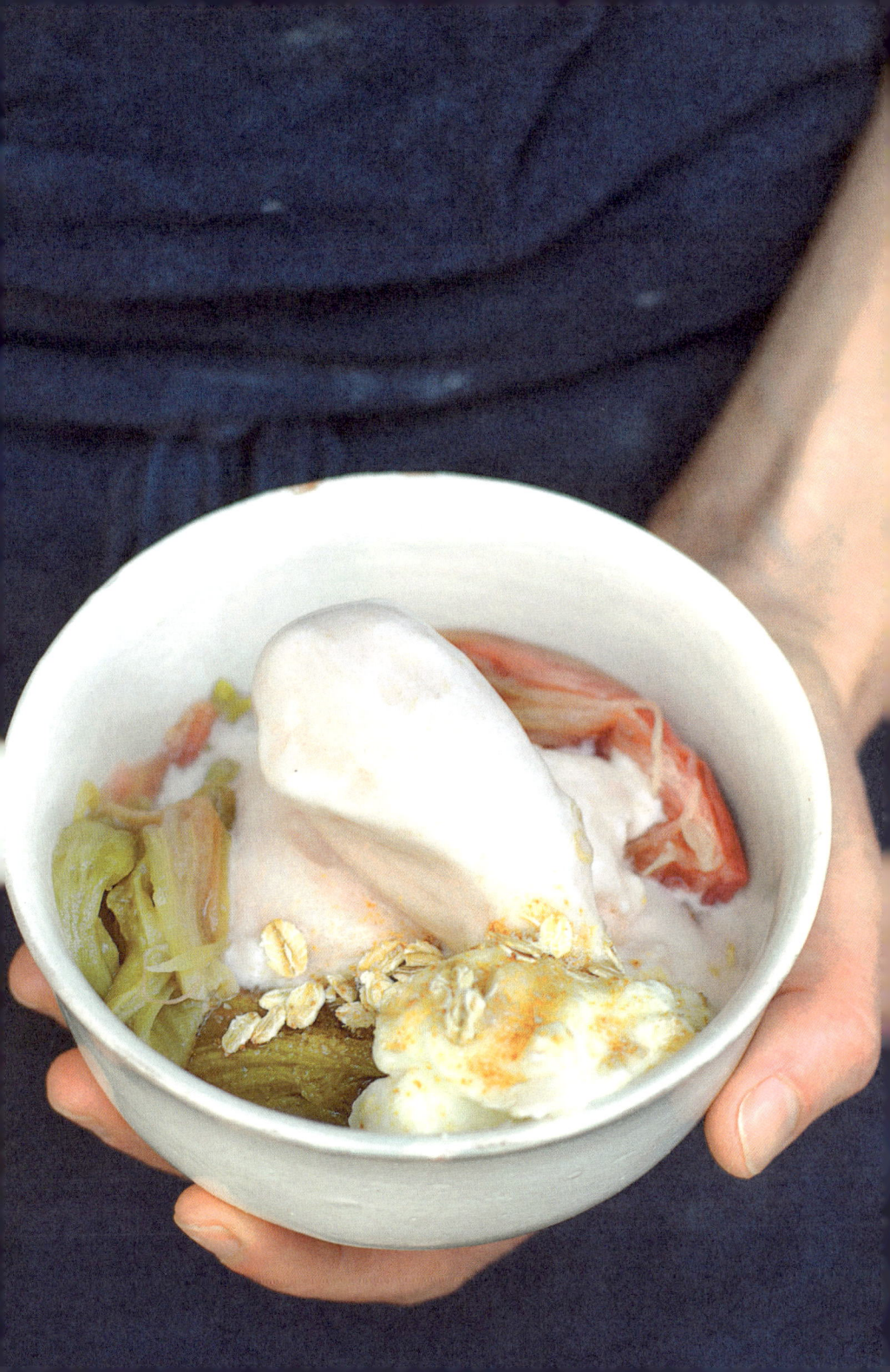

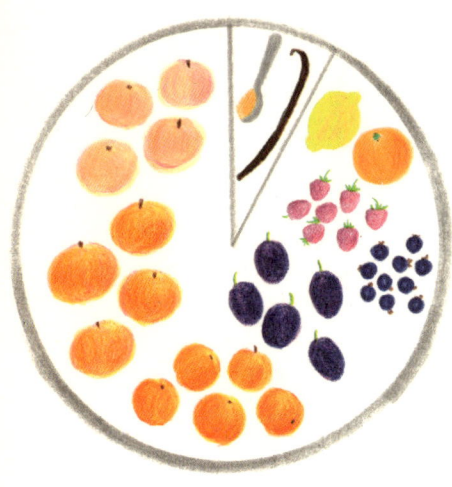

4 pêches jaunes
4 pêches blanches
6 prunes
6 abricots
1 petite barquette de framboises
1 citron
2 cuillerées à soupe de sucre

ACCOMPAGNEMENT
2 yaourts grecs mis au congélateur

POUR 4 PERSONNES - PRÊT EN 45 MINUTES

FRUITS RÔTIS

Préchauffer le four à 190 °C. Mettre les pêches, les prunes et les abricots coupés en quartiers dans un plat à four avec un zeste de citron prélevé à l'économe. Saupoudrer de sucre à son goût. Enfourner pour 30 à 35 minutes. Les fruits doivent brunir très légèrement par endroits, devenir tendres et commencer à relâcher du jus. Après cuisson, ajouter les framboises dans les fruits rôtis encore chauds et mélanger délicatement. Mixer les yaourts glacés pour accompagner.

CE QUI CHANGE
Une base de dessert 100 % fruits très simple et délicieuse, qui contient peu de sucre. Pratique notamment lorsque les fruits ne sont pas parfaits, pas assez mûrs ou au contraire en train de partir : ne les jetez plus, profitez des fruits de saison ! Et le dessert est complet grâce au yaourt qui apporte des protéines. Éviter de supprimer le sucre, c'est ce qui permet de créer un bon jus.

VARIATIONS
Les parfums : citronnelle (originale), vanille (classique).
L'accompagnement : yaourt ordinaire, glace au lait d'amande, sablés…
On peut également faire un crumble…

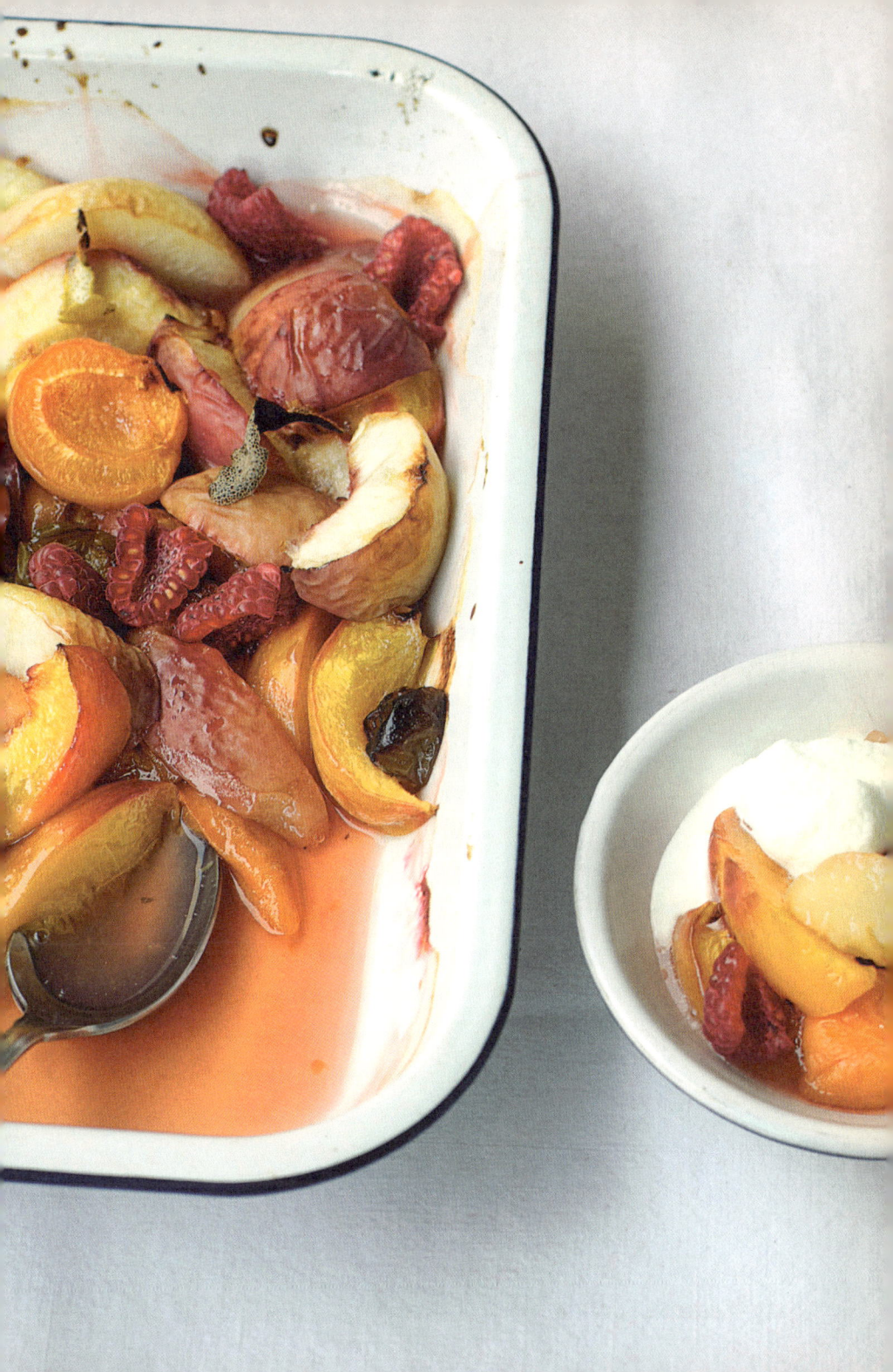

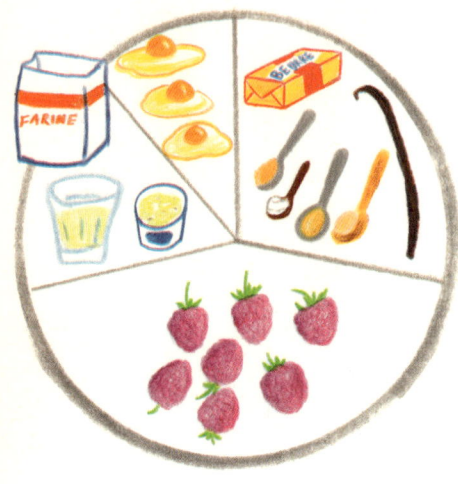

300 g de framboises fraîches
200 ml de lait épeautre-noisettes
200 g de crème fraîche épaisse
4 œufs
75 g de farine
75 g de sucre roux
30 g de beurre
2 cuillerées à soupe de whisky
2 cuillerées à soupe de purée d'amande
les graines de ½ gousse de vanille

POUR 1 PLAT DE 20 X 30 CM - PRÊT EN 45 MINUTES

CLAFOUTIS AUX FRAMBOISES

Préchauffer le four à 200 °C. Mettre les framboises dans le moule beurré généreusement, verser le whisky. Fouetter ensemble tous les autres ingrédients. Verser sur les framboises. Cuire 35 minutes, le clafoutis doit dorer et gonfler. Manger tiède ou froid.

CE QUI CHANGE

Cette recette montre qu'on peut facilement remplacer tout ou partie du lait de vache et de la crème par des laits végétaux et purée d'oléagineux : soit parce qu'on y est intolérant, soit parce qu'on veut varier les apports en types de gras (ceux des oléagineux sont intéressants pour la protection de l'organisme) et découvrir de nouvelles saveurs.

VARIATIONS

À la place des framboises fraîches, les framboises surgelées font
très bien l'affaire (en fait, fraîches, c'est presque dommage).
À la place du lait épeautre-noisettes, un autre lait végétal, ou du lait normal.

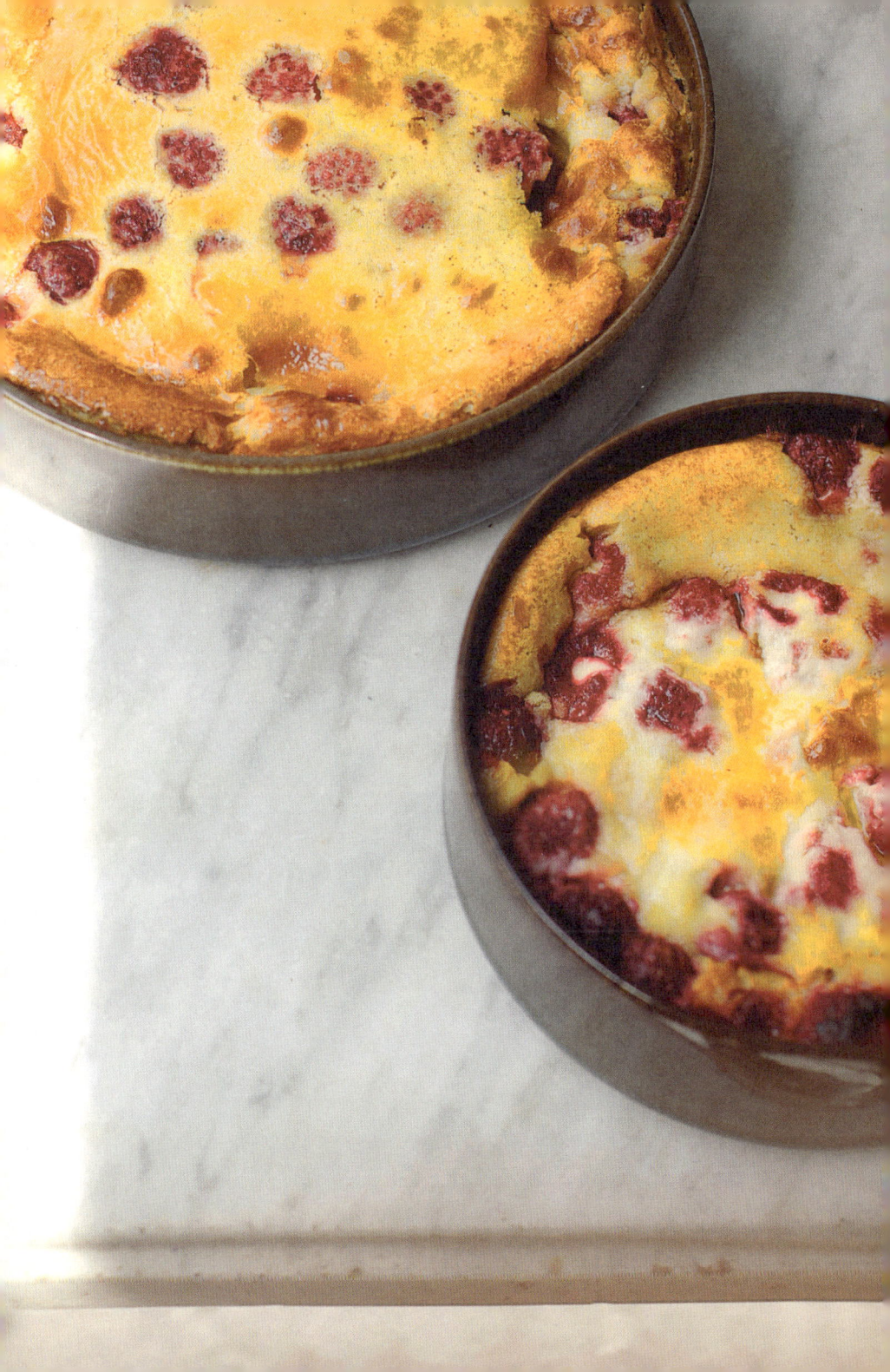

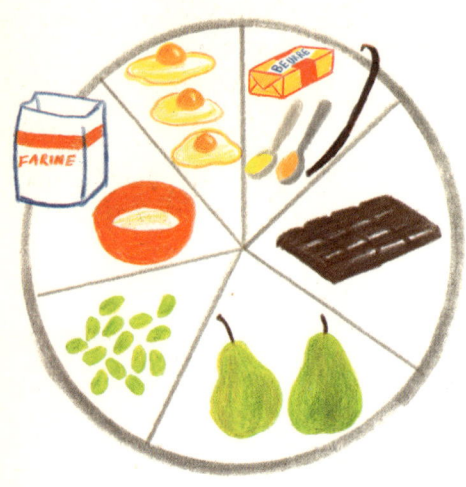

2 poires bien mûres, cuites dans un sirop léger ou
2 poires au sirop
150 g de chocolat noir
75 g de beurre demi-sel
75 g d'huile de coco
230 g de cassonade
3 œufs
50 g de farine (type 55)
50 g de farine de petit épeautre
1 gousse de vanille
40 g de pistaches
1 cuillerée à soupe de pâte de pistache (facultatif)

POUR 1 PLAT DE 21 X 27 CM - PRÊT EN 50 MINUTES

BROWNIE POIRE PISTACHE

Préchauffer le four à 180 °C. Faire fondre au bain-marie l'huile de coco, le beurre et le chocolat en morceaux. Lisser. Ajouter la cassonade, les œufs un à un, les graines de vanille et les farines tamisées. Remuer pour bien incorporer, mais sans excès. Verser dans le moule beurré. Disposer les poires en morceaux en 12 tas dans le moule, les enfoncer un peu. Ajouter un tout petit peu de pâte de pistache sur chaque tas de poire. Saupoudrer de pistaches concassées. Cuire de 20 à 25 minutes. Le brownie est peu cuit en sortant du four, il continue sa cuisson dans le moule chaud. Attendre 20 à 25 minutes avant de le découper en carrés.

CE QUI CHANGE

Le chocolat, c'est plein de magnésium et d'endorphines bonnes pour le moral ! Donc aucune raison de s'en priver. On lui adjoint des fruits et des oléagineux, pour être encore plus en forme. Le beurre de coco permet de varier les types de gras qu'on consomme – bien sûr il est importé de loin et coûte un peu cher, mais on peut l'utiliser occasionnellement : dans un gâteau il apporte un moelleux, une jolie texture.

CONSEIL

La pâte doit former une couche fine dans le moule, sinon le brownie sera écœurant et l'équilibre entre la surface croustillante et l'''intérieur moelleux sera faussé.

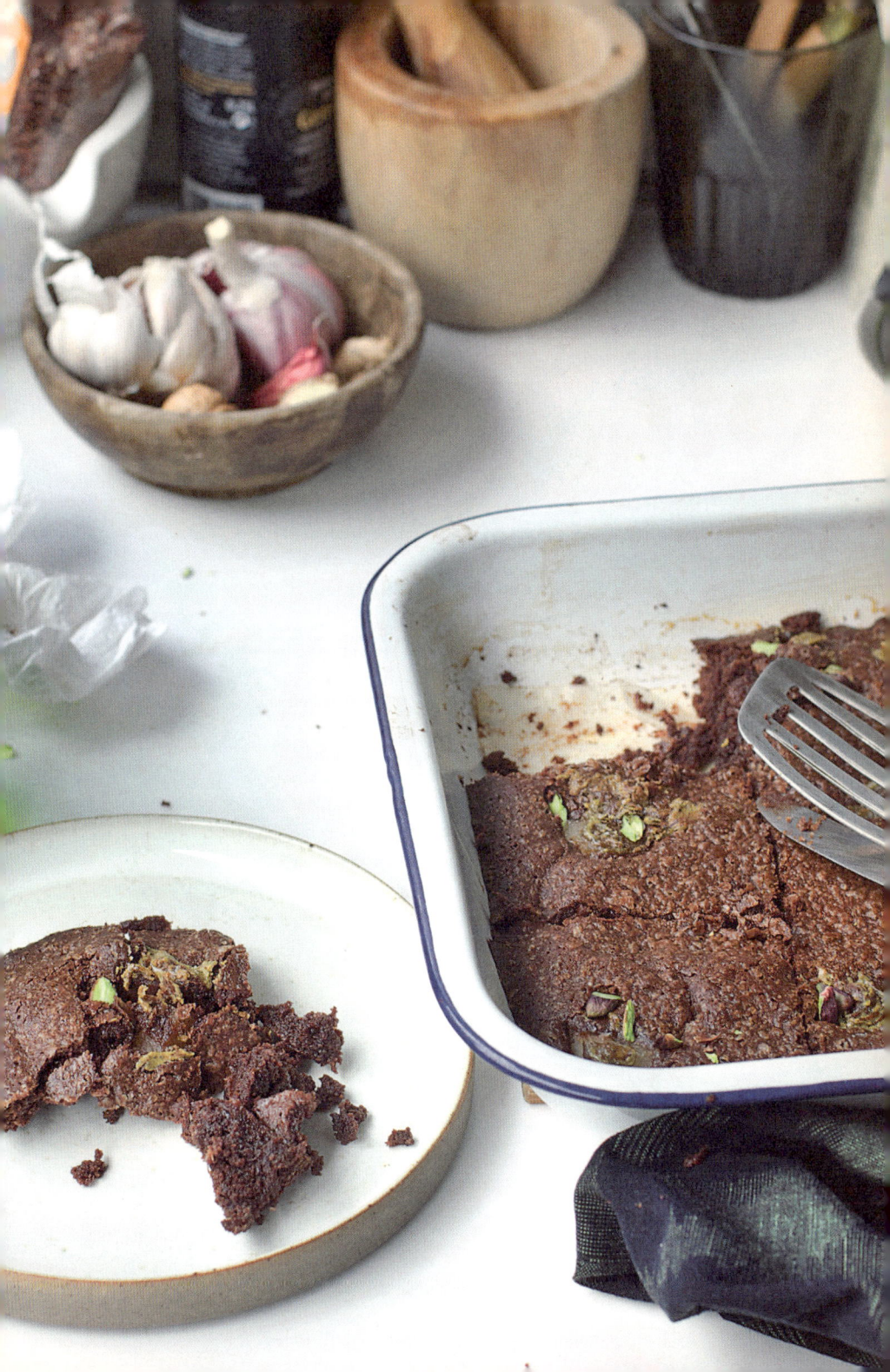

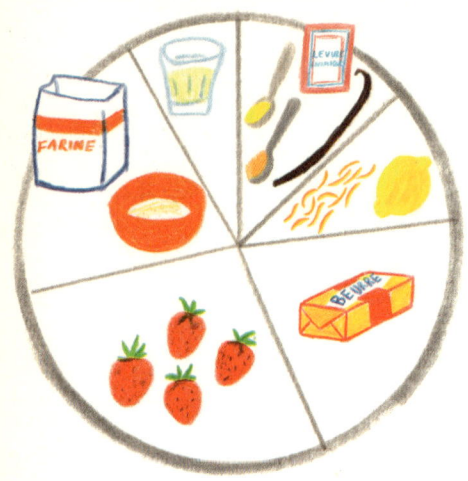

300 g de farine
(type 65)
100 g de farine
de petit épeautre
60 g de sucre
1 sachet de levure
chimique
100 g de beurre
200 ml de lait
le zeste
de ¼ d'orange
et de ¼ de citron
1 grosse pincée de sel

CONFITURE EXPRESS
500 g de fraises
350 g de sucre
le jus de ¼ de citron
½ gousse de vanille

POUR 10 GROS SCONES (OU 15 PLUS PETITS) - PRÊT EN 2 H 10

SCONES ET CONFITURE EXPRESS

Mélanger les farines, le sel, le sucre, la levure. Ajouter les zestes et le beurre en morceaux et émietter du bout des doigts. Ajouter le lait, remuer pour obtenir une pâte ferme, pas trop collante. Mettre au frais 1 heure. Préchauffer le four à 180 °C. Étaler la pâte au rouleau sur un plan de travail fariné en un rectangle épais (3 cm). Replier ce rectangle en trois, le tourner d'un quart de tour et étaler de nouveau. Recommencer cette opération deux fois. Étaler sur une épaisseur de 3,5 cm. Couper à l'emporte-pièce fariné des ronds dans la pâte. Déposer les scones sur une plaque couverte d'un papier sulfurisé. Rassembler les chutes de pâte, étaler et découper. Faire dorer au four pendant 12 à 20 minutes selon la taille des scones. Pour la confiture : mettre les fraises en gros morceaux dans une casserole avec le sucre, la vanille fendue en deux et un peu de jus de citron. Porter à ébullition en remuant. Écumer la surface. Faire bouillir, en remuant, pendant 5 minutes. Verser dans un pot et laisser refroidir.

CE QUI CHANGE
Les scones sont un bon intermédiaire entre une simple tartine – ça change – et un gâteau – moins riches. La farine d'épeautre donne un bon goût et plus de nutriments qu'une farine blanche seule. La «confiture» comporte une plus faible proportion de sucre qu'une «vraie» confiture.

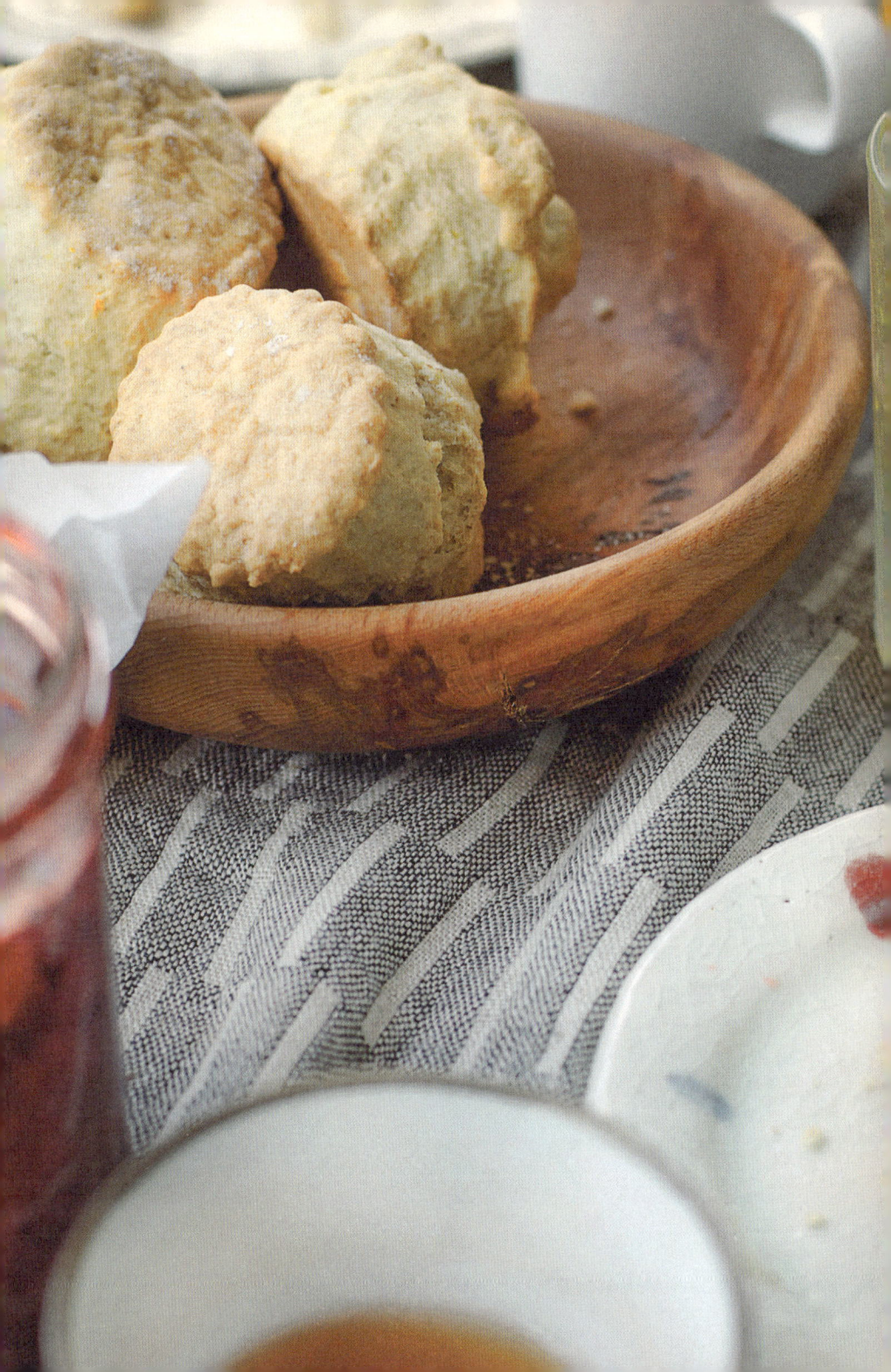

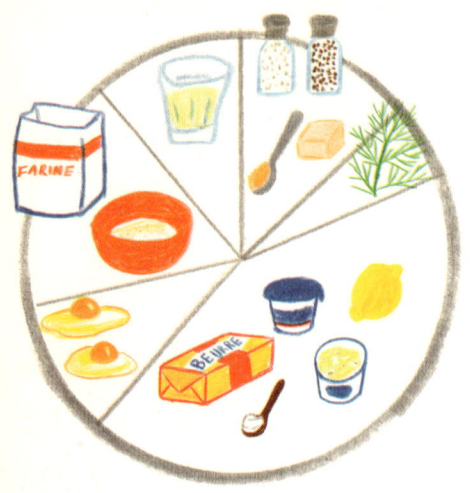

BLINIS
110 g de farine
(type 65)
110 g de farine
de sarrasin
15 g de levure
de boulanger fraîche
(ou 1 sachet de sèche)
280 ml de lait
150 g de Fjord®
50 g de beurre
2 œufs
1 trait de jus de citron
1 cuillerée
à café de sel

ACCOMPAGNEMENT
100 g de fromage
blanc
100 g de crème
fraîche épaisse
quelques brins d'aneth
citron
sel, poivre

POUR 1 QUINZAINE DE BLINIS - PRÊT EN 2 H 35

BLINIS

Mélanger le lait tiédi à la levure fraîche. Ajouter les jaunes d'œufs, le Fjord® et le jus de citron. Faire un puits dans les farines et le sel. Y verser le mélange, remuer pour obtenir une pâte. (Ce n'est pas grave s'il reste quelques grumeaux.) Couvrir et laisser lever 1 heure dans un endroit tiède, à l'abri des courants d'air. Incorporer les blancs montés en neige. Couvrir et laisser lever encore 1 heure au moins. Verser des louchettes de pâte dans une poêle chaude avec un peu de beurre. Quand des bulles se forment sur toute la surface, retourner et finir la cuisson de l'autre côté. Tenir au chaud sous ue feuille d'aluminium. Continuer en remettant un peu de beurre dans la poêle entre chaque fournée. Accompagner de crème et de fromage blanc assaisonnés avec l'aneth, le citron, du sel et du poivre et les ingrédients de son choix : jambon sec, saumon…

CE QUI CHANGE
Le sarrasin ou blé noir est une céréale à réhabiliter, résistante, nourrissante et délicieuse en galettes bien sûr, mais aussi en blinis. Elle se marie très bien avec des goûts un peu forts, qu'ils soient salés (saumon fumé, jambon fumé…) ou sucrés (chocolat…).

CONSEIL
Si on utilise de la levure sèche, la délayer dans un peu d'eau tiédie et attendre 5 minutes que le mélange forme des bulles.

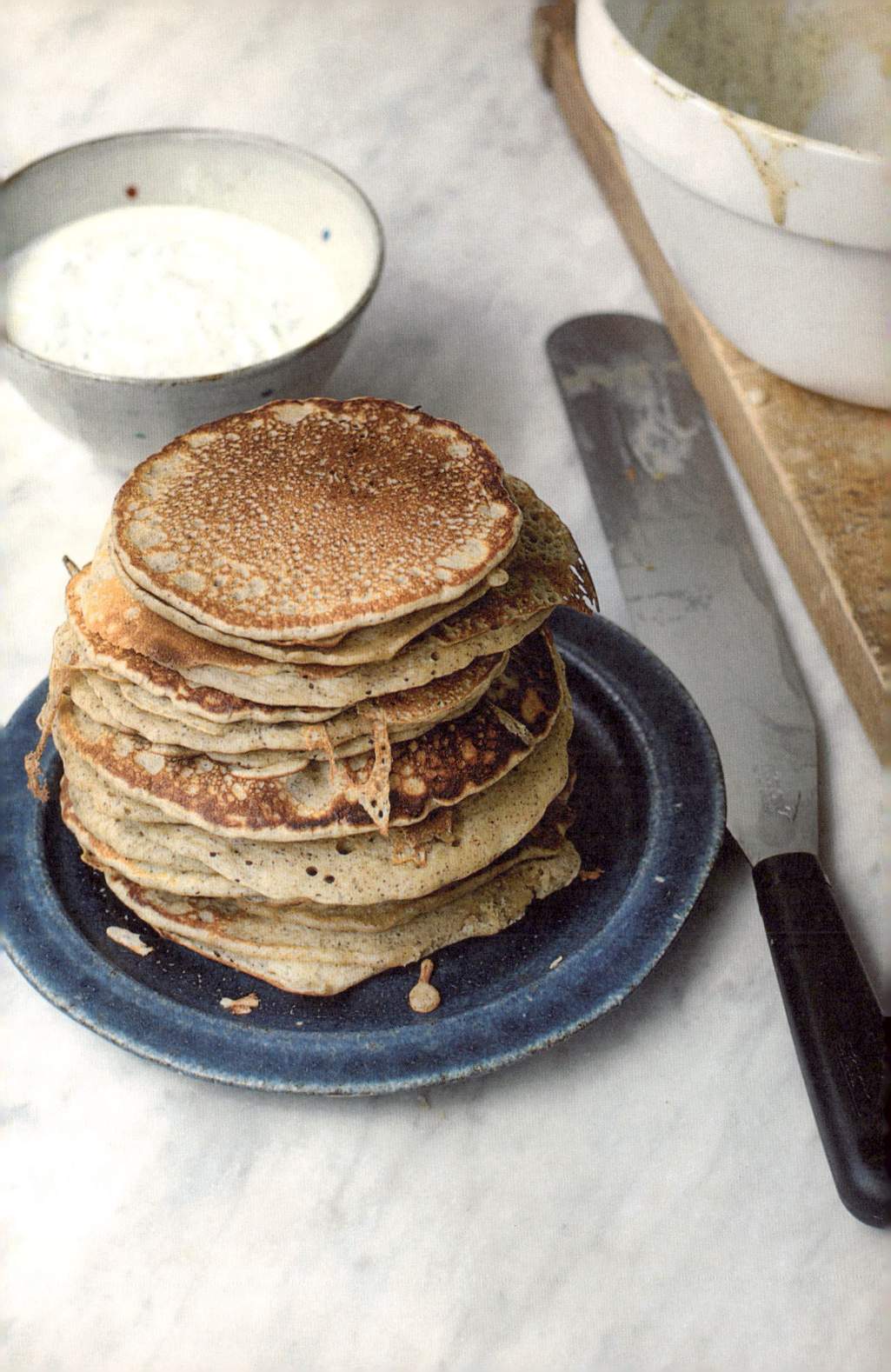

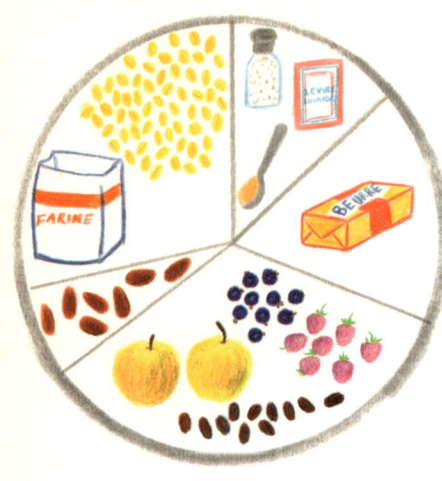

250 g de fruits
rouges au choix
2 pommes
(plutôt acides)
180 g de farine
90 g de flocons
d'avoine
40 g de noix de pécan
50 g de raisins secs
150 g de beurre
¾ de cuillerée à café
de levure chimique
75 g de sucre
1 pincée de cannelle
1 pincée de muscade
1 pincée de sel

POUR 1 MOULE DE 21 X 27 CM (12 CARRÉS) - PRÊT EN 1 H 25

PLAQUE AUX FRUITS ROUGES

Préchauffer le four à 170 °C. Faire fondre le beurre dans une casserole assez grande. Retirer du feu. Ajouter la farine mélangée avec la levure, les flocons d'avoine, le sucre, le sel, les épices, les raisins et les noix de pécan hachées. Ajouter les pommes râpées avec la peau au mélange. Étaler dans un moule beurré et bien tasser. Faire cuire 50 minutes à 1 heure. Le dessus doit être bien doré. Laisser refroidir. Répartir les fruits rouges à la surface (les couper s'ils sont gros) en écrasant légèrement à la fourchette. Découper en carrés. Se garde 1 ou 2 jours.

CE QUI CHANGE
Aussi énergétique qu'une barre de céréales (flocons d'avoine, oléagineux, fruits séchés) mais en forme de gâteau ! Avec le petit plus vitaminé des fruits rouges.

VARIATIONS
Sans les fruits rouges, c'est possible aussi ! On peut aussi varier le choix des noix et des fruits secs.

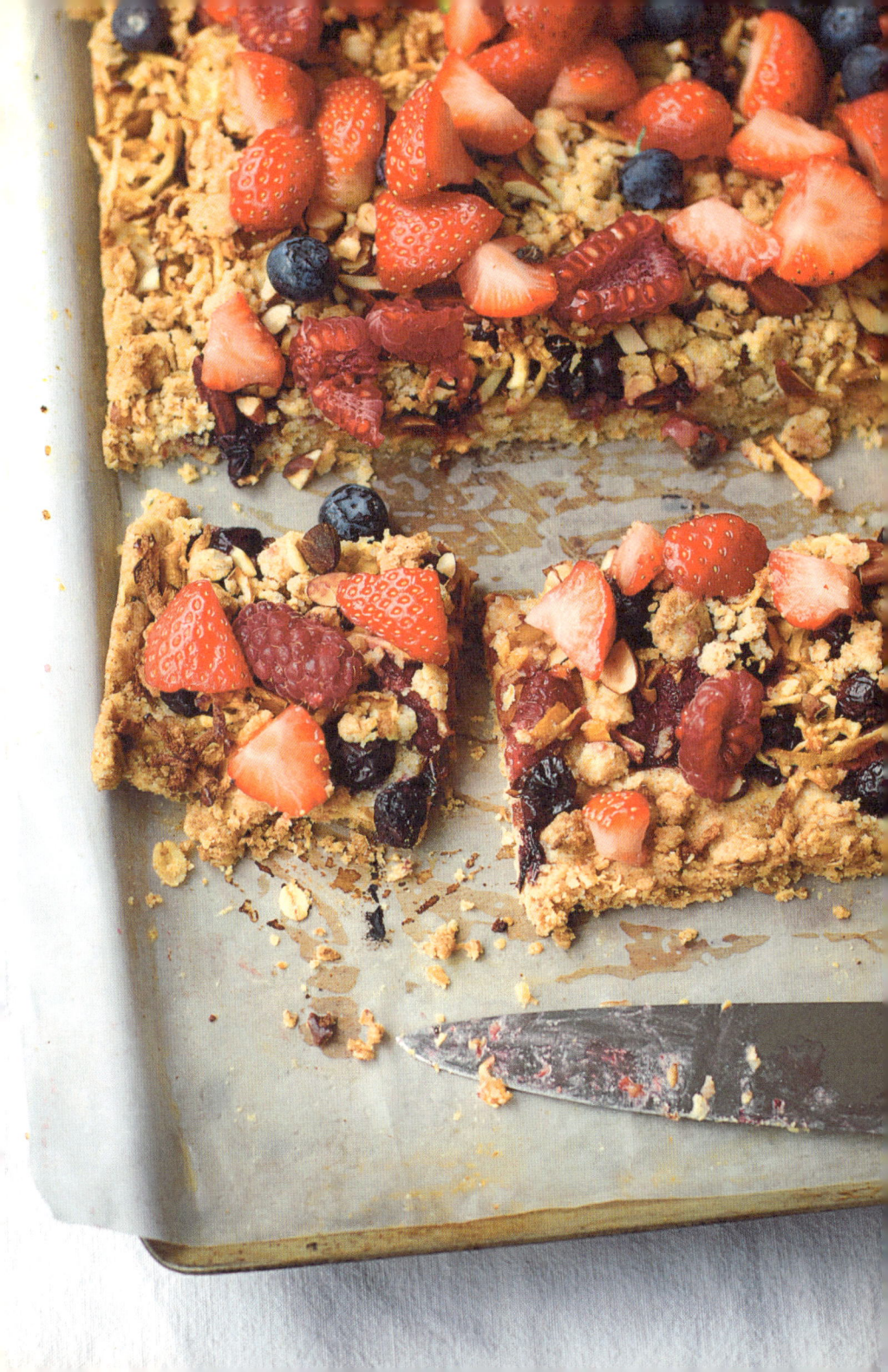

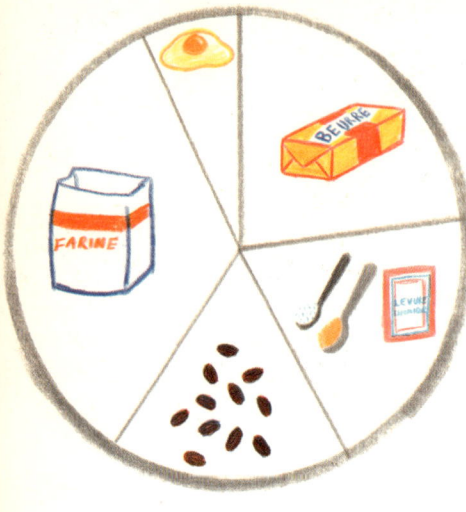

220 g de farine
(type 65)
25 g de farine
(type 80)
85 g de cassonade
170 g de beurre (+ un
peu pour la cuisson)
85 g en tout
d'un mélange
de raisins secs
et de baies de goji
1 œuf
½ cuillerée à café
de levure chimique
½ cuillerée à café
de quatre-épices

POUR 1 DIZAINE DE WELSH CAKES - PRÊT EN 30 MINUTES

SUPER WELSH CAKES

Mélanger les farines avec la levure et les épices. Émietter le beurre du bout des doigts dans la farine. Ajouter l'œuf, la cassonade, les raisins secs et les baies, former une pâte sans trop la travailler. L'étaler sur un plan de travail à peine fariné, sur une épaisseur de 1 ou 2 cm. Découper à l'emporte-pièce des ronds de 7 à 8 cm de diamètre. Faire cuire les *welsh cakes* pendant 7 à 10 minutes dans une poêle chaude avec un peu de beurre, en les retournant en cours de cuisson. Accompagner de thé ou de café, et éventuellement de beurre.

CE QUI CHANGE

Pour le goûter, c'est entre des scones et des pancakes. Bien qu'ils soient assez riches en beurre, ils sont quand même bien moins gras qu'un gâteau du supermarché et incroyablement meilleurs ! En plus on peut y glisser des baies de goji magiques (énergie, éléments protecteurs…), comme quoi le super-aliment peut se marier avec le goûter gourmand.

CONSEILS

On peut congeler les *welsh cakes* crus et les passer directement à la cuisson, à feu plus doux pour qu'ils aient le temps de décongeler. Chaque côté doit être bien doré et l'intérieur doit avoir le temps de cuire, mais rester quand même assez fondant.

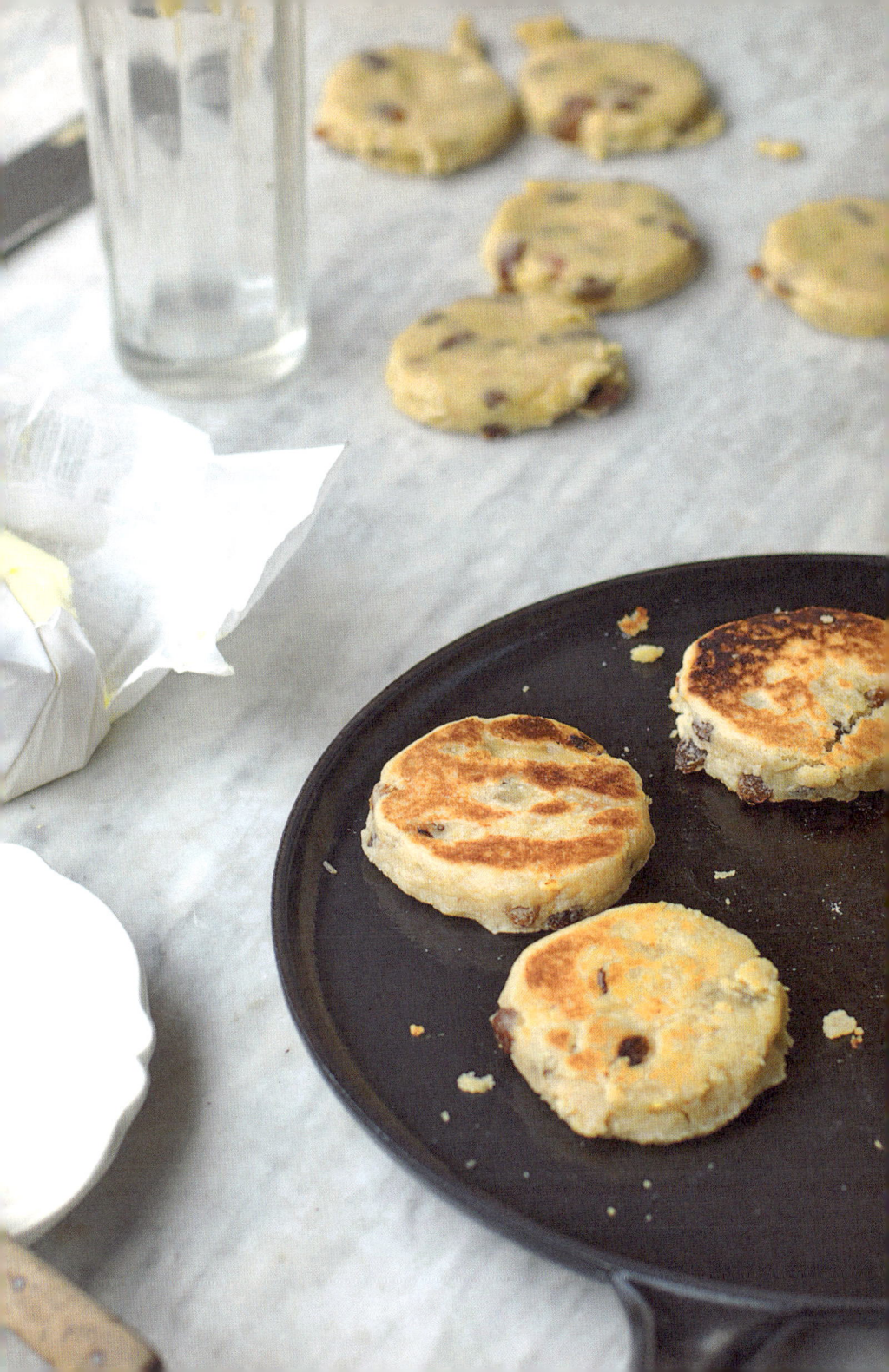

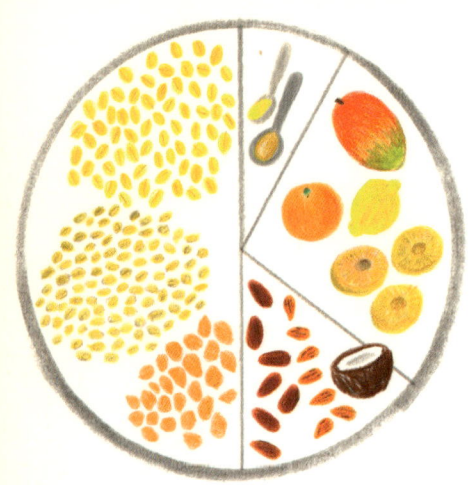

200 g de gros
flocons d'avoine
200 g de petits
flocons de maïs
150 g en tout de noix
du Brésil et d'amandes
avec la peau
50 g de noix
de coco séchée
4 tranches
d'ananas séché
6 morceaux
de mangue séchée
1 orange
1 citron

4 cuillerées
à soupe de miel
1 cuillerée à soupe
d'huile d'olive

POUR L'ÉQUIVALENT DE 2 PAQUETS DE CÉRÉALES - PRÊT EN 40 MINUTES

GRANOLA LIGHT EXOTIQUE

Préchauffer le four à 170 °C. Mélanger les flocons, les noix grossièrement hachées, la noix de coco, le miel, l'huile d'olive et une bonne pincée de zestes de citron et d'orange finement râpés. Étaler le mélange sur des plaques à four et enfourner pour 15 à 30 minutes en remuant toutes les 5 minutes (si l'on enfourne 2 ou 3 plaques, les intervertir en cours de cuisson afin que le granola soit bien doré). Ajouter les fruits secs hachés et cuire encore 5 minutes. Accompagner de lait, de yaourt, de fruits frais…

CE QUI CHANGE

Le granola remplace les céréales du matin, fait un dessert sain et gourmand saupoudré sur un yaourt, remplace une tartine au goûter. C'est un mix énergétique parfait avec les céréales, les oléagineux, les graines et les fruits secs – sans parler de leurs vertus protectrices. Fait maison, il permet de doser à sa guise le gras et le sucre (souvent trop abondants dans les granolas du commerce).

VARIATION

Si on trouve le granola trop dense, trop épais comme céréales du matin, rien n'empêche de le mélanger à des céréales de base, non sucrées, comme des flocons (d'avoine ou autre)…

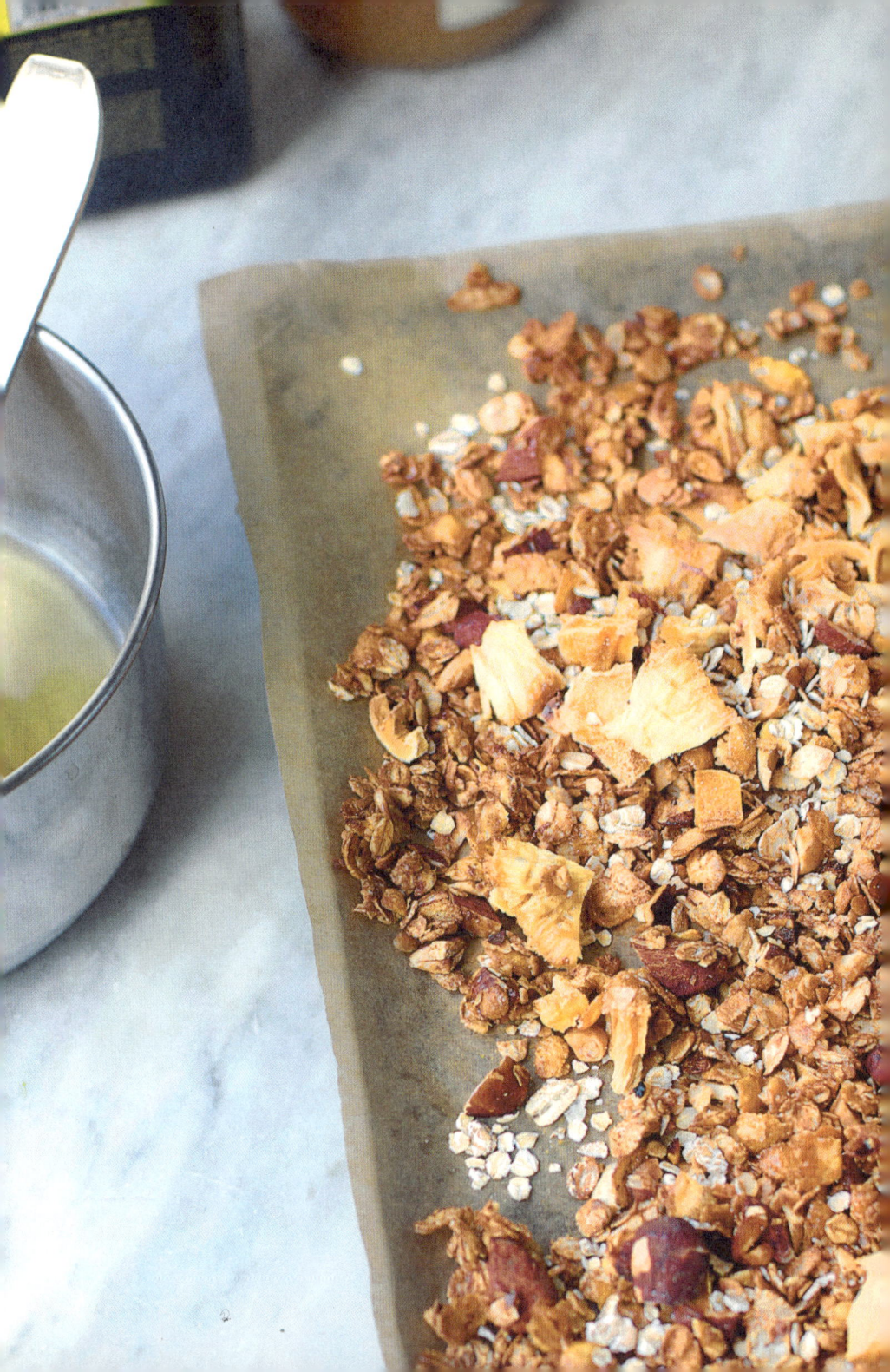

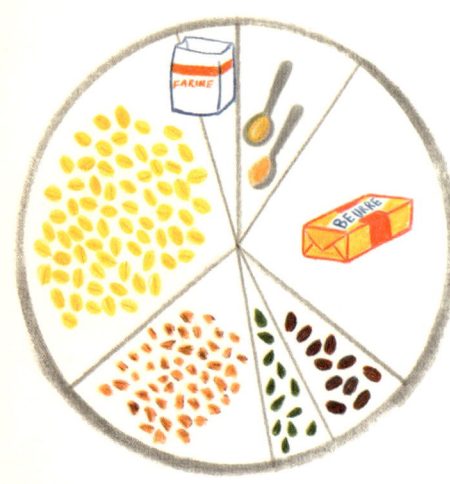

200 g de flocons d'avoine
125 g de beurre
75 g de raisins secs
30 g de noix
40 g de sucre roux
1 belle cuillerée à soupe de miel
1 cuillerée à soupe de graines (tournesol, courge, lin…)
1 cuillerée à soupe de farine

POUR 1 MOULE DE 21 X 27 CM (1 DIZAINE DE CARRÉS) - PRÊT EN 40 MINUTES

FLAPJACKS

Préchauffer le four à 180 °C. Hacher les raisins et les noix. Faire fondre le beurre dans une grande casserole, sur un feu doux. Ajouter le sucre et le miel, les laisser fondre en remuant. Retirer du feu et ajouter tous les ingrédients en remuant avec une cuillère en bois. Verser dans le moule beurré, tasser et mettre au four 20 minutes. Couper les flapjacks en carrés quand le plat est encore chaud, mais démouler quand ils ont refroidi. Conserver dans une boîte.

CE QUI CHANGE

La barre de céréales remplace avantageusement la viennoiserie ou la barre chocolatée. Faite maison, elle est bien meilleure (quoique plus friable) que celle du commerce et facile à réaliser. Du miel (avec plein d'oligo-éléments), des céréales bien nutritives, des oléagineux… Gorgé de bonnes choses, le flapjack est idéal pour une pause lors d'une grosse journée.

VARIATIONS

On peut ajouter de la pomme râpée ou des dattes, et varier les fruits secs et les oléagineux selon ses goûts.

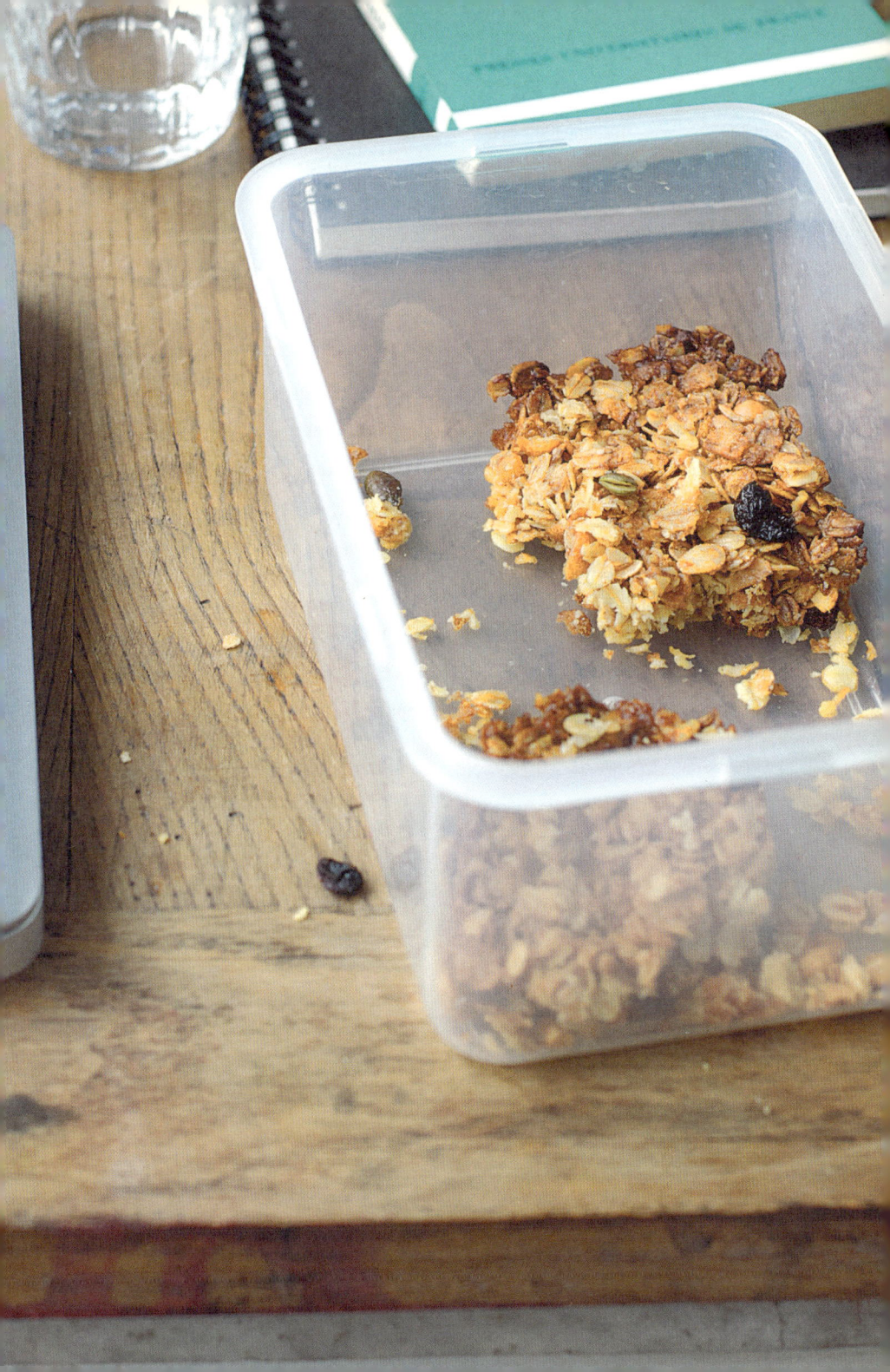

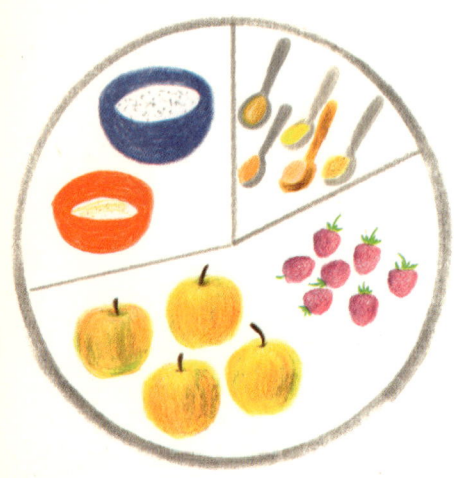

4 pommes
300 g de fruits rouges surgelés
70 g de farine de riz
30 g de farine de châtaigne
30 g de poudre d'amande
30 g de sucre non raffiné
2 cuillerées à soupe de purée d'amande blanche
1 cuillerée à soupe d'huile d'olive
1 cuillerée à soupe de miel ou de sirop d'agave

POUR 2 PERSONNES - PRÊT EN 55 MINUTES

CRUMBLE « SANS »

Préchauffer le four à 180 °C. Mettre les pommes coupées en tranches assez fines dans un plat à four et couvrir des fruits rouges. Dans un grand bol, mélanger les ingrédients secs. Mélanger séparément les ingrédients humides, les verser dans le sec en frottant du bout des doigts pour obtenir des miettes. (On peut aussi le faire à la fourchette si on préfère.) Répartir le mélange sur le crumble et cuire 25 à 30 minutes.

CE QUI CHANGE

Crumble sans gluten et sans lactose… Cela montre les ingrédients que l'on peut utiliser : à la place du beurre, la purée d'amande et l'huile d'olive ; à la place de la farine de blé, la farine de riz et de châtaigne. Comme le résultat est quand même moins croustillant que dans la recette classique, les fruits doivent être délicieux. Les fruits rouges apportent la touche de gourmandise supplémentaire nécessaire.

CONSEILS

On peut ne pas peler les pommes, si on les aime avec la peau.
Attention, le mélange a tendance à griller plus vite qu'un mélange à crumble traditionnel.

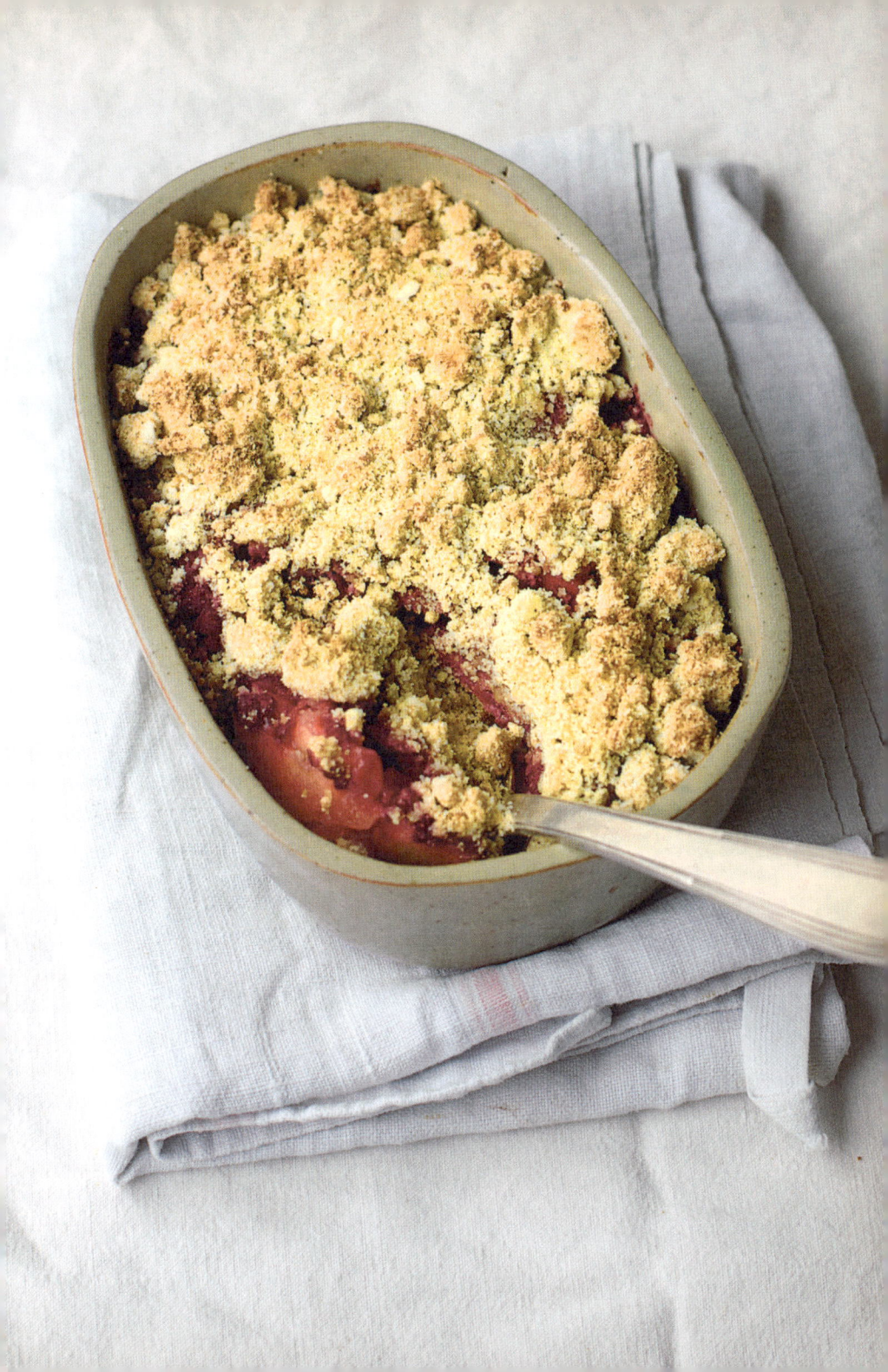

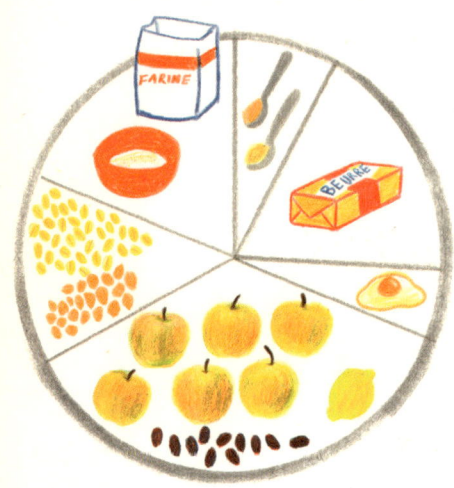

6-8 pommes
50 g de raisins secs
1 citron
120 g de farine
(type 65)
30 g de farine
de petit épeautre
30 g de flocons
d'avoine
20 g de flocons
de maïs
100 g de beurre
40 g d'amandes
en poudre

3 cuillerées à soupe
de sucre
1 jaune d'œuf

POUR 4 À 6 PERSONNES - PRÊT EN 1 HEURE

CRUMBLE AVEC

Préchauffer le four à 180 °C. Éplucher les pommes, les couper en tranches et les citronner légèrement. Les faire cuire avec 1 cuillerée à soupe de sucre et un petit fond d'eau dans une casserole un peu large sur feu assez doux, pendant 10 minutes.
Du bout des doigts, effriter le beurre coupé en morceaux dans les farines, jusqu'à ce que le mélange ressemble à de grosses miettes de pain. Ajouter le reste de sucre, les flocons d'avoine et de maïs et les amandes en poudre, mélanger doucement. Ajouter le jaune d'œuf et mélanger à la fourchette. Mettre les pommes dans un plat à four, réaprtir les raisins dessus, recouvrir avec le crumble, enfourner pour 30 à 35 minutes.

CE QUI CHANGE
Le crumble classique, si délicieux, est un dessert sain, car riche en fruits. Les cérales ajoutées à la garniture le rendent plus nourrisant. Il est alors parfait pour un petit déjeuner !

VARIATIONS
C'est bon aussi avec des poires, des pêches en été, ou même le mélange de fruits rôtis de la recette page 230…

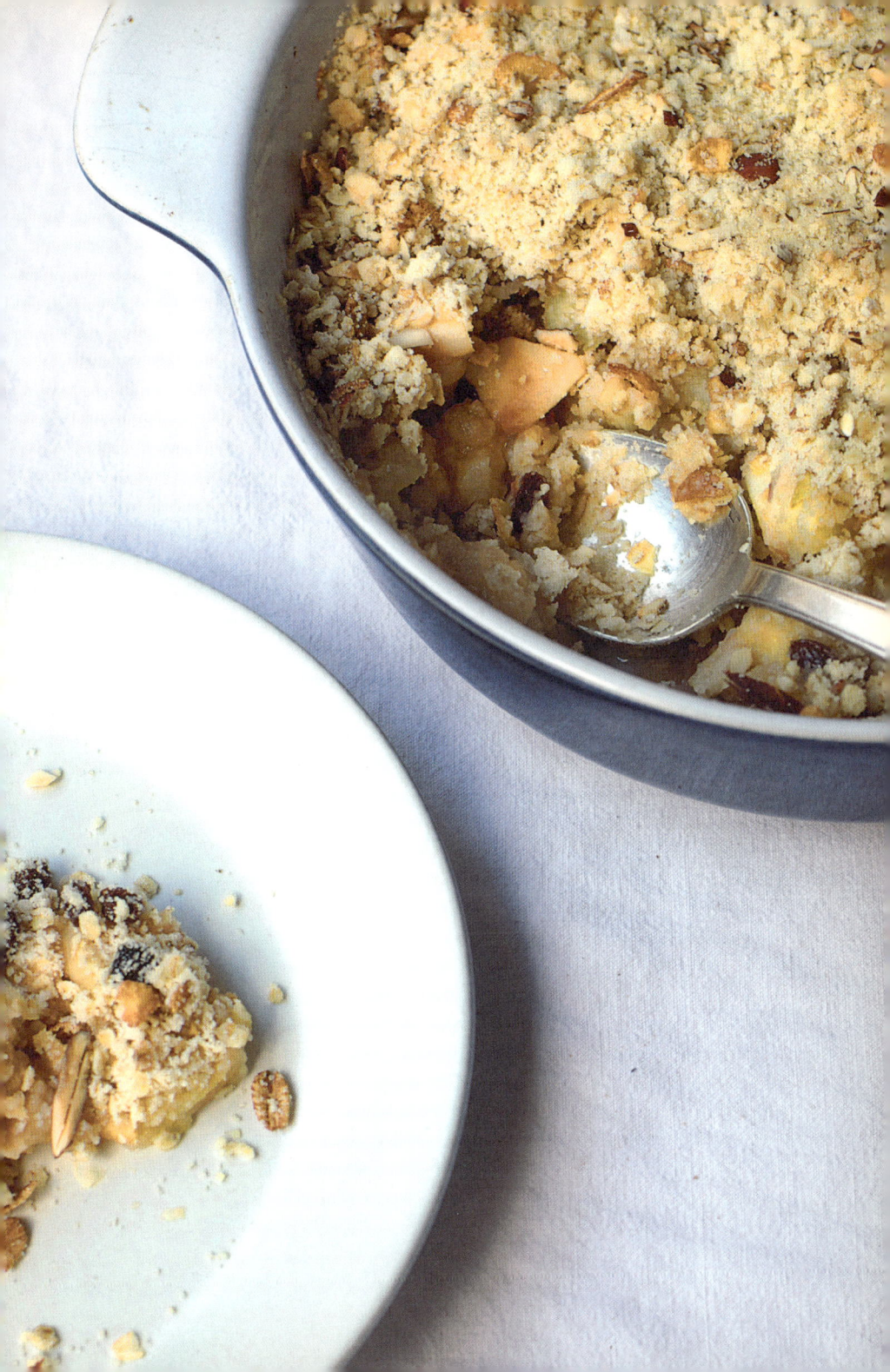

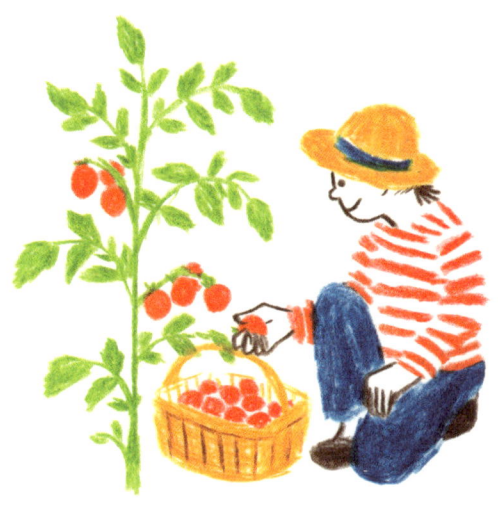

Guide pour apprendre à utiliser et à aimer…

Les légumes 254
Les céréales 286
Les légumineuses 298
La viande et le poisson 308

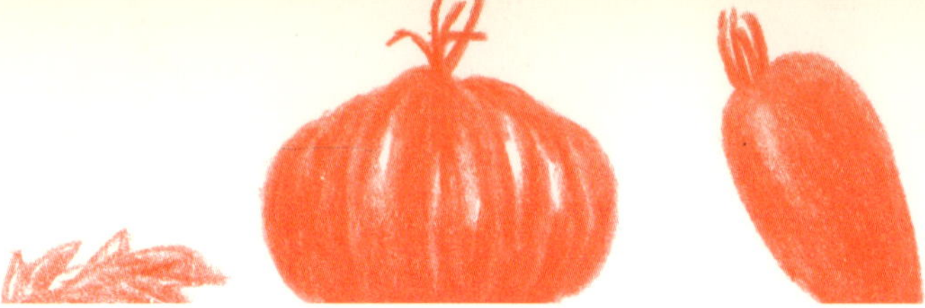

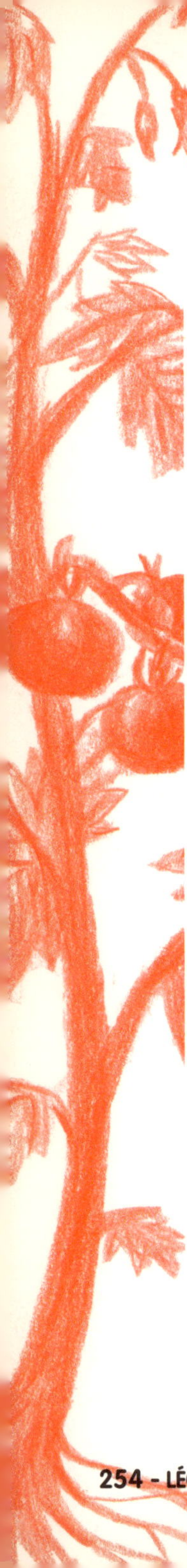

LÉGUMES

Au moins 5 portions de fruits et légumes par jour, soit 5 fois 100 g, soit 5 poignées environ… Jouable, non ? Et pourquoi cette recommandation ? Parce qu'ils contiennent une gamme de nutriments large qui contribuent au bon fonctionnement de nos organes. Et parce qu'ils offrent une variété de goûts incroyable ! Or, même s'il est facile de croquer une pomme ou de se découper une bonne tomate, on n'est pas toujours motivé pour préparer une portion de légumes par repas. D'où l'idée de proposer, pour chaque légume, des idées qui vous aideront à les consommer facilement et à les intégrer naturellement dans vos assiettes. Qui n'en seront que meilleures.

VARIÉTÉ

Dans ce chapitre, on ne détaille pas la composition nutritionnelle exacte de chaque légume. Ce n'est pas l'objet du livre de vous dire : « pour avoir une belle peau, consommez tel légume ; pour vous protéger des risques cardiovasculaires, tel autre ». Tous les légumes contiennent de bonnes choses, certains plus que d'autres, mais la bonne idée, c'est la variété. On n'est pas obligé de tout aimer et on peut très bien laisser de côté les choux et les navets. Mais ça vaut le coup d'élargir un peu sa palette.

SAISON

En suivant les saisons, la variété des légumes qu'on mange s'élargit forcément. Il faut résister aux courgettes et consorts proposés en hiver : les légumes présents hors saison ont

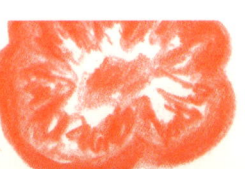
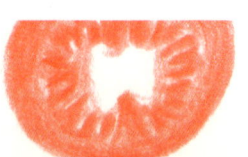
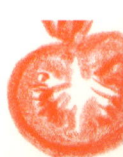

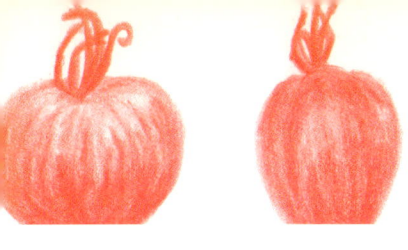

beaucoup voyagé, ou ont été cultivés dans des conditions qui n'offrent pas une bonne richesse gustative ou nutritionnelle. Il vaut mieux se rabattre sur les surgelés (fèves, pois, épinards…) pour se dépanner en légumes verts rapides à préparer.

ACHAT
Faut-il acheter bio ? C'est à chacun de se faire son opinion. Le bio n'est pas un critère de bon goût. L'idéal est le local, le circuit court, l'exploitation de dimension raisonnable et bio. Mais on n'a pas toujours accès facilement à ce type de circuit… Il faut faire des compromis. En tout cas, consommer la peau des légumes est une bonne chose (moins de gâchis, plus de nutriments), donc il vaut mieux des légumes dépourvus de pesticides…

CUIT OU CRU ?
C'est bien de consommer les deux : certains nutriments ne sont présents qu'à cru, d'autres se concentrent lorsque l'aliment est cuit. Cuit, c'est plus digeste et c'est aussi une manière d'obtenir des goûts caramélisés ou grillés, qui sont délicieux. Éviter la surcuisson inutile : beaucoup de légumes (épinards, choux de Bruxelles…) sont meilleurs pas trop cuits, encore un peu *al dente* ; ils nous ont dégoûtés dans l'enfance en étant bouillis trop longtemps. Donc faire la place belle à la cuisson vapeur, ou aux légumes sués à couvert dans leur propre eau avec un peu de matière grasse. Cela dit, il ne faut pas s'interdire le compotage, le mijotage ou le confit, qui sont délicieux (sachant qu'un légume même très cuit conserve nombre de ses qualités).

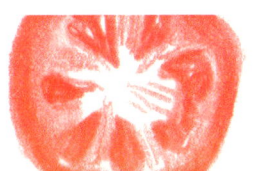

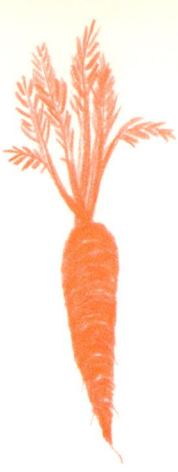

CAROTTE

VARIÉTÉS : TOUTES LES COULEURS
En cherchant bien, on trouve de jolies carottes pourpres (violettes dehors, orange dedans), blanches… Idéales pour réaliser de belles salades, en les coupant en tranches très fines.

RECETTES
Râpées Oui c'est classique… Mais on peut en manger et en remanger sans se lasser en variant : on râpe une pomme, un navet ou un bout de betterave crue en même temps que les carottes. On assaisonne avec du jus de citron et d'orange et beaucoup de coriandre. On inonde la salade de petites graines (lin, tournesol, courge) et on varie les huiles d'assaisonnement. On râpe fin (et ça fait un jus qui se mélange dans l'assaisonnement) ou plus gros si on aime que ça «crunche».

Tarte Idée quiche : une purée de carottes parfumée à la cardamome mélangée avec la crème et les œufs de l'appareil (qu'on peut aussi faire en version *vegan* avec du tofu). On garnit ainsi le fond de tarte en ajoutant aussi des rondelles de carottes cuites.

Carotte-coriandre Accord classique pour une soupe ultra-facile !

Jus C'est l'ingrédient de base des jus rouges et orange : pas chère, elle fait du volume auquel on ajoute des pommes, des oranges, de la betterave, des framboises, de la grenade, du gingembre, du curcuma…

Raïta Râpées avec la râpe à gros trous, on la mélange avec du yaourt, de la coriandre hachée, une pincée de garam masala, des raisins secs et des graines de tournesol grillées.

Pour changer Au lieu de les râper, on les mixe au robot pour obtenir des sortes de fragments qui se mélangent bien, par exemple, avec du boulgour, du quinoa et des herbes dans une sorte de taboulé.

Cake À réaliser avec de la farine complète, du sucre roux et l'huile de son choix (pas trop forte en goût quand même) : le plein de bonnes choses.

SANTÉ : UNE PEAU DORÉE
Les carottes aident à faire une jolie peau, protègent de différents maux, ne sont pas chères… Attention à vraiment les prendre bio, car elles absorbent beaucoup les nitrates.

BETTERAVE

PRÉPARATION
À cru On en glisse dans les jus (avec des carottes, des oranges, des pommes, des framboises, du gingembre). Très bonne râpée, seule ou avec des carottes. S'assaisonne avec de l'huile d'olive, de noisette ou d'avocat, du poivre, du citron. En carpaccio, coupée vraiment fin à la mandoline, avec beaucoup d'herbes, une vinaigrette à l'huile d'olive, des pignons torréfiés.

Cuisson La faire cuire soi-même permet d'obtenir une texture plus ferme que celle de la betterave achetée déjà cuite : la brosser (inutile d'éplucher, la peau s'enlève facilement après cuisson), la mettre dans une casserole d'eau froide et laisser frémir (attention au niveau de l'eau, car elle peut s'évaporer vite), ou l'emballer dans un papier alu et la glisser au four à 190 °C. Dans les deux cas, ça peut être long : 30 minutes à 1 h 30 selon leur taille.

Cuisson chic Rôtie au four (emballée dans un papier alu), elle est délicieuse tranchée encore chaude et servie avec du beurre fondu, des copeaux de tomme et quelques feuilles de cresson.

Déjà cuite C'est très bon aussi, même si l'on retrouve une texture plus molle que l'on n'a pas forcément appréciée enfant, à la cantine… En cubes ou en tranches avec des oranges, du fromage de chèvre, de la ciboulette, de l'huile d'olive, des amandes grillées… Ou accompagnée d'une cervelle de canut : du fromage blanc mélangé avec des échalotes et des herbes. On peut la glisser dans un taboulé aussi, en tout petits cubes.

Astuce couleur La betterave fait voir la vie en rose. On en met un morceau dans un peu d'eau de cuisson des pâtes, on ajoute du beurre ou et du parmesan pour une «sauce» qui colore en rose. Ça marche aussi dans un curry au lait de coco, un risotto…

RECETTES
Soupe express Un sachet de marrons sous vide + un petit morceau de betterave + du bouillon (maison ou reconstitué avec un cube bio), mixés ensemble + crème fraîche et jus de citron en finition.

Chips Tranches fines + huile de tournesol + sel (ou gomasio), étalées sur une plaque et cuites au four à 250 °C (environ 10 minutes).

VERTU : BOOST
Magnésium, fer, phosphore, vitamines C, A, B, acide folique… la betterave, surtout crue, donne un vrai coup de fouet. Et sur le long terme, on lui prête de très fortes propriétés anti-cancer.

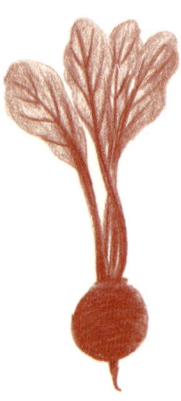

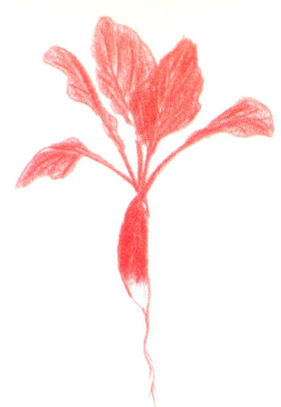

RADIS

RADIS ROSE

Croque Au sel, mais sinon avec du gomasio ou du dukkah (qui permet de réduire la quantité de sel) pour un apéritif. On peut aussi faire un beurre aux herbes : mélanger du beurre ramolli avec des herbes et des zestes de citron, former un rouleau dans du papier sulfurisé et le remettre au frais.

Tendre soupe Les radis roses sont bons cuits et mixés en soupe veloutée avec du bouillon et de la crème. On fait une petite garniture de radis rose et de radis noir cru, coupés en très fins bâtonnets.

Idée recette Tranchés dans le sens de la longueur, ils sont délicieux et du plus bel effet poêlés dans un peu d'huile d'olive, en accompagnement d'une viande (magret par exemple), ou en mélange avec d'autres légumes (pour aller avec un bol de riz rond complet).

Joli et bon Coupés à la mandoline, ils égayent visuellement et gustativement (presque) toutes les salades, bouillons, plats…

RADIS NOIR

Vertu : antioxydant Le radis noir est « super-antioxydant » mais aussi super-fort. Très bien tranché à la mandoline sur des tartines de rillettes de maquereau fumé (mélanger poisson, fromage blanc, citron, ciboulette).

Recettes avec du peps Le radis noir à la mandoline donne un coup de peps à une salade de betteraves cuites, avec de l'orange, de l'huile d'olive, de la coriandre… L'essayer aussi sur une salade scarole avec une vinaigrette orange + citron vert + huile d'olive + cumin + miel + sel…

Vertu Il aide à nettoyer l'organisme, par exemple en cas de souci digestif ou de rhume. Attention de ne pas trop le saler, sinon on perd de son bénéfice.

RADIS JAPONAIS

Le radis daikon est très bon râpé avec un peu de vinaigrette vinaigre de riz + miel + un peu d'huile de sésame éventuellement… Sinon, ajouté en tranches fines par-ci par-là, en touche craquante et piquante, sur un bouillon, dans un sandwich… Il est plus doux que le radis noir.

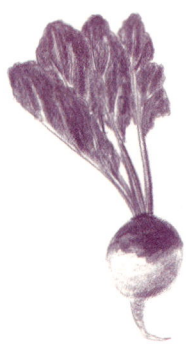

NAVET

LA RECETTE DE BASE

On peut cuire de jeunes navets coupés en quatre pendant 4 minutes dans de l'eau bouillante salée. Les égoutter, les faire refroidir et les servir en accompagnement, avec de l'huile d'olive, de la fleur de sel et du citron.

IDÉE RECETTE

Les navets (plutôt jeunes) sont très bons dorés dans un peu de beurre ou d'huile, éventuellement légèrement caramélisés avec un peu de sucre ou de miel (qui équilibrent leur petite amertume), en accompagnement, ou bien en mélange avec d'autres légumes et une céréale.

VIEILLES RACINES

Les navets moins jeunes sont un peu plus austères : on les mélange à d'autres légumes dans un couscous, en soupe, en légumes rôtis…

SANTÉ

Les jeunes navets coupés en tranches fines, saupoudrés de sucre et laissés à mariner forment un sirop excellent pour calmer la toux !

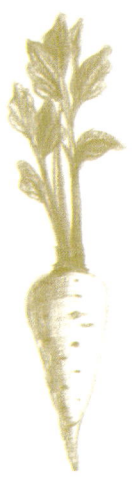

PANAIS, TOPINAMBOUR, RUTABAGA

POURQUOI CES LÉGUMES ?

Ce sont des légumes d'hiver, ils permettent de varier les goûts dans la période où le choix en légumes n'est pas très excitant !

PRÉPARATION

La méthode la plus facile et savoureuse est de les rôtir, en mélange : les couper en tronçons, les assaisonner de poivre, de sel, de romarin, de thym… et rôtir 30 à 40 minutes à 190 °C.

RECETTES

Panais au citron confit Couper les panais en tronçons, les enrober d'huile d'olive, de sel, de poivre et de petits bouts de citron confit. Rôtir au four 30 minutes environ à 190 °C.

Pomme panais Le panais va bien avec la pomme, notamment en soupe : ajouter tout simplement une pomme au moment de la cuisson.

Topinambours à cru En carpaccio, assaisonnés avec une vinaigrette à l'huile de noisette par exemple et beaucoup d'herbes.

Feuilleté Ces légumes racine, en mélange (avec d'autres comme les carottes, pommes de terre, etc.), sont bons cuisinés ensemble dans une sauce tomate bien relevée, en cocotte. On couvre d'une feuille de pâte feuilletée avant de finir la cuisson au four.

Saint-jacques Le topinambour, en purée fine à la crème, fait un joli support pour des saint-jacques poêlées.

Purée Les topinambours et les panais sont bons en purée, mais de préférence en combinaison avec des pommes de terre pour éviter un côté trop doucereux.

Soupe mendiant Le topinambour est bon en soupe (avec un peu de pomme de terre aussi, et de la crème ou du yaourt grec) garni d'un petit mélange de figues sèches et d'amandes grillées.

Panais du dimanche Le panais rôti se mélange bien avec les pommes de terre pour accompagner le poulet rôti ou le rôti de bœuf du dimanche.

COURGE

ASTUCES

La peau douce Pas besoin de se fatiguer à éplucher les courges : bien brossées, elles passent au four directement car la peau se mange.

Graines On peut garder les graines des courges, les nettoyer (pour enlever la chair qui reste accrochée), les laisser sécher à l'air libre (étalées sur une plaque), puis les torréfier au four à 180 °C pendant 20 minutes en remuant et en surveillant. Attention, les graines de potimarron sont souvent coriaces.

RECETTES

Idée salade Courge butternut (ou potimarron) rôtie en gros morceaux, encore chauds + salade de Trévise (rouge) + feuilles de menthe + huile d'olive + quelques gouttes de citron + sel et poivre + copeaux de parmesan.

Mariage en soupe La courge va bien avec les agrumes, le gingembre, les marrons, le cantal, les croûtons, le lard, la ciboulette…

Soupes mixtes Pour un goût plus agréable, plus doux, c'est mieux de combiner la courge avec un peu de pomme de terre, de carotte, ou, plus surprenant, de patate douce (c'est très bon même si on peut croire que ces goûts s'annulent).

Lasagne On peut créer un gratin à la sauce tomate, aux épinards et à la ricotta… avec de fines tranches de potiron intercalées en guise de lasagne.

À cru ? Oui, ça peut marcher : potiron râpé avec une bonne vinaigrette, des herbes, des noix, du comté en cubes.

Spaghetti La fameuse courge spaghetti : cuite au four ou à l'eau jusqu'à ce qu'elle soit tendre (40 minutes), sa chair se détache en longues fibres, comme des spaghetti, bonnes bien assaisonnées (à chaud avec du beurre fondu et des herbes), à froid avec de l'huile d'olive, des graines, des olives…

VERTUS

Pas très caloriques, riches en antioxydants et en bêtacarotène (bon pour le teint), en fibres, elles sont de bonnes amies pour l'hiver…

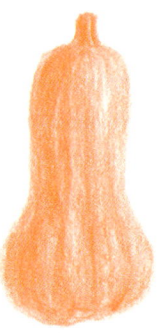

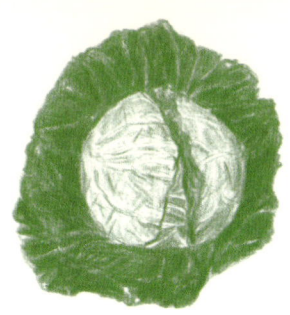

CHOUX

RECETTES

Râpé vinaigrette Essayer une vinaigrette câpres + citron + huile d'olive + anchois pour du chou blanc ou vert coupé (ou râpé) finement. Parsemer de graines de courge torréfiées.

Mariné Le chou pointu, très tendre, devient encore meilleur lorsqu'il marine quelques heures dans une vinaigrette toute simple. Bien sûr, cela marche aussi avec d'autres choux.

Râpé coleslaw Mélanger du chou (vert, blanc, rouge) râpé finement avec d'autres crudités craquantes (carotte, fenouil…) et une mayonnaise maison allongée au fromage blanc et parfumée d'une pointe de curry ou de ras-el-hanout. Ajouter des graines (lin, tournesol) et des herbes hachées (ciboulette, persil).

Rouge noisette Le chou rouge aime bien les saveurs de noisette : le râper avec une huile de noisette, du vinaigre de vin rouge, sel, poivre.

Kale salade Dit aussi « chou plume », il est bon blanchi (2 à 3 minutes à l'eau bouillante), haché finement et servi avec des dés de betteraves, des noisettes torréfiées, du fromage de chèvre, du citron, de la vinaigrette à l'huile de noisette, d'avocat ou d'olive.

Romanesco rôti Il se prépare comme le brocoli, sauf qu'il est spécialement joli ! Par exemple, en fleurettes, arrosées d'huile d'olive, de sel, de poivre, d'un peu de graines de coriandre et de cumin écrasées, puis rôti au four. Marche aussi avec le brocoli et le chou-fleur.

Chou-fleur pané Essayer le chou-fleur coupé en tranches verticales, trempé dans l'œuf battu, pané dans une chapelure au parmesan, puis doré à la poêle.

Brocoli en salade Vapeur, en salade, il est ravivé par de l'huile d'olive, des feuilles de salade craquantes, du persil plat haché, des olives, du citron.

Gratin Pour un gratin de chou-fleur et de brocoli : on mixe une partie des légumes dans la béchamel (qu'on prépare parfumée à l'ail et au fromage) pour obtenir une sauce verte qu'on verse sur l'autre partie des légumes avant d'enfourner (avec du fromage et un peu de chapelure aux amandes et au persil sur le dessus).

Amis des choux de Bruxelles On les prépare coupés en deux, grillés dans un peu d'huile face coupée vers le bas, puis retournés et finis avec un peu de beurre et, en option, de miel.

VERTUS
Le chou a la réputation d'être bourré de vitamines et d'antioxydants, ce qui en fait un légume phare de l'hiver.

BLETTES (ET *BOK CHOY*)

PRÉPARATION
Vapeur Pour les blettes (dites aussi bettes) : si elles sont petites, très tendres et jeunes, on peut cuire tout ensemble (côtes et feuilles) à la vapeur. Comme on le fait pour le *bok choy* (qu'on trouve dans les épiceries asiatiques) dont on peut cuire tout le pied (ou alors coupé en deux verticalement) dans un petit panier vapeur. Ensuite, il suffit d'assaisonner avec un peu de sauce d'huître, ou alors d'huile de sésame, ou encore avec une sauce faite de gingembre cuit dans un peu d'huile puis additionné de sauce soja.

À la poêle Sinon, pour les blettes, le mieux est de séparer les côtes des feuilles, de hacher le tout, de commencer par blanchir les côtes environ 4 minutes dans l'eau bouillante salée, puis de les jeter dans une poêle avec un peu d'huile, les feuilles et un assaisonnement. On peut même ajouter une pincée de sucre pour contrebalancer l'amertume de certaines feuilles. Adapter les temps de cuisson à la maturité des feuilles : si elles sont un peu coriaces, les laisser plus longtemps – voire blanchir les feuilles elles aussi à l'eau bouillante (1 ou 2 minutes).

RECETTES

Tartes et tourtes La blette ainsi prête se met en tarte ou en tourte, avec du fromage, du jambon sec, un petit appareil crème/œuf, du piment…

Pasta, nouilles et céréales Une fois préparées, on peut garder les blettes 1 ou 2 jours au frigo, ou plus longtemps au congélateur, et les sortir pour garnir des pâtes (avec du parmesan, de l'ail…), des nouilles, un bol de quinoa, de riz complet, une salade…

TOP SANTÉ

La blette est pleine de potassium, calcium, phosphore… L'intérêt est aussi que les côtes sont différentes des feuilles, les deux se complètent bien d'un point de vue nutritionnel. La nature est bien faite. En revanche, elle est souvent mal aimée. Il faut la cuisiner, un peu plus que l'épinard par exemple, pour qu'elle soit bonne, mais ce n'est pas difficile.

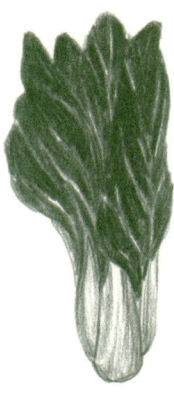

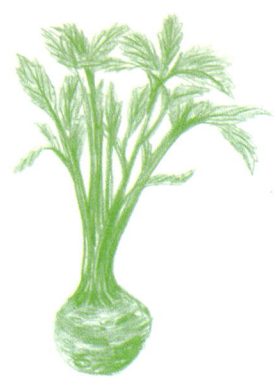

CÉLERI (BRANCHE ET RAVE)

FAMILLE
Le céleri-rave (dit aussi céleri boule) est tout bêtement la racine du céleri branche (mais ce ne sont pas forcément les mêmes variétés qui sont cultivées pour produire l'un et l'autre). Il est pénible à éplucher avec sa surface tout en creux et bosses : le mieux est de le poser sur une planche. Le couper en deux, placer chaque moitié sur le côté plat sur la planche, puis trancher la peau au couteau.

RECETTES
Avec de la Pomme Le céleri-rave va bien avec la pomme : en soupe, mais aussi en morceaux rôtis au four en même temps que des morceaux de pomme, le tout bien assaisonné, avec du thym et du romarin, et bien poivré. En accompagnement d'un rôti de porc par exemple.

Avec de la pomme : bis Le céleri branche aime bien la pomme aussi en salade, le tout coupé en dés, avec des herbes, des cubes de fromage, des feuilles de scarole et une sauce un peu crémeuse.

Bouillon Le céleri branche s'utilise plutôt avec parcimonie dans les soupes de légumes moulinées, car son goût a tendance à s'imposer. En revanche, il forme la base d'un bon bouillon (voir la recette de bouillon de céleri, p. 92) et il marche bien dans une soupe avec des morceaux (façon minestrone, les légumes coupés en dés et non mixés, voir recette p. 130) avec des courgettes, du poulet, du piment, de la tomate et des carottes…

Cru Le céleri cru est parfait pour faire un *relish*, une sorte de petit condiment frais minute : couper céleri, olives et oignon rouge en dés les plus petits possible, mélanger avec du persil plat, de la grenade, du sel, un peu d'huile d'olive et de citron. Accompagne les viandes blanches, garnit une salade…

Purée Le céleri boule fait une bonne purée, de préférence mélangé avec des pommes de terre. Parfait avec le rôti du dimanche.

Rémoulade On peut blanchir (30 secondes à l'eau bouillante avant d'égoutter) les morceaux de céleri-rave épluchés avant de les râper pour qu'ils gardent une bonne consistance et leur couleur bien blanche. Laisser refroidir avant d'assaisonner avec une mayo allongée au fromage blanc et du persil.

SANTÉ
Le céleri-rave aiderait à protéger les os, entre autres. Le céleri branche est antioxydant, antibactérien… Se souvenir que : meilleure est la production d'un légume (à petite échelle, avec pas trop de produits chimiques, dans un sol pas fatigué…), meilleur il est d'un point de vue nutritif.

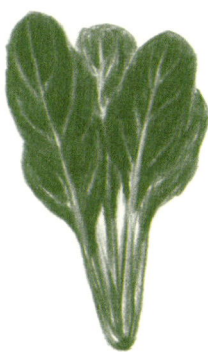

ÉPINARDS, CRESSON, OSEILLE…

RECETTES
À boire L'épinard est bien en smoothie avec de la mangue (et du citron). Le cresson est super avec du pamplemousse, de la poire et de la pomme.

Soupe Ils sont délicieux en soupe. Il faut les combiner avec d'autres légumes qui forment une base un peu « solide » (pommes de terre, mais aussi brocoli, courgettes, ou encore pois chiches…). Attention, pas besoin de cuisson longue : les jeter dans la marmite où cuisent les autres légumes à la toute fin, avant de mouliner ou mixer.

Mijotés Une poignée de cresson, d'épinards ou de roquette est facile à ajouter dans un plat mijoté, à la fin : la chaleur du liquide suffit à les cuire. Ils apportent une touche vive dans ces plats compotés.

Tarte Quelques feuilles dans une quiche apportent un bon contrepoint, un peu tranchant, au côté crémeux-fromagé.

ASTUCES
Salade L'épinard cru (des feuilles plutôt jeunes, mais pas forcément des « pousses ») est bon en salade, avec du fromage bleu et des noix, de la pomme citronnée, une sauce un peu crémeuse…

Pâtes Ces légumes cuisent rapidement : les jeter dans une poêle avec un peu d'huile, sur feu moyen, avec leur eau de rinçage : ils « tombent » en quelques minutes. Parfait pour agrémenter des pâtes, avec de l'huile d'olive, des anchois fondus dans la poêle, une pointe de citron, puis du parmesan.

Sauce Une fois cuits (tombés à la poêle dans du beurre avec de l'ail infusé dedans, ou blanchis 30 secondes à 1 minute dans l'eau bouillante, puis égouttés et refroidis à l'eau glacée), on peut les mixer pour faire une sauce verte, en assaisonnant bien et en ajoutant un peu de crème. Pour du poisson par exemple.

Couleurs Attention, l'oseille perd sa jolie couleur à la cuisson, ce qui n'est pas le cas des autres feuilles citées ici. Côté couleurs, on tombe parfois sur des variétés de feuilles d'un beau rouge pourpre, ce sont des cousines de l'épinard qui se cuisinent comme lui.

Dents duveteuses Les épinards cuits peuvent provoquer un effet un peu bizarre sur les dents… Cet effet est diminué si on utilise un laitage (beurre ou crème) pour les cuire et les assaisonner.

SANTÉ BEAUTÉ

Les légumes verts ont une excellente réputation, pour la protection contre toutes sortes de maladies et pour la fraîcheur du teint. Attention, c'est vraiment mieux de les consommer bio…

SALADE

SANTÉ
Beaucoup de potassium, de fibres, d'eau… La salade a des atouts, un peu différents selon qu'il s'agit des feuilles de l'extérieur ou de l'intérieur, donc penser à tout consommer (sauf les feuilles abîmées bien sûr). Pour la salade c'est bien de pouvoir consommer local car plus fraîche elle est, moins elle a voyagé, meilleure elle est, vraiment.

QUATRE SAISONS
On peut manger de la salade toute l'année, à condition de choisir les variétés de saison, par exemple : batavia, romaine, sucrine : en été ; scarole, frisée : en hiver.

SAUCES
On adapte évidemment les vinaigrettes aux types de feuilles… Pour des salades avec un goût plus puissant, on fait des vinaigrettes plus douces, avec un peu plus d'huile. La chicorée et la frisée aiment bien l'huile de noix (mais ne pas remplacer toute l'huile de la vinaigrette par l'huile de noix, seulement la moitié, ou un peu moins, sinon c'est trop fort). Les salades un peu piquantes (roquette, cresson, mizuna) aiment bien des sauces pas trop fortes au citron et à l'huile d'olive (plutôt qu'avec du vinaigre et de la moutarde), voire avec un peu de parmesan. Pour les salades composées, on utilise volontiers des feuilles assez neutres et craquantes comme la romaine, la sucrine, etc., qui permettent de créer du « volume » dans une salade et restent un support assez neutre pour d'autres ingrédients.

VINAIGRETTE

La base : 2 cuillerées à soupe de vinaigre ou de jus de citron + 2 cuillerées à café de moutarde + environ 5 cuillerées à soupe d'huile d'olive + une bonne dose de sel et de poivre du moulin.

TERRINE

Avec des salades un peu fatiguées (ou pas !) : les faire cuire avec carottes et oignons revenus dans un peu d'huile, pendant 15 minutes. Quand tout est tendre, égoutter, mixer et mélanger avec des œufs, de la ricotta, du yaourt, du parmesan et faire cuire dans un moule à cake pendant 40 minutes. Laisser reposer une nuit avant de démouler et de servir en tranches avec un fromage blanc aux herbes.

MAKIS

Les belles feuilles de salade peuvent être utilisées pour faire des rouleaux farcis de riz, crudités, tranches de poulet, magrets…

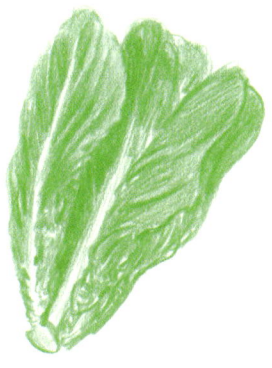

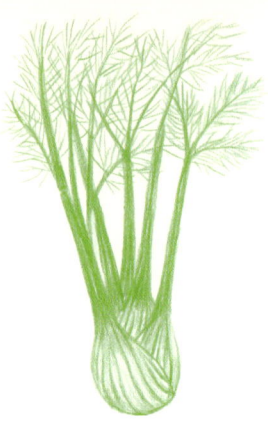

FENOUIL

À CRU ?
Le couper en tranches fines à la mandoline (dans le sens vertical), les mettre dans un bol d'eau glacée le temps de préparer d'autres ingrédients. Au moment de faire une salade, ou de servir, égoutter les tranches, elles sont toutes recroquevillées, très jolies et très craquantes.

ORANGE
Le fenouil coupé à la mandoline comme ci-dessus ou plus simplement au couteau va bien avec des tranches d'oranges, un assaisonnement de jus d'orange frais et d'huile d'olive, des graines de courge ou de sésame, des olives noires ou des câpres.

FONDU
Le fenouil est délicieux cuit à l'étouffée avec un peu de beurre ou d'huile d'olive dans une cocotte : le couper en quartiers, le dorer dans un peu d'huile, puis baisser le feu pour le laisser devenir tendre sur feu doux (30 minutes max), en parfumant avec du poivre, peut-être un peu de genièvre, du miel ou du sirop d'érable. Seul, ou avec des endives.

VAPEUR
Il est bon même cuit à la vapeur (7 à 8 minutes), puis assaisonné après coup avec une huile de son choix (un peu d'huile de sésame par exemple). Seul ou avec de jeunes navets, le cœur d'un chou, pour un petit mélange blanc.

JUS
On l'intègre dans un jus vert pour son goût frais, anisé qui adoucit des légumes plus piquants comme le chou.

RÂPÉ
On l'intègre à une sorte de taboulé au quinoa, ou au boulgour, avec beaucoup d'herbes. Ou dans une salade de crudités asiatiques.

POÊLÉ
Coupé en quartiers, doré à la poêle, cuit une dizaine de minutes à couvert, c'est un accompagnement ou un élément de salade délicieux. On peut ajouter un peu de sucre pour le caraméliser.

VERTUS
Il est peu calorique, riche en nutriments de toutes sortes, très parfumé. Tant mieux pour tous ceux qui aiment son goût anisé.

COURGETTE

DIP
Pour l'apéro : on cuit des courgettes (méthode au choix) et on les mixe en purée avec un bon assaisonnement (ail, piment, poivre et sel), beaucoup de coriandre. On parsème de graines de nigelle (ou un mix nigelle, sésame…) et on sert en dip à l'apéro avec des gressins.

SOUPE
La courgette marche en soupe chaude ou froide. Elle a l'intérêt d'apporter une certaine consistance à la soupe, sans qu'on ait besoin d'y ajouter des féculents : elle donne donc des soupes légères, mais qui ont une vraie texture. La combiner avec des légumes à feuilles, des herbes…

À CRU
Il vaut mieux qu'elle soit petite et jeune pour être mangée crue. Par exemple, coupée en tagliatelles et marinée 2 à 3 heures avec du jus de citron et de pamplemousse, et servie avec de l'huile d'olive, du sel, des amandes torréfiées et un mélange d'herbes.

RÂPÉE
Crue, elle entre dans des salades aux céréales format taboulé, avec beaucoup d'herbes… On peut aussi la cuire très *al dente* et la râper ensuite, toujours pour des salades, notamment si elle n'est pas si jeune.

RÔTIE
En tranches fines, badigeonnées d'huile d'olive et assaisonnées, elle rôtit à four chaud en 15 à 20 minutes. Ensuite, on peut assaisonner les tranches avec un mélange de vinaigre de Xérès additionné d'un peu de sucre pour un effet aigre-doux.

POUR CHANGER
La courgette peut devenir barbante donc il faut s'amuser : on la coupe en tagliatelles à l'aide d'un économe, en spaghetti avec un outil spécial comme un taille-crayon, on la râpe…

SAISON ET ATOUTS
Attention, c'est bien un légume d'été, c'est là qu'il faut la consommer ! Elle cuit vite, est pauvre en féculents, mais riche en vitamines.

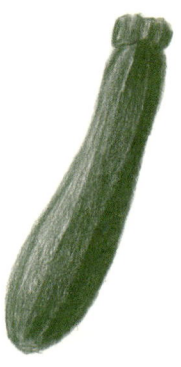

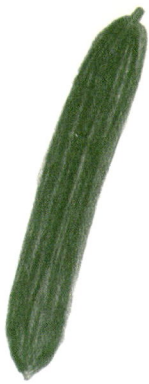

CONCOMBRE

DÉCOUPE
Le concombre n'est pas le plus excitant des légumes, ne pas hésiter à jouer sur la manière de le débiter, ça fera du changement. En tranches très fines (pour le mélanger avec une sauce au yaourt pleine d'ail). Râpé, puis égoutté dans une passoire (avant d'être mélangé avec du yaourt grec, de l'ail et de la menthe pour faire un tzatziki). Coupé en tronçons, puis épluché dans le sens de la largeur, en tournant avec un couteau : on continue à éplucher la chair dans le même sens, on arrête quand on arrive au centre de pépins. On débite en tranches. On n'est pas obligé d'enlever le cœur de pépins.

SOUPE FROIDE
Concombre + avocat + oignon rouge + lait ribot + herbes.

SALADE AU MISO
Concombre en tranches + yaourt + ciboulette + miso blond + citron + sel + un peu d'huile d'olive + raisins secs (optionnels).

JUS
Parfait dans un jus de légumes verts : très aqueux, il adoucit l'ensemble.

EAU DÉTOX
À table, glisser 2 ou 3 rondelles de concombre dans la carafe. Super-rafraîchissant !

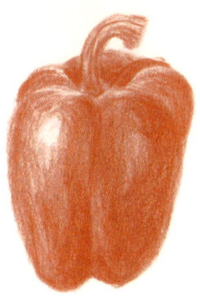

POIVRON

ROUGE, VERT, JAUNE
Les poivrons verts sont des poivrons rouges ou jaunes cueillis avant maturité. Ils sont un peu plus amers, avec un goût légèrement plus tranchant, moins sucré.

GRILLÉ
Les poivrons rouges et jaunes sont bons grillés ou rôtis au four (en tranches ou entiers). Les enduire d'un peu d'huile et les tourner régulièrement. Lorsque la peau est noire, on les sort du four, on les range dans un sac plastique. Quand ça refroidit, on épluche sans difficulté. Délicieux en tartines à l'apéritif avec du chèvre, un peu d'origan et d'huile d'olive, ou bien des fleurs de basilic.

MUHAMMARA
Les mêmes poivrons sont mixés avec des noix, un peu de chapelure, de l'ail, un peu de piment, de cumin… pour un dip ou une pâte à tartiner. On verse un trait de mélasse de grenade sur la préparation.

RELISH
Ail haché + poivron haché + tomate hachée + olives noires hachées + huile d'olive = petit condiment à manger avec tout.

SOUPE
Poivron rouge + poulet + céleri + carotte + tomate + oignon + courgette + ail, le tout en dés dans un bouillon (ne pas mouliner).

SALADE
Poivron + haricots verts *al dente* + tomate + haricots rouges + persil plat et coriandre hachés + vinaigrette au cumin et au piment.

RATATOUILLE
Une version rapide et plus légère, différente mais très bonne aussi : des cubes de légumes (dont poivrons) arrosés d'huile d'olive, avec du sel, du poivre, du thym, du romarin et du basilic.
Les faire cuire au four pendant 40 minutes à 190 °C.

TOMATE

ÉTÉ
La tomate reste un fruit d'été, de fin d'été ou de début automne, si le temps est clément. Il n'y a qu'en saison qu'elle peut être bonne. Essayer au maximum de la choisir mûre et locale, n'ayant pas trop voyagé. Il y a un tel monde entre une bonne tomate et une… tomate.

HIVER
Pas de tomates en hiver ? Si, mais uniquement sous forme de boîte, de coulis, de ketchup, voire de surgelé… Si on a accès à de bonnes tomates pas chères en saison, ça vaut le coup de préparer des conserves soi-même, sinon on les choisit dans le commerce, mais de bonne qualité. Même en bio, le prix des tomates en boîte ou en bouteille reste très raisonnable.

RECETTES
Tomates farcies Évider les tomates. Préparer une farce avec de petits dés d'oignon, de courgettes, de tous les légumes qu'on veut… Les faire cuire à l'huile d'olive avec de l'ail, bien assaisonner, ajouter aussi des herbes hachées. Ajouter la chair des tomates et leur eau dans la poêle, puis 3 poignées de riz, de quinoa ou d'orge… qui vont cuire par absorption dans l'eau des tomates. Farcir et finir la cuisson au four.

Salsa Pour une sauce peu grasse, prendre des tomates bien mûres, les couper en deux, les écraser sur une planche (le fait d'écraser un peu la chair libère le goût), puis hacher menu et mélanger avec de l'oignon frais, de la coriandre, du sel, du poivre et du piment. Pour une petite sauce qui accompagne une salade, une viande, un poisson, ou pour tremper des choses dedans…

ASTUCES
Eau Dans certaines préparations, on n'a pas besoin de toute l'eau contenue dans les tomates, par exemple pour une tarte où elle détremperait la pâte. Le mieux est donc d'utiliser les quartiers ou tranches débarrassés de la partie riches en graines et en eau, puis de filtrer celle-ci (qui s'utilisera par exemple pour faire un risotto ou cuire d'autres céréales, car elle est très parfumée).

Petit plus dans une soupe Dans une soupe un peu épaisse non passée, avec des morceaux, ou dans un bouillon, l'ajout d'une tomate bien mûre, écrasée puis hachée, apporte une touche d'acidité parfumée qui est la bienvenue, plus douce que du citron ou du vinaigre.

JEUNESSE ÉTERNELLE
Un antioxydant c'est quoi? Une molécule qui protège d'autres molécules de l'oxydation. La tomate en contient beaucoup, ce qui aide à protéger le corps humain de diverses agressions (usure naturelle, soleil…).

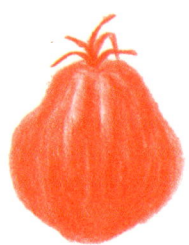

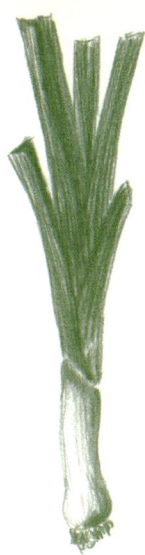

POIREAU

NETTOYAGE
Enlever les premières feuilles abîmées, couper le haut du vert trop dur, couper les racines sans couper le pied pour qu'ensuite, on puisse les fendre dans la longueur, mais que la base reste accrochée. Plonger dans l'eau fraîche, en agitant l'eau pour bien faire partir tout le sable.

RECETTES
À cru ? Le poireau se mange plutôt cuit, mais on peut le tenter coupé en très fins filaments (dans la longueur), mélangé avec une vinaigrette à la japonaise (avec du vinaigre de riz, du sucre, du mirin et un peu d'huile de sésame), pour une petite décoration piquante sur un magret de canard.

Vinaigrette Dans le poireau vinaigrette, tout est dans le bouillon dans lequel on fait cuire les poireaux : plus il est parfumé (poivre, laurier, thym, carotte, pointe d'estragon, tiges de persil…), meilleur c'est. Ensuite une vinaigrette bien moutardée !

Émincés Dans ce cas, pas besoin de les cuire dans une grande quantité d'eau. On peut mettre juste de quoi mouiller les poireaux coupés en tranches fines, au fond d'une casserole, fermer le couvercle et cuire assez doucement en surveillant (10 minutes à peu près).

Vapeur Idée : cuire des tronçons de poireaux à la vapeur, puis les ranger dans une boîte en plastique en alternant tronçons de vert et tronçons de blanc, y glisser des brins de ciboulette et assaisonner entre les couches (ne pas faire une épaisseur trop haute non plus). Ranger au frigo et démouler pour servir avec une petite sauce (vinaigrette ou gribiche), de l'œuf dur haché, des câpres, des cornichons hachés, de la moutarde, de l'huile et du vinaigre.

VERTUS
Phosphore, fer, potassium, calcium… Le poireau n'est pas en reste côté bonnes choses. Il fait partie de la famille des *allium* (comme l'ail, l'oignon…) qui contiennent tous des composés sulfurés qui seraient antioxydants…

OIGNON, ÉCHALOTE

DÉCOUPER
Pour couper un oignon ou une échalote destinés à être utilisés crus, il faut un couteau le plus tranchant possible, sinon les surfaces coupées s'oxydent plus vite (car un couteau moins tranchant écrase les chairs).

FAIRE SUER
Il s'agit de faire cuire les oignons ou échalotes hachés dans un peu de matière grasse, sur un feu moyen à doux, sans coloration. On ajoute une pincée de sel dès le début, qui attire l'eau du légume et aide à sa cuisson.

SAUTER
On peut souhaiter un peu de coloration, associée à la caramélisation et donc à ce petit goût de grillé : on y va un peu plus fort, plus vite, on surveille davantage et on remue. On peut ajouter une pincée de sucre pour augmenter l'effet caramélisé.

FAIRE COMPOTER

Si l'on veut obtenir une sorte de confit, à servir en condiment ou bien à étaler sur une pâte (avec du thym et du parmesan ou du fromage bleu, pour une belle tarte), on cuit les oignons hachés (mélangés avec des échalotes, c'est possible, pour le goût) pendant au moins 20 minutes, sur feu plutôt doux, dans de l'huile ou du beurre, jusqu'à ce qu'ils soient à la fois un peu colorés et très mous.

RÔTIR

Lorsqu'on fait rôtir un poulet ou une plaque de légumes, on n'hésite pas à jeter quelques échalotes non épluchées, mais enduites d'huile. Une fois rôties, on fait sortir leur chair qui est délicieusement fondante.

CRU

Pour les oignons, privilégier les oignons frais au printemps (cébettes, oignons de printemps…) pour les préparations crues, sinon les oignons rouges, voire blancs, plus doux que les jaunes.

EN BASE DE CUISINE

Les échalotes, avec leur goût doux et subtil, sont bien en base de risotto (ou autre préparation de céréales du même ordre), ou bien hachées finement dans les salades (de lentilles par exemple).

POUVOIRS

Les fibres et les apports minéraux se concentrent avec la cuisson… Le fait d'utiliser des oignons et des échalotes dans la cuisine n'a pas uniquement un intérêt gustatif.

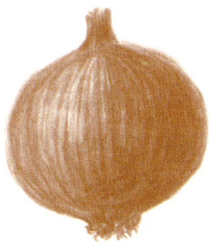

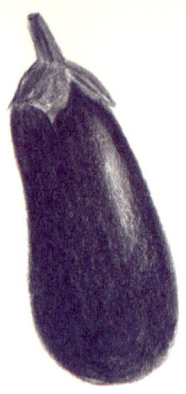

AUBERGINE

LE CHOIX : IMMATURE
Attention, l'aubergine est un légume qui se consomme avant maturité : sinon, elle est pleine de graines et amère. Il faut la choisir bien ferme, pas trop énorme.

ÉPONGE
Malgré ses fibres et sa haute teneur en vitamines et minéraux sa réputation est ternie par son côté éponge à huile… Or il y a aussi des manières de la cuisiner sans trop de gras. Par exemple, en tranches (3 à 4 mm), badigeonnées d'huile d'olive au pinceau (on en met moins que lorsqu'on la fait cuire à la poêle et qu'on rajoute sans cesse de l'huile), sur une plaque, avec du sel, du poivre, du thym, quelques gousses d'ail écrasées, et rôties environ 15 à 20 minutes à four chaud (210 °C) en les retournant une fois.

GRATIN
Les tranches ainsi cuites s'intègrent dans des gratins, des lasagnes, des salades (avec jus de citron et thym). Ou les servir avec une sauce menthe + tahiné + ail + citron + huile d'olive + piment + sel + yaourt, le tout mixé.

CAVIAR
Cuire les aubergines entières au four, défaire la chair lorsqu'elles sont molles (on peut garder un peu de peau aussi) et l'écraser à la fourchette ou la mixer avec de l'ail, de la coriandre, du persil, du piment, de l'huile, du citron… Mais aussi un peu de pâte de sésame et de yaourt pour un baba ghanoush.

RÔTIE

En cubes, avec du citron confit, un peu d'huile d'olive, du sel, du poivre et du thym : pour des pâtes complètes par exemple.

FARCIE FROIDE

Coupées en deux, badigeonnées d'huile, cuites au four (30 à 40 minutes), puis évidées une fois refroidies. La chair est mélangée avec du cottage cheese, beaucoup d'herbes et bien assaisonnée, puis remise dans les moitiés. Servir avec une salade.

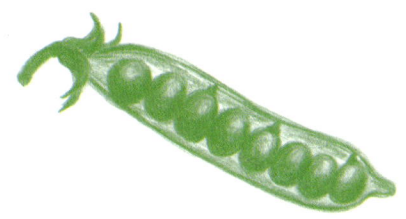

HARICOTS VERTS, PETITS POIS, FÈVES

RECETTES

Petits pois crus Le délice, c'est un petit pois frais du jardin tellement jeune qu'il se croque sans cuisson, frais et sucré (ses sucres ne se sont pas encore transformés en féculents). Il ne demande aucun apprêt.

Pasta et céréales Les petits pois vont bien avec les orecchiette (petites pâtes en forme d'oreille), ou avec toutes sortes de céréales, avec lesquelles ils font un bon jeu de textures, que ce soit en salade ou en bol chaud (avec force herbes et assaisonnements).

Salades Les petits pois apportent un petit plus de texture. C'est vrai aussi dans les « relish », condiments frais minute : basilic + oignon rouge + tomate séchée + petits pois + huile d'olive + sel + citron.

Dip Les fèves, comme les petits pois cuits, mixés avec de l'huile d'olive, des herbes et du citron font un dip parfait, ou une petite pâte à tartiner vert fluo pour des tranches de baguette.

Frites vertes Les haricots verts n'ont pas tellement besoin d'idée particulière : ils sont bon cuits al dente, assaisonnés avec de l'ail tranché finement, du sel, de l'huile. Ils vont dans toutes les salades…

ASTUCES

Récup' Les cosses de petits pois (lavées, les parties abîmées jetées) se cuisent dans une soupe de légumes : on passe ensuite au moulin pour éliminer les parties trop fibreuses. Elles peuvent aussi donner du goût à un bouillon, avec de la carotte, un bouquet garni, du poivre… On filtre le bouillon lorsqu'il a bien mijoté et on l'utilise pour une soupe avec les petits pois : cela aura plus de goût !

Surgelés Les petits pois se congèlent très bien. Ce n'est pas la même chose qu'en frais, mais c'est un bon ingrédient à avoir au congélateur, notamment en hiver… On peut en faire une soupe : faire cuire des petits pois cuits 5 à 10 minutes avec de l'huile d'olive et de l'ail, puis les mixer (ou les passer au moulin) avec de la menthe et du yaourt.

Pelage La galère des fèves une fois écossées, c'est la petite peau fine… Couvrir d'eau bouillante, égoutter : la peau est plus facile à enlever.

TOP FORME

Fer et magnésium pour les fèves, fibres et vitamines pour les haricots, protéines et vitamine B pour les petits pois… L'avantage de ces légumes est aussi de procurer une bonne sensation de satiété.

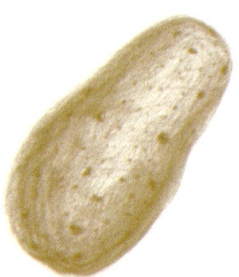

POMME DE TERRE, PATATE DOUCE

POMME DE TERRE

Base de soupe Les pommes de terre (à chair farineuse) restent une excellente base de soupe, à la fois pour la texture et comme support de goût pour les autres légumes (cresson, poireau, courge, champignons…). Attention, éviter de mixer au robot une soupe à teneur non négligeable en pommes de terre, car cela donne une texture élastique désagréable.

Dip La pomme de terre en purée fait un délicieux dip apéritif. L'écraser chaude à la fourchette, l'assaisonner, avec de l'huile d'olive, de l'ail râpé, un peu de citron, du sel, et la garnir de dés de poivron rouge, de persil plat.

PATATE DOUCE

Soupe Surprenant, la patate douce va bien en soupe avec la courge, les deux saveurs se complètent bien. Ne pas oublier les aromates.

Dip bis On peut faire quelque chose du même ordre (avec de la coriandre, du piment, un soupçon de crème, du citron vert) pour la patate douce.

Rôtie La patate douce rôtit très bien, avec un peu de sirop d'érable, de miel ou de piment. On l'intègre ainsi à des salades, des plats mijotés…

Mariage au brocoli La patate douce va bien avec le brocoli, par exemple patate douce rôtie + brocoli vapeur (comme ça ou pour une salade), patate douce + brocoli rôti (avec cumin et coriandre), patate douce vapeur + brocoli rôti à l'ail, patate douce en purée + brocoli à peine cuit et râpé… Ou sinon purée de brocoli + purée de patate douce = star des menus bébés.

VERTU : ÉNERGIE

La pomme de terre est riche en glucides, donc à considérer presque plus comme un féculent que comme un légume. Un « basique ». La patate douce, moins. Elle ne pousse pas trop en France, ou alors vraiment dans le Sud… Donc celle qu'on achète vient *a priori* d'un peu loin. Mais, à moins d'avoir fait vœu de pur locavorisme, on peut s'en offrir de temps en temps… Son intérêt, comme nombre de légumes racine, est la « diversification » : ça change !

CÉRÉALES

POURQUOI « COMPLÈTES » ?

Dans les magasins bio, le rayon « céréales » – au sens « céréales à faire cuire » plutôt que « céréales du petit dé » – offre un choix qui peut s'avérer déroutant. Pourquoi sortir de la trilogie pâtes, semoule et riz ? Pourquoi choisir des céréales complètes plutôt que raffinées ? Réponses : pour varier les goûts, les textures, pour adapter chaque céréale à chaque usage (en salade, le boulgour ou le quinoa sont parfois meilleurs que le riz) et aussi pour la valeur nutritive de toutes ces sortes de céréales. Les céréales complètes contiennent davantage de protéines et de micronutriments que les céréales raffinées. Celles-ci ne doivent pas être exclues, elles sont intéressantes d'un point de vue gastronomique et certaines recettes ne peuvent s'en passer. Au quotidien, c'est bien d'intégrer aussi des céréales complètes. Elles rassasient, nourrissent.

COMMENT LES CONSOMMER ?

L'idée n'est pas de faire ressembler son placard au rayon du Naturalia®. Mais plutôt de choisir un ou deux paquets et d'apprendre à les cuire et à s'en servir. De les finir, d'en choisir d'autres ou bien de recommencer avec les mêmes si on a aimé. Personne n'est obligé de manger du quinoa pour bien manger. Cela dit, bien cuisiné, pas trop cuit, c'est délicieux ! L'idée n'est pas non plus de consommer de grands bols d'épeautre. La plupart des céréales sont bonnes mélangées à autre chose :

parsemées dans une salade pour les grains les plus costauds (épeautre), ajoutés à une soupe pour un peu plus de texture (orge perlé), mélangés à beaucoup d'herbes et de crudités façon taboulé (quinoa, boulgour)… Aussi, pour un maximum de valeur nutritive et des jeux de goûts et textures, il est intéressant de combiner les céréales avec des légumineuses. Dans le commerce, on trouve des mélanges déjà faits.

CÉRÉALES LOCALES

On peut avoir à juste titre des réticences à acheter des céréales en provenance de pays lointains, d'autant que certaines coûtent cher. Dans ce cas, s'en passer ou rechercher celles produites localement. Il existe des cultures de millet dans l'ouest de la France, de quinoa en Picardie (vendues plutôt dans des circuits courts). Par ailleurs, lorsqu'on consomme des céréales complètes, c'est plutôt une bonne idée de choisir bio, car c'est l'enveloppe des grains (présent dans les céréales complètes et retiré dans les céréales raffinées) qui retient les produits chimiques. La plupart des céréales peuvent être mises à germer en quelques jours sur un peu de coton humide (à défaut de germoir fait exprès).

FLOCONS

Les céréales évoquées dans ce chapitre existent aussi sous forme de flocons : à intégrer au müesli ou dans les recettes de granola, de crumble sucré ou salé, dans des galettes ou croquettes de légumes, voire pour épaissir des soupes…

BLÉ

CUISSON

Pour les grains de blé d'épeautre : les rincer, les mettre dans deux fois leur volume d'eau, porter à ébullition, puis baisser aussitôt le feu et couvrir. Le temps dépend du type de blé : entre 20 et 40 minutes en général. Le mieux est de regarder les indications du paquet, en diminuant de 5 minutes le temps prévu : goûter et ne prolonger que si nécessaire.

TRITICUM

C'est le nom scientifique qui regroupe toutes les espèces de blé : les différentes variétés de blé dur (utilisées pour les pâtes, la semoule, le boulgour) et le blé tendre (aussi appelé froment, pour la farine, la panification…), soit les deux grandes familles les plus cultivées de nos jours, ainsi que les variétés dites « anciennes », abandonnées pour leur moindre rendement et qui tendent maintenant à être remises au goût du jour pour leur résistance et leur richesse nutritionnelle.

KAMUT®

« Kamut » est une marque déposée qui produit (en Amérique du Nord) du blé de type khorasan, une variété ancienne de blé *a priori* originaire du Moyen-Orient. Vanté pour sa richesse en nutriments (sélénium, protéines, lipides), on le trouve décliné en pains, biscottes, farines, mais aussi en boulgour (c'est-à-dire concassé) ou en grains, assez fermes, qu'on incorpore après cuisson à des salades, bouillons, bols…

BOULGOUR

C'est du blé dur, précuit, séché, puis concassé. Il existe aussi du boulgour de blé khorasan, du boulgour de grand épeautre : on peut varier ! L'avantage, c'est qu'il est plus facile à consommer que les grains entiers : il absorbe mieux les assaisonnements, on en fait des taboulés par exemple. C'est plus intéressant que la semoule, il y a plus de mâche, sans avoir le côté quand même un peu rébarbatif du grain entier cuit. Il en existe du « gros », c'est-à-dire concassé plus grossièrement, ou du plus fin.

ÉPEAUTRE

Le petit épeautre et le grand épeautre sont des variétés rustiques de blé « vêtu », c'est-à-dire qui conserve son enveloppe à la récolte et doit ensuite être décortiqué avant la commercialisation. Elles ont été écartées de l'agriculture intensive car elles sont résistantes aux produits chimiques. Leurs atouts : elles poussent même dans des sols assez pauvres et arides, sont riches d'un point de vue nutritionnel et possèdent un délicieux goût de noisette. Le petit épeautre est plus tendre. L'épeautre peut se consommer en grains (en accompagnement, en « risotto », incorporés dans des salades…), ou alors en farines, remplaçant tout ou partie du froment dans des recettes de pain, gâteaux… Ils sont toujours bio.

COUSCOUS/SEMOULE

Il s'agit d'une mouture grossière de blé dur. Il en existe aussi d'épeautre. En bio, on en trouve de la complète. La semoule grosse ou moyenne s'utilise comme le boulgour, en accompagnement, seule ou mélangée à d'autres céréales ou légumineuses, ou en salade. Fine, elle permet de faire des gâteaux, elle peut aussi servir de « farine » pour étaler une pâte à pizza à laquelle elle donne du croustillant.

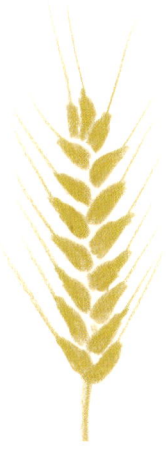

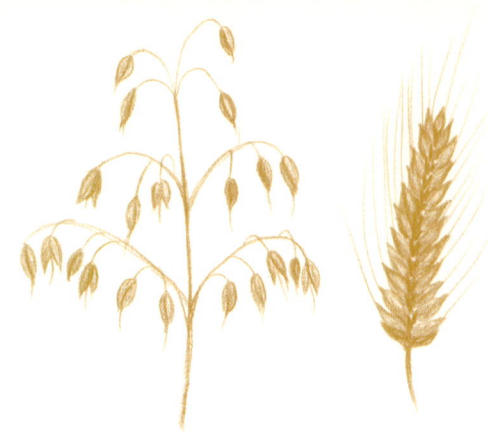

ORGE ET AVOINE

GENRE
« Orge » est bien un nom féminin, sauf bizarrement lorsqu'on parle d'« orge mondé » ou d'« orge perlé ».

VARIÉTÉS
Orge perlé Comme son nom l'indique, c'est la plus raffinée des orges. C'est-à-dire que l'on a ôté les différentes couches qui entourent le grain, alors que pour l'orge mondé, on n'a ôté que la première enveloppe et elle est donc plus complète. La première cuit du coup plus rapidement (de l'ordre de 30 minutes, dans 2 volumes d'eau, mais cela peut dépendre des qualités, des marques) tandis que la seconde aura plutôt besoin de 1 heure (dans 4 volumes d'eau). Parfois, le trempage est préconisé : cela dépend des marques et du traitement précis qu'a subi l'orge. Comme toujours, le mieux est de prendre pour point de départ les recommandations du paquet, de diminuer le temps indiqué de 5 à 10 minutes, puis de se faire son idée.

Flocons On trouve l'orge, comme l'avoine bien sûr, sous forme de flocons : idéal pour varier son müesli ou granola du matin. Utilisable aussi comme chapelure, ou pour fabriquer des galettes de légumes en mélangeant des flocons, des légumes cuits écrasés, de l'œuf, des assaisonnements et en dorant à la poêle.

PRÉPARATION

Torréfaction Avant de faire cuire l'orge (mondé ou perlé), on peut le faire torréfier quelques instants dans une poêle assez chaude, à sec, en secouant la poêle et en surveillant que ça ne brûle pas. L'idée est d'ajouter un petit goût de grillé. Pareil pour l'avoine.

RECETTES

« Orgeotto » Les grains d'orge perlé ou d'avoine peuvent être cuisinés à la façon d'un risotto, par exemple avec des poireaux et du lard et un bouillon que l'on ajoute progressivement.

Soupe L'orge perlé cuit est agréable en complément d'une soupe, ajouté au dernier moment : il apporte un complément de féculents et une texture agréable, douce mais un peu ferme.

Salade Orge ou avoine cuits entrent dans la composition de salades… Plutôt en quantités pas trop importantes, sinon c'est un peu rébarbatif. Attention, les deux contiennent du gluten.

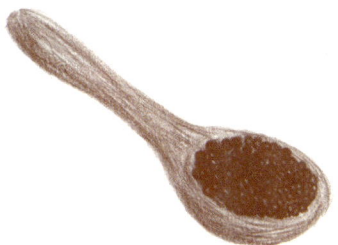

QUINOA

QUI ES-TU ? D'OÙ VIENS-TU ?

Le quinoa n'est pas vraiment une céréale, car il ne provient pas d'une graminée, mais d'une plante de la famille des betteraves. Ses grains ont quand même les mêmes propriétés et utilisations qu'une céréale, du coup on parle de « pseudo-céréale ». Originaire d'Amérique du Sud, il est aussi cultivé (de façon assez marginale certes) en France. Paradoxalement, on a pu constater que son succès international cause des dérèglements parfois négatifs de l'organisation rurale des régions productrices. Dans l'idéal, si on y a accès (notamment *via* les circuits courts), c'est bien de consommer français… À savoir : c'est un produit assez cher.

SUPERPOUVOIR
Le quinoa contient pas mal de fer et de protéines. Il est facile et rapide à cuisiner, s'intègre facilement à tous types de préparations, comme le riz ou le boulgour. Il est sans doute plus facile à adopter que les céréales en grains plus gros, comme l'épeautre, etc. Par ailleurs, il est aussi adapté à un régime sans gluten.

CUISSON
Encore une fois, cela dépend des marques et des variétés. Il en existe du rouge, du noir, des mélanges… Regarder les instructions du paquet et adapter à son goût. La plupart des quinoas doivent être rincés, puis cuits dans 1,5 fois leur volume d'eau froide : porter à ébullition, baisser le feu tout de suite et laisser cuire à couvert pendant une dizaine de minutes. La cuisson dévoile le germe, comme un petit trait blanc qui apparaît. Attention de ne pas trop le cuire, c'est là que ça devient mou et rébarbatif, il faut un léger croquant !

MÉLANGES
Le quinoa se cuit très bien en mélange avec d'autres céréales ou légumineuses aux temps de cuisson identiques : certains riz, les lentilles corail ou les lentilles jaunes, certains boulgours…

TABOULÉ
Avec ses petits grains, le quinoa est un excellent client pour des recettes de taboulé en tout genre, avec des herbes, des concombres, des tomates, du chou-fleur râpé…

PASSE-PARTOUT
Le quinoa est vraiment facile à placer : dans des boulettes, en pilaf, dans des raviolis à la chinoise, des croquettes de légumes maison…

FARINE ET FLOCONS

Il existe de la farine de quinoa : son goût est assez marqué. Elle permet de faire des pâtes à tarte, à crêpes… sans gluten. Mais attention : pas de gluten = pas d'élasticité, cette farine ne lève pas comme une farine de blé. En flocons, il s'utilise dans les recettes de petit déj, dans les miettes d'un crumble sucré ou salé, dans des croquettes de légumes…

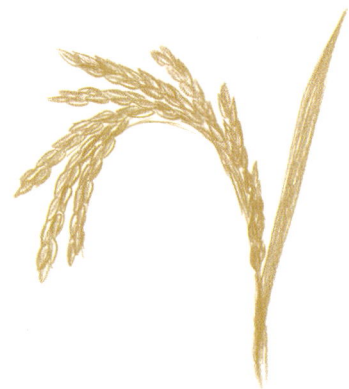

RIZ

LONGUEUR ET RONDEUR

Il faut goûter et essayer pour trouver sa ou ses sortes de riz préféré. Le riz n'est pas forcément exotique, il est cultivé aussi en Camargue (riz rouge, riz blanc long grain, riz complet…) où il est très bon. Il faut adapter le choix de riz à un usage : avec un bon curry, c'est vrai qu'un bol de basmati blanc et parfumé, les grains bien détachés, c'est délicieux. Le riz rouge se marie aux lentilles, en salade, avec des amandes grillées, des herbes, des oignons grillés, du jambon… Le riz complet fonctionne en accompagnement d'une cocotte de légumes, en pilaf aux fruits secs…

RINCER OU NON ?

En fait cela dépend des variétés de riz, où on les achète, etc. Dans certains cas, il faut rincer pour éliminer soit d'éventuelles impuretés, soit un peu de l'amidon autour du riz qui le rend collant et empêche les grains de bien se détacher : par exemple pour les riz long grain comme le basmati, les riz complets… En revanche, ce n'est en général pas nécessaire pour les riz à risotto, les riz de Camargue… Le mieux, dans le doute, est de se laisser guider par les instructions sur le paquet.

CUISSON

Pour la cuisson, on se réfère aux instructions du paquet, mais avec une certaine méfiance : souvent il vaut mieux diminuer la quantité d'eau et les temps de cuisson, quitte à goûter et prolonger la cuisson si nécessaire. Les temps sont très variables selon les types de riz et selon s'ils sont raffinés, complets ou semi-complets. En gros, il faut compter pour 1 volume de riz, 1,5 (pour les riz blancs) à 2 volumes d'eau : porter à ébullition, puis baisser le feu, couvrir de manière la plus hermétique possible et laisser cuire sans ouvrir pendant 11 minutes (pour les riz blancs), jusqu'à 30 voire 40 minutes pour certains riz complets. Côté sel : on peut saler les riz blancs en début de cuisson, les riz complets plutôt après, car le sel peut freiner la bonne cuisson. Le riz gluant a besoin de quelques heures de trempage.

MÉLANGE

Les riz très originaux sont bien en mélange, vendus ainsi ou composés maison, en faisant attention aux temps de cuisson qui doivent être les mêmes. Par exemple riz sauvage + riz rouge + riz complet pour 30 minutes.

RESTES

Les restes de riz se réchauffent à la vapeur ou mieux, se cuisinent en riz sauté. Même le riz complet !

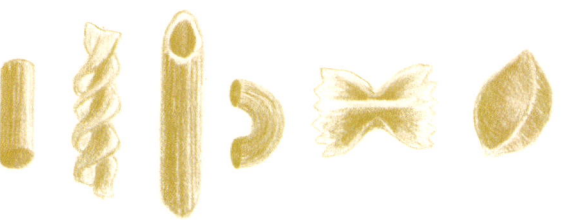

PÂTES ET NOUILLES

VARIÉTÉ
Les nouilles ou les pâtes sont très pratiques pour préparer vite fait un dîner consistant… L'idée ici, c'est de suggérer de la variété, du changement, des essais : les pâtes complètes de temps en temps pour un apport nutritif plus riche et un goût marqué intéressant. Côté Asie, l'avantage des nouilles est plutôt dans la versatilité et la rapidité (on en jette dans un bouillon, on prépare vite fait une salade avec une vinaigrette légère, on fait une poêlée de nouilles aux légumes).

PASTA COMPLÈTE
Les pâtes italiennes complètes peuvent effrayer et on peut choisir de rester fidèles aux vraies bonnes pâtes de blé dur. Cependant, elles sont bonnes et intéressantes notamment avec les légumes à feuilles (blettes, roquette, épinard), les herbes, les sauces un peu relevées de piment…

CUISSON
Une règle commune à toutes les sortes de nouilles et de pâtes : celle de lire les instructions des paquets et d'ajouter une pincée de sel : réduire un peu le temps indiqué, goûter et prolonger seulement si nécessaire. Les nouilles asiatiques se rincent à l'eau froide avant d'être incorporées à des sautés, des soupes, des salades dans lesquels elles se décollent.

JAPON
Les nouilles japonaises sont faciles à utiliser, bonnes et rapides à préparer. Les plus courantes :

– les somen (fines nouilles de blé) : en salade ou dans un bouillon ;

– les ramen (nouilles de blé de couleur jaune) : dans les soupes ;

– les soba (nouilles de sarrasin ou d'un mélange sarrasin/blé) : en salade ou dans un bouillon (si elles ne sont qu'au blé noir, elles sont sans gluten) ;

– les udon (nouilles épaisses de blé) : sautées avec du bœuf, des oignons.

RIZ, BLÉ, ŒUFS, SOJA…
Pas facile de s'y retrouver dans le panorama de nouilles de Chine et du Sud-Est asiatique. Pour les plats sautés, on choisit des nouilles de blé aux œufs ou des nouilles plates de riz (elles sont blanches). Pour les salades de crudités, des nouilles cellophane (de soja, très fines et transparentes). Il ne faut pas se limiter aux usages prescrits, juste essayer et se faire une idée…

SARRASIN ET CÉRÉALES ORIGINALES

SARRASIN
Dit aussi « blé noir », on le connaît mieux sous forme de farine que de céréales en grains. Torréfié, à la façon de l'Europe de l'Est (où il est nommé « kasha »), son goût est un peu plus facile à apprécier. On le cuisine en gratin, pilaf, en accompagnement, en sarrassoto… Il lui faut des contrepoints un peu forts (roquette, piment…) et gourmands (lardons fumés, huile d'olive…) pour accommoder sa consistance et sa saveur. Il ne comporte pas de gluten. Sous forme de farine, il est plus simple à utiliser, pour confectionner galettes ou blinis, seul ou en mélange avec du froment.

AMARANTE
Originaire d'Amérique du Sud, appelée aussi « blé des Incas », cette céréale qui se présente sous forme de tout petits grains est louée pour ses formidables vertus nutritives (qui sont censées dépasser celles du quinoa, du riz…) : elle est riche en fer, zinc, calcium, magnésium, contient certains acides aminés pas facilement disponibles ailleurs (comme la lysine). Elle ne contient pas de gluten. Elle reste coûteuse donc son utilisation risque de demeurer anecdotique. Usages : bien rincée et cuite (40 minutes dans 3 volumes d'eau), elle s'incorpore dans une farce ou se mélange à une autre céréale en accompagnement. Telle quelle, elle sera bonne mélangée dans une pâte à pain. Plus drôle, on peut faire éclater les grains dans une casserole chaude avec un couvercle, façon pop-corn, et en garnir une salade.

FONIO

Le fonio est une céréale africaine très riche en nutriments, capable de pousser dans des sols assez peu irrigués, ce qui en fait une ressource locale essentielle dans les endroits où il est cultivé. Et pour nous ? Lorsqu'il est issu du commerce équitable et bio, il est assez cher et n'a en soi pas énormément de goût. Cela dit, il est vraiment bourré de nutriments, accessoirement dépourvu de gluten, et réputé bon pour les diabétiques et personnes en surpoids. Si l'on y tient, on peut l'essayer par exemple en pilaf : faire cuire un oignon et une échalote dans le beurre avant d'ajouter un peu de gingembre, de l'ail, des épices, la céréale rincée, puis 3 volumes d'eau, et des légumes (petits pois, haricots verts, carottes…), laisser cuire 5 minutes puis laisser gonfler encore 5 à 7 minutes.

MILLET

Le millet est issu d'une graminée, comme le quinoa. Il est surtout produit et consommé en Afrique et en Asie, même s'il existe de petites cultures de millet en France. Membre du clan des « sans gluten », il se présente sous forme de toutes petites billes jaunes. On le fait cuire comme le quinoa : une fois rincé, le mettre dans 1,5 fois son volume d'eau, porter à ébullition, baisser le feu et couvrir pour poursuivre la cuisson 10 minutes environ. On peut ajouter un peu d'huile dans l'eau de cuisson pour améliorer le goût et limiter le collage des grains entre eux. Comme il colle un peu, le millet est plus facile à utiliser en gratins, en boulettes avec des légumes…

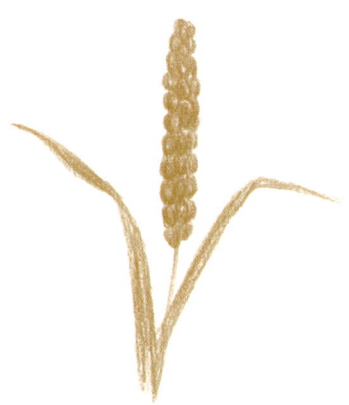

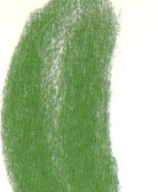 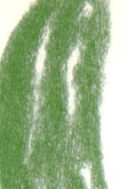 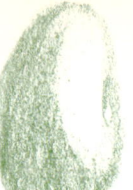 

LÉGUMINEUSES

« Légumineuses » est le nom donné aux légumes qui poussent contenus dans une gousse et qui sont consommés secs. Source peu chère de protéines, pauvres en lipides, versatiles en cuisine, les légumineuses ont tout les atouts pour reprendre une place de choix dans une cuisine saine, délicieuse et variée. Dans cette grande famille, on trouve les différentes sortes de lentilles (vertes, blondes, corail, jaunes, beluga…), les pois chiches, les pois cassés (des petits pois secs, en fait), les fèves sèches et de très nombreux types de haricots secs de différentes couleurs, tailles, formes et motifs. Certains de ces légumes sont si prisés qu'ils possèdent un label rouge (mogette de Vendée), voire une appellation d'origine contrôlée (AOC) — comme la lentille verte du Puy ou le coco de Paimpol (un haricot blanc).

NUTRITION

Elles sont une source de protéines végétales, accessibles à un prix modique (même si l'on choisit d'acheter bio). Elles sont également riches en féculents. Attention cependant : elles ne contiennent pas tous les acides aminés nécessaires au corps humain pour assimiler les protéines. L'idéal est donc de les consommer le même jour que des céréales complètes. Il est conseillé de manger aussi des fruits ou légumes riches en vitamine C, afin de favoriser l'assimilation du fer qu'elles contiennent.

TREMPAGE OU PAS ?

Les haricots, fèves et pois chiches nécessitent un trempage, idéalement de 24 à 48 heures, pour se réhydrater. Ils demandent ensuite une cuisson assez longue (45 minutes). Mais on peut les préparer à l'avance. Les lentilles et les pois cassés se passent de ce trempage et cuisent au contraire très vite, en général entre 15 et 25 minutes.

CUISSON

Le principe général : mettre les légumineuses rincées dans un grand volume d'eau (compter environ 3 à 4 fois leur volume d'eau froide), porter à douce ébullition et laisser cuire à découvert, à frémissement assez actif. Attention, pas de sel à ce stade, cela peut freiner la cuisson. Très important : il faut toujours jeter l'eau de trempage et la remplacer pour la cuisson avec une eau fraîche, sinon, c'est ballonnements garantis. Une astuce : un fragment d'algue kombu jeté dans la casserole accélère la cuisson. Il est conseillé aussi, bien sûr, de mettre dans l'eau des aromates (céleri, carotte, oignon, ail, tiges de persil, etc.). Attention, il n'y a pas de règles absolues concernant les temps de cuisson car cela dépend de l'âge des haricots…

CUISINE

Il y a les plats dont les légumineuses sont un ingrédient star : le petit salé, le cassoulet, le chili con carne, mais aussi le « dal » indien (le mot signifie « lentille » et, par extension, désigne un plat dont les lentilles sont la base). Par ailleurs, si l'on a envie d'en consommer davantage, il faut savoir qu'une fois cuites, elles se glissent partout et pas forcément en grande quantité : elles sont assez roboratives, mais on peut les utiliser parsemées ici et là, pour leur texture qui peut apporter un contraste dans un plat. Par exemple :

– des lentilles pas trop cuites, des haricots, des pois chiches dans une salade ou une assiette composée ;

– des haricots, des pois, des pois chiches ou des lentilles dans une soupe avec « morceaux » (comme un minestrone) ou dans une soupe passée, dans laquelle elles ajoutent de la consistance ;

– dans un curry de légumes ou dans un couscous (pois chiches) ;

– dans un gratin, telles quelles ou sous forme de purée ;

– en boulettes, en mélange avec légumes, viandes, herbes…

ET LES BOÎTES ?

Bien sûr, faire tremper, puis cuire des haricots ou pois chiches secs, le tout sur deux jours, relève de nos jours de l'acte politique, voire héroïque. Mais comme ce n'est pas si compliqué que cela, autant le faire. Tout en ayant en réserve, si on aime bien ça, une ou deux boîtes de haricots et pois chiches à jeter en urgence dans une soupe, une salade (bien les rincer) ou pour fabriquer un houmous de secours… En revanche, pour les lentilles, ça ne vaut pas vraiment le coup.

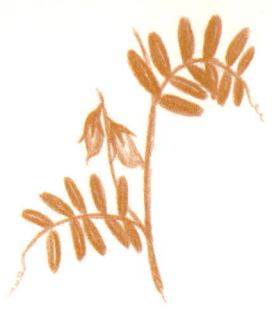

LENTILLES CORAIL, LENTILLES JAUNES

CUISSON
On rince soigneusement les lentilles pour éliminer les impuretés, puis on les met à cuire sans trempage dans de l'eau avec des aromates (ail, gingembre, oignon, laurier…). Elles cuisent en 15 à 20 minutes, leur caractéristique étant de se défaire à la cuisson (elles perdent aussi de leur couleur) pour former presque une purée qu'on accommode ensuite avec des légumes et des épices.

DAL
Les lentilles roses, dites aussi « corail », ainsi que les lentilles jaunes, sont très consommées en Inde, où on les appelle « dal ». Le mot, du coup, désigne aussi des préparations à base de lentilles cuites avec des épices, des légumes… Il existe mille recettes, voici un principe de base : on fait revenir des oignons, puis de l'ail, du gingembre et du curcuma dans une poêle. On ajoute des épices (curry, garam masala, ou un mélange maison de coriandre, cumin, cardamome, poivre… écrasés) et du piment si on aime. On ajoute les lentilles (préalablement cuites), ainsi que des épinards, des petits pois et du sel… Parsemer de noix de coco ou de noix de cajou torréfiées à la fin.

AL *DENTE* EN SALADE
On peut aussi cuire les lentilles corail (toujours rincées) pendant seulement 7 à 8 minutes à l'eau bouillante. Ainsi, les lentilles restent un peu fermes, gardant

leur forme et un peu plus de couleur. On les incorpore alors à une salade, en mélange avec une céréale et des légumes (ou des crudités), des herbes, voire d'autres lentilles (pour un jeu de textures, de goûts et de couleurs). Par exemple 50 g de lentilles + 150 g de boulgour et quinoa (cuits séparément) + persil plat, menthe et ciboulette hachés + une demi-tête de brocoli râpé + 1 petit oignon de printemps ou 1 oignon rouge haché + assaisonnement d'huile d'olive, un peu d'huile de sésame, citron, sel, piment.

SOUPE

On cuit 200 g de lentilles corail (ça marche aussi avec les jaunes) dans une quantité d'eau un peu plus importante (4 volumes pour 1 volume de lentilles), avec une boîte de tomates, des graines de cardamome, un oignon, une gousse d'ail, un peu de gingembre et de curcuma. Au bout de 20 minutes, on mixe le tout en ajoutant du sel, du lait de coco et un peu de jus de citron vert. On réchauffe doucement.

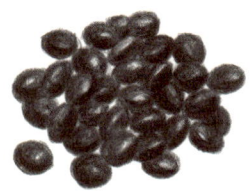

LENTILLES VERTES, LENTILLES BELUGA

CUISSON

Après rinçage, les mettre dans 3 volumes d'eau avec des aromates (carotte lavée, gousse d'ail non épluchée, mais écrasée, tiges de persil, de céleri, grains de poivre, thym, laurier, romarin… pas besoin de tout avoir bien sûr). Lorsqu'elles arrivent à une ébullition modérée, compter 15 à 20 minutes, goûter. Le temps dépend aussi de l'utilisation ultérieure, on les souhaite plus fermes en salades, plus fondantes pour un petit salé ou une soupe…

CUISSON CHEF
On peut également cuire des lentilles en partant d'une base aromatique (oignon, ail, thym) que l'on fait revenir avec un peu d'huile, avant d'ajouter les lentilles, un peu de vin blanc, puis de mouiller de bouillon de manière progressive (un peu comme un risotto, mais en deux ou trois fois seulement, pas louche à louche). Poursuivre la cuisson le temps nécessaire : saveur intense et bonne tenue de la texture garantie.

SALADES
– Vinaigrette + estragon (une pointe seulement) + gingembre râpé + pointe de zeste d'orange.

– Vinaigrette à l'huile de noisette.

– Pomme acide émincée + échalote ou oignon frais + ciboulette persil plat + huile d'olive et citron.

– Riz rouge + jambon + amandes torréfiées + oignons grillés + une bonne vinaigrette à l'huile d'olive et au vinaigre de Xérès.

SALADE TIÈDE
Encore chaudes avec de la moutarde, du vinaigre de Xérès, de l'huile d'olive, de l'échalote, du persil plat ou de la ciboulette.

LES RESTES
– On les parsème sur une salade verte composée de laitue, de concombre, de brocoli vapeur, d'huile d'olive, de citron, de poivre et de ciboulette (ou sur une autre salade)…

– On les intègre dans un gratin, une soupe…

– Pour une belle salade, on les combine (parcimonieusement) avec une céréale (boulgour, quinoa…), plein d'herbes, des crudités, des légumes rôtis, une vinaigrette.

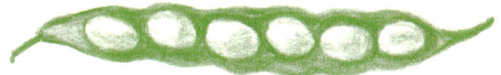

HARICOTS

VARIÉTÉS
Il y en a de nombreuses, variant selon les régions et les pays, certaines bénéficiant même d'appellations d'origine. En France : ce sont les mogettes, les Soissons, les tarbais… Les Italiens sont très forts en haricots aussi. Pour le coup, cela vaut la peine d'essayer des variétés vendues dans les épiceries fines, sur les marchés ou dans les magasins locaux, plutôt que de se contenter des sachets du supermarché ou du magasin bio. Même si c'est un peu plus cher, c'est un produit qui reste très accessible.

CUISSON
Après trempage d'une nuit, les haricots blancs cuisent dans une nouvelle eau (pas celle de trempage) avec des aromates, pendant 40 minutes à 1 heure environ : cela dépend depuis combien de temps ils sont secs… Il faut qu'ils soient vraiment bien tendres. La cuisson peut ensuite, selon l'utilisation, se prolonger dans une sauce tomate, une soupe.

BOÎTE OU PAS BOÎTE ?
Mieux vaut de bons haricots en boîte que des haricots un peu trop secs cuits à la maison… Une boîte de haricots, si on aime bien ça, est une bonne chose à avoir dans son placard afin d'improviser ou d'enrichir une salade, un mijoté de légumes, une soupe type minestrone, de bricoler un dip pour l'apéro ou d'enrichir une soupe moulinée (pour ça, prendre une boîte plutôt ordinaire). Si l'assaisonnement n'est pas très bon, ne pas hésiter à les rincer.

ROBORATIF ?

Oui, mais les haricots ne sont pas obligatoirement l'ingrédient principal. Ils peuvent intervenir comme un ajout en quantité modérée… Et même de façon un peu discrète : par exemple écrasés en purée dans un gratin, ils ajoutent de la consistance et un apport de protéines, intéressant notamment si le gratin est végétarien.

RECETTES

Sauce tomate Une bonne sauce tomate + de bons haricots = on n'est pas loin d'un bon repas sur le pouce très complet, à servir sur une tranche de pain grillé, avec un œuf, quelques feuilles d'épinards…

Dip Haricots blancs cuits + un peu de pâte de sésame + ail + citron + huile d'olive = un dip façon houmous.

POIS CHICHES, POIS CASSÉS

POIS CHICHES

Secs ou en boîte ? Les pois chiches secs ont besoin d'un trempage (la veille, idéalement) avant cuisson (une quarantaine de minutes). C'est meilleur ainsi, mais en même temps il est fort pratique d'avoir dans son placard une boîte à incorporer dans un couscous, un mijoté de légumes, une salade ou à mixer en houmous.

Houmous Mixer les pois chiches (en boîte ou cuits) avec du citron, de l'huile d'olive, de l'ail, de la purée de sésame (un petit peu), du sel : il faut goûter pour ajuster les proportions. Un peu de houmous peut servir à épaissir une vinaigrette pour une salade. Penser à customiser son houmous avec des herbes, des carottes cuites hachées, du ras-el-hanout…

Aux épinards Les pois chiches sont délicieux avec des épinards cuits à l'huile d'olive, un oignon et des épices indiennes (mélange curry ou garam masala) ou nord-africaines (ras-el-hanout) avec ou sans coulis de tomate.

POIS CASSÉS

Sans trempage Les pois cassés n'ont pas besoin de trempage (même si le trempage est possible pour accélérer la cuisson). Rincés, recouverts d'environ trois fois leur volume d'eau froide, avec des aromates (laurier, romarin, céleri, grains de poivre, carotte…), ils cuisent en 30 minutes environ et se défont à la cuisson. On peut aussi les faire cuire directement dans une soupe (qu'ils permettent d'épaissir).

Purée de pois Les pois cassés, qui se défont à la cuisson, se prêtent surtout aux soupes et aux purées. Pour les rendre moins rébarbatifs, on les mélange par exemple dans une soupe avec des légumes verts, des herbes, un peu de lait de coco, de gingembre et de la citronnelle.

Avec du lard Les pois cassés se marient bien avec le cochon, que ce soit en soupe ou en purée : on ajoute un morceau de poitrine fumée à une soupe, on les sert en purée avec du boudin ou un rôti…

AUTRE POIS

Dans les marchés locaux, épiceries fines, on trouvera d'autres variétés de pois (ronds ou cassés) qu'on utilisera comme les pois chiches ou les pois cassés, selon qu'ils ont besoin de trempage ou non.

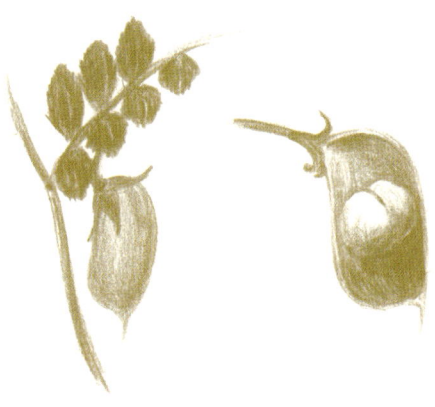

VIANDE ET POISSON

Arrêter la viande ? En manger moins ? Arrêter la viande mais pas le poisson ? Le contraire ? Hors de question de devenir végétarien ? Comment choisir du poisson « durable » ? Faut-il avoir peur du mercure ?

COMMENT LES CONSOMMER ?

La consommation de viande et de poisson peut susciter différents questionnements. Ce livre n'a pas vocation à recommander tel ou tel régime, mais prend position de la manière suivante : la viande et le poisson sont des ressources précieuses dont la production est coûteuse, il convient donc d'en consommer d'une façon qui soit en accord avec cet état de fait. Consommer quotidiennement de la viande et du poisson ne semble pas sensé ou possible du point de vue de l'écologie. Cela ne semble pas tellement sensé non plus d'un point de vue nutritionnel : les protéines animales sont profitables au corps humain (même si elles ne sont pas irremplaçables), mais ne sont pas indispensables au quotidien. Une bonne viande, un beau poisson, c'est irremplaçable du point de vue du plaisir de manger. Les ressources nutritionnelles que l'on en tire sont grandes. Viande et poisson sont, de fait, des super-aliments. Cela semble avoir du sens d'en consommer de la meilleure qualité possible, quitte à ce que ce soit un peu plus cher, et donc plus rare. Le plaisir n'en sera-t-il pas grandi ?

TRAÇABILITÉ

Tuer un animal pour se nourrir n'est pas anodin. Il semble important de garder à l'esprit la provenance de nos aliments, et notamment ceux provenant d'animaux : se préoccuper, même de façon minimale, de la provenance géographique, de la manière dont ils sont élevés et nourris, puis tués, et de la manière dont la viande est traitée. Être attentif aux labels, étiquettes, informations concernant les paysans producteurs.

PÊCHE RESPONSABLE

Pour le poisson, c'est encore plus complexe : les questions de la durabilité de la pêche et de la pollution des océans sont angoissantes. Les données sur ces sujets pouvant évoluer rapidement, il convient de s'en préoccuper et de consulter les informations relatives à la pêche délivrées par des organismes indépendants (par exemple Slow Food, Greenpeace, WWF), qui peuvent diriger vers des listes et des conseils.

Et là encore, il semble sensé de considérer que, dans tous les cas, une consommation raisonnée aura un impact modéré sur la santé et sur l'environnement.

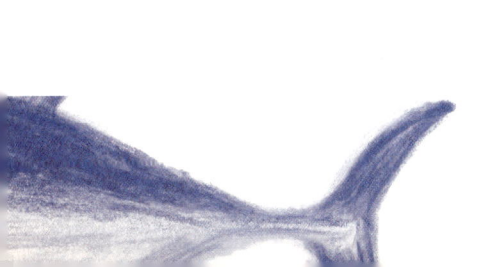

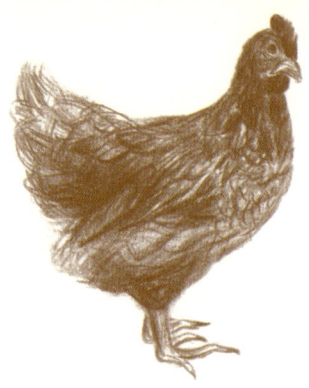

VOLAILLE

BIO MOINS CHER
Pour une volaille, le « Label rouge » est un minimum. Dans les magasins bio ou au supermarché, guetter les promotions sur les produits labellisés approchant de leur date de péremption. Si l'on n'a pas envie de les consommer rapidement, les congeler pour une utilisation ultérieure.

DÉCOUPE
Qui dit découpe dit emballage (à part chez le boucher), donc ce n'est pas forcément idéal d'un point de vue écologique. Mais c'est vrai que les blancs/cuisses de poulet sont très pratiques à incorporer dans un plat de nouilles ou de riz sauté, dans une salade au boulgour, dans un bouillon… Pas besoin de prévoir une grande quantité dans ce cas, 50 à 60 g par personne peuvent suffire si c'est en mélange avec d'autres ingrédients : c'est aussi une façon de consommer moins de viande.

MARINADE
Jus d'agrumes, lait fermenté, yaourt, oignons hachés, ail et gingembre râpés, mélanges d'épices, piments : la volaille est une bonne base pour toutes sortes de goûts qui, sous forme de marinade, la rendront plus tendre.

BLANC PAS SEC
Pour cuire sans dessécher des blancs de poulet, deux voies. Les découper en lamelles à saisir sur feu vif ou au contraire, pocher le blanc entier dans un bouillon bouillant : éteindre le feu aussitôt et couvrir, la pièce cuit, tandis que le tout refroidit. Plus long, mais tendreté garantie. À servir ensuite dans un bouillon ou avec un petit condiment frais type « relish ».

HAUTS DE CUISSE
Pour changer des blancs, un peu maigres, penser à choisir chez le boucher des hauts de cuisse, qu'il pourra désosser (pour des brochettes ou à incorporer dans une salade, un plat sauté…). Même recommandations de cuisson que pour les blancs.

POULET RÔTI
Commencer la cuisson à 180 °C en posant le poulet (fourré d'aromates : citron, ail, thym, romarin…) sur un côté (sur une cuisse) dans un plat. Après 15 à 20 minutes, le tourner de l'autre côté, puis au bout de 15 à 20 minutes, le poser « à l'envers ». Laisser cuire encore 15 à 20 minutes, puis le tourner dans le sens « habituel » et finir la cuisson à 160 °C pendant 20 minutes ou plus selon sa taille : il doit être bien doré et les cuisses doivent pouvoir presque se détacher rien qu'en les tirant.

RESTES
Avec les restes du poulet rôti : on fait un bouillon avec la carcasse. On mange la viande restante en salade avec des feuilles de romaine, une mayo au curry, des noix de cajou et des cubes de crudités craquants. Ou bien on en fait une pastilla (une tourte aux feuilles de brick badigeonnées de beurre fondu) en mélangeant les morceaux de poulet avec une préparation aux œufs brouillés cuisinés dans un fond de bouillon avec des épices marocaines et de la coriandre.

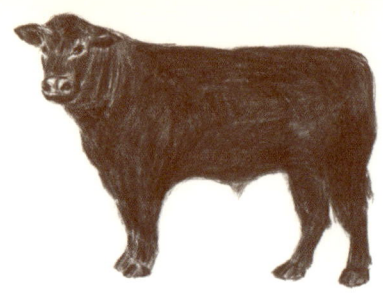

BŒUF, PORC, AGNEAU

ACHAT
Comme pour la volaille, on peut guetter les promotions dans les magasins bio et congeler pour plus tard. Sinon, l'idéal est de fouiner du côté des circuits courts et chez des commerçants de confiance. Quitte à acheter en grande quantité, en partageant avec des amis et en congelant.

MORCEAUX
S'intéresser à *tous* les morceaux : chaque partie de l'animal, même moins noble, est délicieuse si elle est bien exploitée, avec une cuisson adaptée. Les parties musclées (de l'avant notamment), riches en collagène, ont en général besoin d'une cuisson longue pour devenir moelleuses. *Idem* avec la joue, la queue de bœuf… Le principe : faire dorer les morceaux ou les tranches dans l'huile, préparer une base aromatique en dorant également dans un peu d'huile des oignons, des carottes, de l'ail, du céleri, etc., et rassembler le tout dans une cocotte. Mouiller avec, au choix, du vin, de la bière ou de la sauce tomate, porter à ébullition, parfumer avec du laurier, des écorces d'orange, des baies de poivre, de genièvre, des anchois… et laisser cuire 3 à 4 heures à four modéré (130 °C).

MORCEAUX CHOISIS
Les morceaux très tendres sont en général plus chers. On peut se les offrir ponctuellement bien sûr, mais aussi les cuisiner en moins grande quantité par personne (50 à 100 g) incorporés par exemple dans un plat de nouilles sautées à la japonaise : pour 2 personnes, faire sauter 120 g de rumsteck

coupé en tranches les plus fines possible, dans un peu d'huile ; ajouter un oignon en tranches, puis des champignons tranchés, des nouilles soba (ou udon) cuites et égouttées, puis de la sauce (sauce soja et saké, 2 cuillerées à soupe de chaque, et 1,5 cuillerée à soupe de sucre) et parsemer de ciboulette. De la même façon, de fines tranches de bœuf tendre peuvent être ajoutées au moment de servir dans un bouillon à consonance asiatique bien chaud, où elles cuiront.

CRU
Une idée décalée avec un rond de gîte (morceau pas très cher d'habitude préconisé pour des cuissons longues et lentes) : faire « cuire » un morceau (de 300 à 400 g par exemple) dans un mélange de sucre brun (50 g) et de gros sel gris (200 g), parfumé avec du céleri, du poivre, de la citronnelle, du gingembre, de l'ail haché, pendant 2 à 3 heures à température ambiante, puis rincer, sécher et faire mariner à l'huile d'olive toute la nuit. On sert la viande en salade, coupée en tranches très fines.

AU FOUR
Pour les grosses pièces, penser aux cuissons longues et lentes (comme un agneau de sept heures doré dans une cocotte, puis mis à cuire longuement avec une foule d'aromates), mais aussi aux cuissons à température modérée : par exemple, 30 à 35 minutes à 110 °C pour une côte de bœuf préalablement saisie à la poêle. Et lorsqu'on utilise le four, enchaîner avec d'autres préparations, histoire de rentabiliser la chaleur mise en route.

RESTES
Avec les restes (que ce soit d'une viande mijotée, rôtie ou saisie), penser aux tourtes, en complétant avec des légumes et une petite sauce faite avec le jus de la viande, du bouillon et un peu épaissie à la Maïzena® délayée dans un peu d'eau froide.

CHARCUTERIE
Lorsqu'elle est consommée à l'excès, les graisses saturées et le sel qu'elle contient sont soupçonnés de favoriser les maladies cardiovasculaires.

Comme pour la viande, il semble raisonnable de la choisir vraiment bonne, artisanale, à son goût, plutôt que lambda au supermarché. Elle peut très bien faire partie, comme le fromage, d'un repas autour d'une soupe, ou bien venir garnir une pizza, une salade composée… autant de façons de la combiner avec d'autres ingrédients en quantités modérées.

SAUCISSES

Saucisses, cordons bleus, boulettes… toutes ces choses délicieuses n'ont aucune raison d'être exclues. Se souvenir aussi qu'elles peuvent être intégrées (en quantité moindre que si elles étaient au centre du repas) à des soupes, salades, bouillons, plats de nouilles sautées, riz…

POISSON

THON EN BOÎTE

Privilégier le thon germon de ligne. Écrasé avec du fromage frais, des herbes, un peu de gingembre râpé, il constitue un dip pour l'apéro ou peut servir à fourrer des feuilles de brick à plier en triangle, à badigeonner d'huile d'olive et à cuire au four 15 minutes. Parfait pour accompagner une soupe, une salade… Le thon fait aussi une bonne garniture de pizza maison.

SARDINES EN BOÎTE

Écrasées avec un peu de beurre ou d'huile d'olive, mélangées avec de la coriandre ou du persil haché, voire un peu de gingembre, pour un pâté de sardines à étaler sur du pain… Les poissons gras comme la sardine et le maquereau ne sont pas très chers, pas trop menacés et contiennent des matières grasses très bonnes pour l'organisme.

MAQUEREAUX

Fumés, écrasés avec du fromage blanc ou du cottage cheese, des zestes de citron, du jus de citron et de la ciboulette : on étale sur du pain avec une tranche de radis noir en contrepoint.

AU FOUR, EN CROÛTE DE SEL

Pour un bar ou une dorade de ligne (de préférence) : penser à la cuisson en croûte de sel (demander au poissonnier de vider le poisson, mais de garder les écailles). Il suffit de fourrer le poisson d'aromates (thym, romarin, zestes, branches de fenouil…) de l'enduire d'un peu d'huile, de le poser sur un lit de gros sel et de le recouvrir. Faire cuire environ 40 minutes à 190 °C pour un bar de 800 g (l'avantage étant qu'on ne court pas de risques de sur-cuisson car le sel protège la chair du dessèchement).

AU FOUR, À TEMPÉRATURE MODÉRÉE

Pour des dorades pour 2 personnes (de 600 à 700 g) : 35 minutes à 130 °C. Tout simple et la chair reste tendre.

PAPILLOTES

Pour des filets (de lieu par exemple), penser aux papillotes en papier sulfurisé. Il faut prévoir assez de papier pour faire une papillote large, dans laquelle l'air a la place de circuler. Y aller généreusement sur les aromates et les ingrédients un peu liquides qui vont donner la vapeur dans laquelle cuira le poisson (citron, zeste de citron vert ou jaune, autres agrumes, huile d'olive, épices, herbes, citronnelle…). Faire cuire environ 10 minutes à 190 °C, pour des pavés de 150 g (mais on peut aimer plus cuit).

SURGELÉS

Les poissons surgelés sont moins intéressants qu'un poisson de ligne fraîchement pêché et acheté au bord de la mer, mais, en l'absence de cette possibilité, ils font très bien l'affaire et apportent une garantie de fraîcheur, ainsi que des informations plutôt précises sur l'espèce et la provenance.
À ne pas négliger, notamment lorsqu'on n'a pas forcément de poissonnier de confiance près de chez soi.

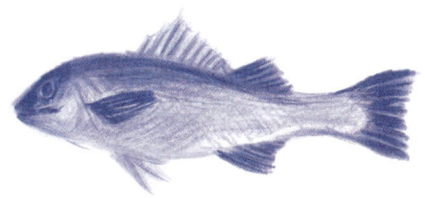

INDEX INGRÉDIENTS

Abricot
Fruits rôtis   230
Acérola   27
Agar-agar   25
Agneau   312
Ail   28, 38
Algues   24
Bouillon style japonais   94
Amandes   52, 55
Clafoutis aux framboises   232
Crumble avec   250
Crumble « sans »   248
Curry aux légumes   192
Esquimau express   226
Gaspacho   126
Granola light exotique   244
Pâtes complètes, blettes   162
Pilaf lentilles, riz, fruits secs   158
Salade de crudités exotique   106
Salade rose de lentilles   112
Amarante   296
Ananas
Jus   14
Riz sauté à l'ananas   168
Anchois   49
Asperge
Assiette mixte de printemps   110
Maxi-crêpe aux légumes   180
Aubergine   282
Korma d'aubergines   196
Parmigiana haricots blancs   212
Avocat   30
Gaspacho   126
Baies de goji   29
Super welsh cakes   242
Basilic
Gaspacho modulable   126
Minestrone   130
Pizza niçoise   140
Betterave   257
Maxi-crêpe aux légumes 180
Salade rose de lentilles   112
Beurre   44
Beurre de cacahuète   55
Blé   288
Blettes   265
Délice de soba   164
Pâtes complètes, blettes   162

Salade 6 couleurs 102
Tarte blettes et noisettes   146
Bœuf   312
Boulgour   289
Salade complète   104
Super-couscous de légumes   194
Brocoli   41, 265, 285
Super-couscous de légumes   194
Cacao   29
Carotte   256
Carottes mix   41
Chili con légumes et saucisses   190
Cocotte de légumes   198
Curry aux légumes et chutney frais   192
Maxi-crêpe aux légumes   180
Minestrone   130
Salade 6 couleurs   102
Salade de crudités exotique   106
Soupe italienne aux cocos   120
Spaghettis de carotte   41
Super-couscous de légumes   194
Tarte multilégumes   148
Caroube   27
Céleri   267
Bouillon au céleri et relish   92
Salade 6 couleurs   102
Soupe italienne aux cocos   120
Super-couscous de légumes   194
Champignons
Bouillon aux champignons   88
Bouillon pimenté   96
Champignons farcis   206
Pâtes d'automne   166
Pizza de polenta   138
Risotto de sarrasin   160
Chocolat
Brownie poire pistache   234
Chocolat chaud   18
Chou   264
Assiette mixte de printemps   110
Chou romanesco   41, 264
Chou rouge   264
Chou-fleur   41, 265
Choux de Bruxelles   265
Chou vert frisé   28

Curry aux légumes   192
Rouleaux au chou   178
Soupe italienne aux cocos   120
Soupe pomme pois cassés   122
Citron   22
Limonade maison express   19
Citron confit   49
Concombre   275
Gaspacho   126
Salade complète   104
Salade de crudités exotique   106
Courge   262
Courge « minidou » farcie   204
Salade 6 couleurs   102
Super-couscous de légumes   194
Courgette   273
« Beignets » omelette-épinards   176
Champignons farcis   206
Chili con légumes et saucisses   190
Maxi-crêpe aux légumes 180
Minestrone   130
Quiche noglu   142
Soupe courgette, épinard, kale   124
Spaghettis de courgette   41
Super-couscous de légumes   194
Tagliatelles de courgette   42
Tarte multilégumes   148
Cresson   28, 268
Curcuma   28, 36
Bouillon aux champignons   88
Korma d'aubergines   196
Dukkah   66
Eau de coco   19
Esquimau express   226
Échalote   280
Épeautre   288
Assiette mixte de printemps   110
Épinard   268, 306
« Beignets » omelette-épinards   176
Cocotte de légumes   198
Courge « minidou » farcie   204
Curry aux légumes et chutney frais   192
Soupe courgette, épinard,

kale   124
Tarte multilégumes   148
Fanes
Soupe de fanes et pitas maison   128
Farine de châtaigne
Crumble « sans »   248
Quiche poireau, châtaigne   144
Farine de petit épeautre
Scones et confiture   236
Farine de pois chiches
Quiche noglu   142
Farine de riz
Crumble « sans »   248
Quiche noglu   142
Quiche poireau, châtaigne   144
Farine de sarrasin
Blinis   238
Fenouil   272
Cocotte de légumes   198
Minestrone   130
Salade de crudités exotique   106
Tarte multilégumes   148
Fèves   283
Assiette mixte de printemps   110
Minestrone   130
Fèves de cacao cru   27
Flocons d'avoine   290
Flapjacks   246
Granola light exotique   244
Plaque aux fruits rouges   240
Flocons de maïs
Granola light exotique   244
Fonio   297
Fraise
Scones et confiture express   236
Framboise   72
Clafoutis aux framboises   232
Fruits rôtis   230
Fruits rouges
Crumble « sans »   248
Plaque aux fruits rouges   240
Galanga   36
Infusion   17
Gelée royale   28
Gingembre   28, 36
Bouillon aux boulettes   86
Bouillon pimenté   96
Bouillon style japonais   94
Chili con légumes et saucisses   190

Curry aux légumes et chutney frais   192
Glace mangue brebis   224
Infusion   17
Jus   14
Korma d'aubergines   196
Salade de crudités exotique   106
Gomasio   67
Graines de chia   28
Graines de courge
Pilaf lentilles, riz, fruits secs   158
Salade 6 couleurs   102
Grenade   28, 33
Guarana   27
Haricots   305
Chakchouka   188
Chili con légumes et saucisses   190
Salade de haricots blancs   108
Soupe italienne aux cocos   120
Haricots verts   283
Pizza niçoise   140
Jambon sec
Salade rose de lentilles   112
Kale   264
Chips   29
Gratin de cannellonis au chou   208
Soupe courgette, épinard, kale   124
Kamut®   288
Kéfir   27
Lait d'amande   20, 54
Lait d'avoine   21
Lait de coco
Curry aux légumes et chutney   192
Esquimau express   226
Korma d'aubergines   196
Lait de soja   19, 21
Lard   307
Légumes lactofermentés   64
Lentilles   302, 303
Assiette mixte de printemps   110
Gratin lentilles à la ricotta   214
Gratin lentilles poireaux orge   210
Pilaf lentilles, riz, fruits secs   158
Salade rose de lentilles   112
Maca   27

Maïs mauve   27
Mangue
Glace mangue brebis   224
Maquereau   314
Mélasse   61
Melon
Gaspacho   126
Millet
Palets millet pois   182
Miso   48, 275
Mozzarella
Parmigiana haricots blancs   212
Pizza niçoise   140
Muscovado   60
Navet   260
Cocotte de légumes   198
Minestrone   130
Noisettes
Délice de soba   164
Tarte blettes et noisettes   146
Noix   52
Flapjacks   246
Noix de pécan
Plaque aux fruits rouges   240
Noix de cajou
Pilaf lentilles, riz, fruits secs   158
Riz sauté à l'ananas   168
Noix de coco
Granola light exotique   244
Noix du Brésil
Granola light exotique   244
Nouilles cellophane
Salade de crudités exotique   106
Œuf
Assiette mixte de printemps   110
« Beignets » omelette-épinards   176
Chakchouka   188
Pizza niçoise   140
Tarte multilégumes   148
Oignon   280
Bouillon à l'oignon   90
Orange   272
Orge perlé   290
Gratin lentilles poireaux orge   210
Oseille   268
Risotto de sarrasin   160
Pamplemousse
Salade de crudités exotique   106

ANNEXES - 317

Panais 261
Patate douce 285
Super-couscous de légumes 194
Pâtes
Gratin de cannellonis au chou 208
Minestrone 130
Pâtes complètes, blettes 162
Pâtes d'automne 166
Pêche
Fruits rôtis 230
Petits pois 283
Cocotte de légumes 198
Minestrone 130
Pizza niçoise 140
Riz sauté à l'ananas 168
Pickles 64
Piment 49
Bouillon pimenté 96
Pistache
Brownie poire pistache 234
Poire 23
Brownie poire pistache 234
Poireau 279
Gratin lentilles poireaux orge 210
Quiche poireau, châtaigne 144
Pois cassés 306
Soupe pomme et pois cassés 122
Pois chiches 306
Minestrone 130
Palets millet pois 182
Salade complète 104
Super-couscous de légumes 194
Poisson 314
Poivron 276
Chakchouka 188
Gaspacho 126
Tarte multilégumes 148
Polenta
Pizza de polenta 138
Pomme 23, 267
Crumble avec 250
Crumble « sans » 248
Jus de pomme chaud 17
Quiche poireau, châtaigne 144
Soupe pomme et pois cassés 122

Pomme de terre 285
Curry aux légumes, chutney frais 192
Minestrone 130
Salade de haricots blancs 108
Soupe de fanes et pitas maison 128
Porc 312
Potimarron
Pâtes d'automne 166
Potiron
Chili con légumes et saucisses 190
Poulet 312
Bouillon aux boulettes 86
Bouillon style japonais 94
Salade complète 104
Riz sauté à l'ananas 168
Poulet rôti 311
Prune
Fruits rôtis 230
Quinoa 291
Champignons tarcis 206
Salade 6 couleurs 102
Salade complète 104
Salade rose de lentilles 112
Radis 259
Cocotte de légumes 198
Pizza niçoise 140
Salade rose de lentilles 112
Tarte multilégumes 148
Raisins secs
Flapjacks 246
Pilaf lentilles, riz, fruits secs 158
Plaque aux fruits rouges 240
Super welsh cakes 242
Rapadura 59
Rhubarbe
Dessert glacé à la rhubarbe 228
Ricotta
Gratin de cannellonis chou 208
Gratin lentilles ricotta 214
Pizza de polenta 138
Riz 293
Pilaf lentilles, riz, fruits secs 158
Riz sauté à l'ananas 168
Rouleaux au chou 178
Rutabaga 261
Salade 270
Assiette mixte de printemps 110
Pizza niçoise 140

Salade rose de lentilles 112
Sardines en boîte 314
Sarrasin 296
Risotto de sarrasin 160
Soupe italienne aux cocos 120
Sauce soja 47
Saucisse
Chili con légumes et saucisses 190
Sirop d'agave 60
Sirop d'érable 48, 60
Sirop de riz 61
Soba
Bouillon style japonais 94
Délice de soba 164
Spiruline 25
Stevia 61
Tamari 47
Thon 314
Pizza niçoise 140
Tofu 39
Bouillon pimenté 96
Quiche noglu 142
Tomate 277
Chakchouka 188
Chili con légumes et saucisses 190
Gaspacho 126
Ketchup maison 68
Minestrone 130
Parmigiana, haricots blancs 212
Pizza de polenta 138
Relish ail et poivrons 69
Rougail 69
Salsa 69
Sauce 3 tomates 69
Soupe italienne aux cocos 120
Topinambour 261
Yaourt 26, 50
Quiche pomme, poireau, châtaigne 144
Tarte aux blettes et noisettes 146
Glace mangue brebis gingembre 224
Zaatar 67

TABLE DES RECETTES

Bouillons
Bouillon aux boulettes... 86
Bouillon aux champignons 88
Bouillon à l'oignon... 90
Bouillon au céleri et relish...................................... 92
Bouillon style japonais 94
Bouillon pimenté... 96

Salades complètes
Salade 6 couleurs 102
Salade complète 104
Salade de crudités exotique 106
Salade de haricots blancs 108
Assiette mixte de printemps 110
Salade rose de lentilles 112

Soupes
Soupe italienne aux cocos 120
Soupe pomme et pois cassés 122
Soupe courgette, épinard et kale 124
Gaspacho modulable 126
Soupe de fanes et pitas maison 128
Minestrone 130

Tartes & pizzas
Pizza de polenta 138
Pizza niçoise 140
Quiche noglu 142
Quiche poireau, châtaigne 144
Tarte aux blettes et aux noisettes 146
Tarte multilégumes 148

Pasta, nouilles, riz
Pilaf lentilles, riz et fruits secs 158
Risotto de sarrasin 160
Pâtes complètes aux blettes 162
Délice de soba 164
Pâtes d'automne 166
Riz sauté à l'ananas 168

Boulettes, beignets & Cie
« Beignets » omelette-épinards 176
Rouleaux au chou 178
Maxi-crêpe aux légumes 180
Palets millet pois 182

Mijotés de légumes
Chakchouka 188
Chili con légumes et saucisses 190
Curry aux légumes 192
Super-couscous de légumes 194
Korma d'aubergines 196
Cocotte de légumes 198

Gratins
Courge « minidou » farcie 204
Champignons farcis 206
Gratin de cannellonis chou ricotta 208
Gratin lentilles poireaux orge 210
Parmigiana aux haricots blancs 212
Gratin lentilles à la ricotta 214

Desserts, goûters & petits déjeuners
Glace mangue brebis gingembre 224
Esquimau express 226
Dessert glacé à la rhubarbe 228
Fruits rôtis 230
Clafoutis aux framboises 232
Brownie poire pistache 234
Scones et confiture express 236
Blinis 238
Plaque aux fruits rouges 240
Super welsh cakes 242
Granola light exotique 244
Flapjacks 246
Crumble « sans » 248
Crumble avec 250

Sauces
Ketchup maison 68
Relish ail et poivrons 69
Rougail 69
Salsa 69
Sauce 3 tomates 69
10 sauces vertes 70

Merci à Rebecca, Pauline et Rosemarie.

Tous droits réservés. Toute reproduction ou utilisation de l'ouvrage sous quelque forme et par quelque moyen électronique, photocopie, enregistrement ou autre que ce soit est strictement interdite sans l'autorisation de l'éditeur.

Mise en pages : Frédéric Voisin
Relecture : Émilie Collet et Marianne Colombier

© Hachette Livre (Marabout) 2016
58, rue Jean Bleuzen, 92178 Vanves Cedex
Dépôt légal : mai 2016
8839881
ISBN : 978-2-501-10499-9
Achevé d'imprimer en Espagne chez
Unigraf en avril 2016

MARABOUT
s'engage pour l'environnement
en réduisant l'empreinte carbone
de ses livres.
Celle de cet exemplaire est de :
800 g éq. CO_2
Rendez-vous sur
www.marabout-durable.fr

PAPIER À BASE DE
FIBRES CERTIFIÉES